Kopfschmerzen und Migräne

Kopfschmerzen und Migräne

STIFTUNG WARENTEST

verbraucherzentrale Nordrhein-Westfalen

Ingrid Füller

Fachliche Beratung:
Prof. Dr. rer. nat. Gerd Glaeske
Prof. Dr. med. Dipl.-Psych. Hartmut Göbel
Dr. med. Raymund Pothmann

Stiftung Warentest
ISBN-10: 3-937880-22-4
ISBN-13: 978-3-937880-22-8

Verbraucherzentrale Nordrhein-Westfalen
ISBN-10: 3-938174-25-0
ISBN-13: 978-3-938174-25-8

Zu diesem Buch

Rund 50 Millionen Menschen in Deutschland kennen sie: Kopfschmerzen, die so stark sind, dass sie nicht mehr klar denken können. Viele von ihnen greifen regelmäßig zu Pillen und Zäpfchen, um die wiederkehrende Qual im Kopf zu betäuben. Doch das ändert nichts an der Ursache der Beschwerden. Der ständige Griff zu Schmerzmitteln kann sogar fatale Folgen haben. Unkontrollierte Mengen über lange Zeiträume hinweg konsumiert können den Organismus dauerhaft schwer schädigen und auch selbst Kopfschmerzen auslösen, sodass ein Teufelskreis sich ständig steigernder Medikamenteneinnahme entsteht.

Wer häufig an Kopfschmerzen leidet, sollte zunächst wissen, um welche Schmerzart es sich handelt. Denn je nach Krankheitsform eignen sich unterschiedliche Behandlungsmöglichkeiten. Den Ursachen und Therapiemöglichkeiten der wichtigsten Kopfschmerzformen (Migräne, Spannungs-, Clusterkopfschmerzen und schmerzmittelbedingten Kopfschmerzen) sind in diesem Ratgeber jeweils eigene Kapitel gewidmet. Am Anfang jedes dieser Kapitel gibt es zur Orientierung eine Kurzübersicht der typischen Krankheitssymptome. Darüber hinaus finden Sie im Serviceteil den Kieler Kopfschmerzfragebogen (→ Seite 200), mit dessen Hilfe sich häufig eine erste vorläufige Einschätzung vornehmen lässt. Ausgefüllt hilft er Ihrem Arzt auch, die richtigen Entscheidungen bei der Diagnose und Behandlung zu treffen.

Sollten neben vorbeugenden Maßnahmen Arzneimittel nötig sein, ist es wichtig, die richtige Substanz und Dosierung zu wählen. Die geeigneten Medikamente, die jeweils für die Behandlung infrage kommen, werden innerhalb der Kapitel zu den einzelnen Kopfschmerzformen vorgestellt. Eine Übersichtstabelle mit einer Auswahl der gängigsten Präparate gegen Kopfschmerzen und Migräne mit Bewertungen von „geeignet“ bis „wenig geeignet“ finden Sie ab Seite 188.

Auch immer mehr Kinder werden von Kopfschmerzen geplagt. Wenn Ihr Sohn, Ihre Tochter dazu gehört, sollten Sie die Krankheitssymptome nicht auf die leichte Schulter nehmen, sondern nach den Ursachen suchen. Denn gerade bei Kindern sollte das Unterdrücken der Beschwerden mit Schmerzmitteln nicht zur Routine werden. Ein Kapitel in diesem Buch geht daher ausführlich auf die Besonderheiten bei Kindern ein. Hier finden Sie viele Tipps und Hinweise, wie sich oft schon mit Verhaltensänderungen und vorbeugenden Maßnahmen Besserung erzielen lässt.

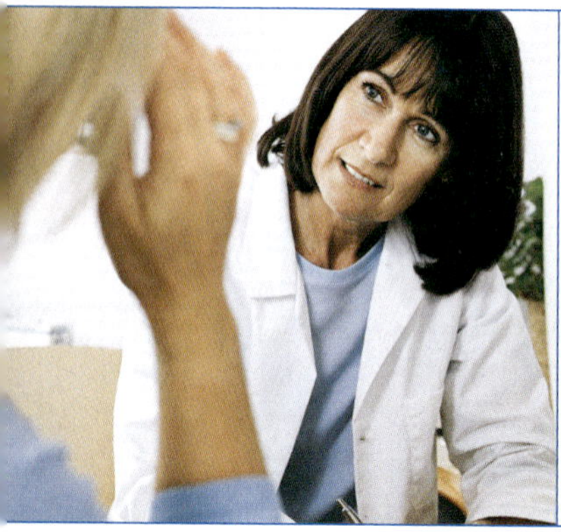

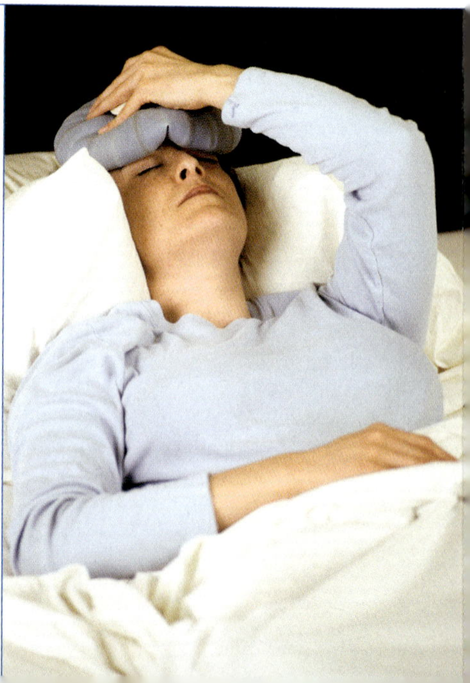

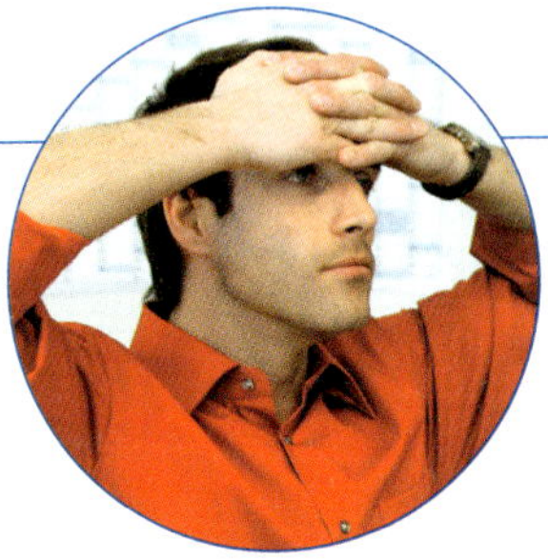

→

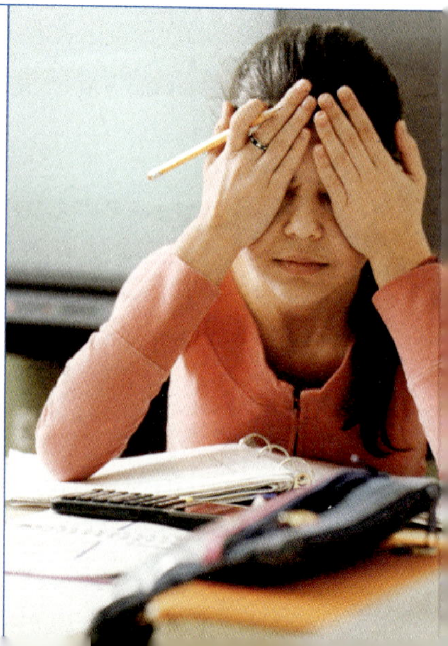

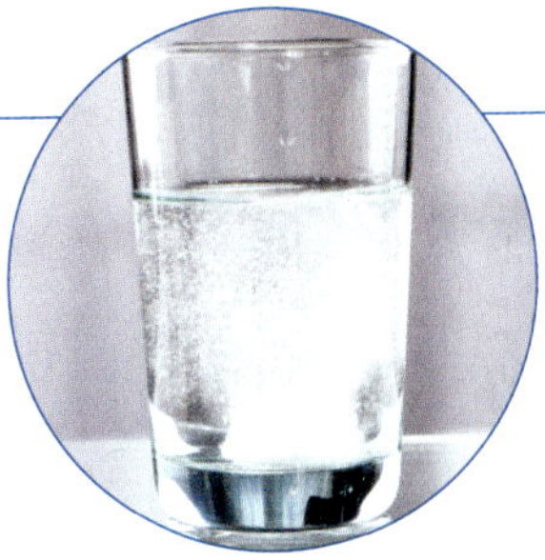

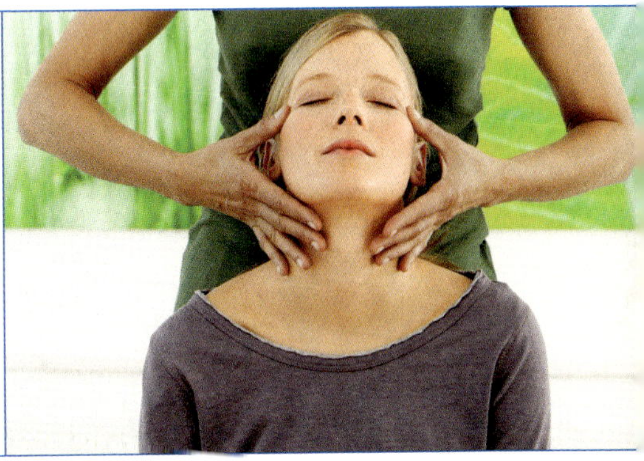

Kopfschmerzen – die Volkskrankheit Nummer eins

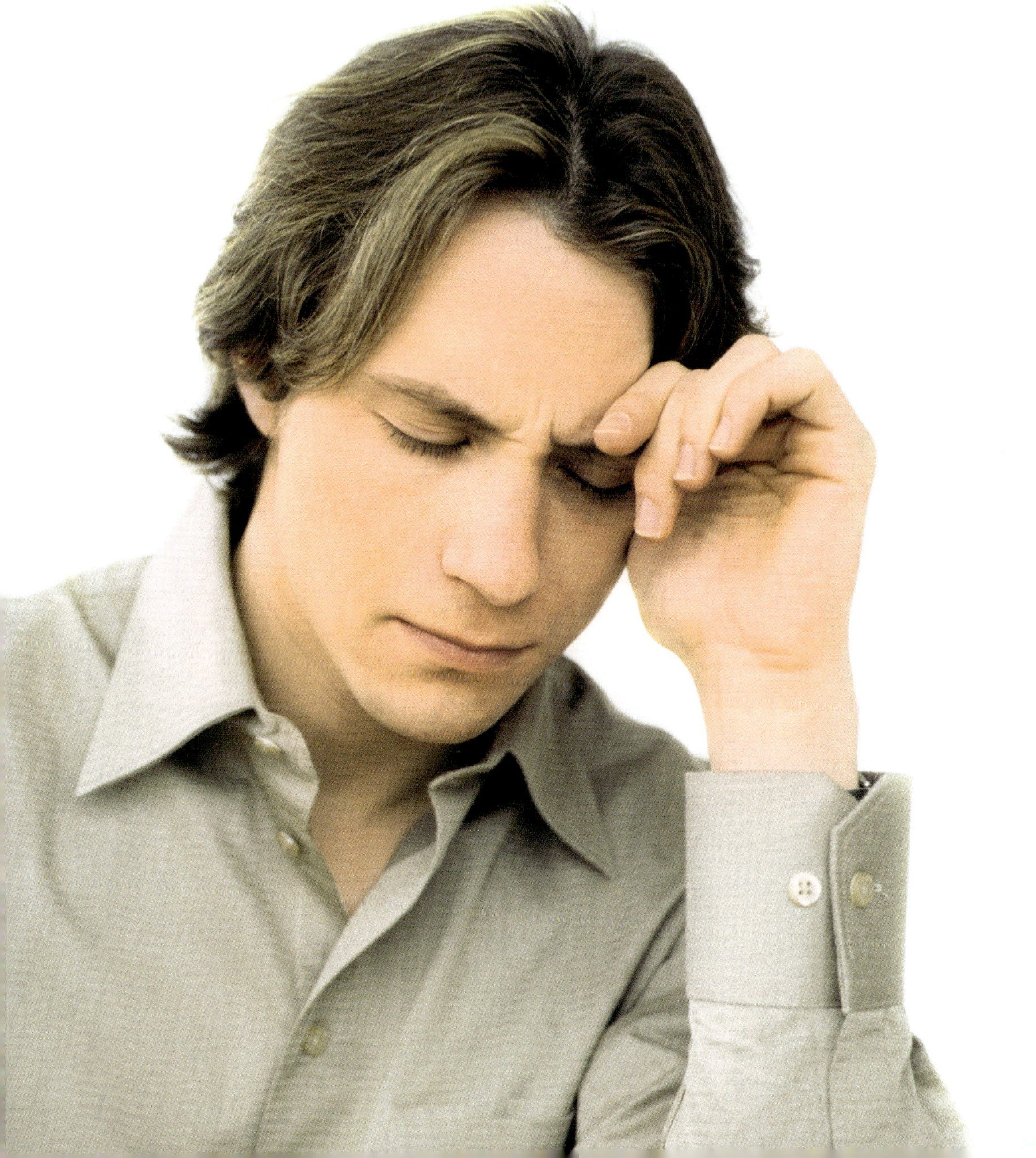

Kopfschmerzen kennen keine Alters- und Sozialschranken, treffen Frauen und Männer, Arme und Reiche und kommen in allen Erdteilen und Kulturen vor. Sie zählen zu den Beschwerden, die Menschen am häufigsten in die ärztliche Praxis führen. Wer sie nicht kennt, gehört einer Minderheit an und darf sich glücklich schätzen. Denn die Mehrheit der Bevölkerung weiß nur zu gut, wie sich der dumpfe Druck oder das immer wiederkehrende Bohren und Pochen im Kopf anfühlen.

Der Schmerz als störender Begleiter

Obwohl Kopfschmerzen ein weit verbreitetes Phänomen sind, gab es im deutschen Sprachraum bis Anfang der 1990er-Jahre keine repräsentative Untersuchung über das Ausmaß der verschiedenen Kopfschmerzerkrankungen. Erst eine umfangreiche Studie aus dem Jahre 1993 zeigte auf, wie oft Kopfschmerzen in Abhängigkeit von Alter, Geschlecht, Schulbildung, Bundesland, von städtischem und ländlichem Wohngebiet auftreten. Aus der Befragung von 30 000 ausgewählten Haushalten aus verschiedenen Regionen Deutschlands ging hervor, dass Kopfschmerzen für 71 Prozent der Menschen ein ernstes Problem im Leben darstellen. 54 Prozent der Betroffenen leiden an Spannungskopfschmerzen (→ Seite 77), 38 Prozent an Migräne (→ Seite 27) und acht Prozent an anderen Kopfschmerzarten (→ Seiten 101 und 109).

Hochgerechnet auf die gesamte deutsche Bevölkerung ergeben sich die folgenden Zahlen: 54 Millionen Menschen haben Kopfschmerzen, die sich anfallsweise in wiederkehrenden Episoden bemerkbar machen. Davon haben 21 Millionen Migräne und durchschnittlich an 34 Tagen im Jahr einen Anfall. 29 Millionen leiden an Spannungskopfschmerzen. Diese treten durchschnittlich an 35 Tagen pro Jahr auf, bei mehr als zwei Millionen Betroffenen jedoch an mehr als 180 Tagen im Jahr. Kopfschmerzen sind folglich eine Volkskrankheit, die erhebliche Beeinträchtigungen und enorme Kosten verursacht.

Auffallend ist auch der hohe Anteil von Kindern, die über Kopfschmerzen klagen. Eine repräsentative Befragung von 7 000 Schülern aus den 1990er-Jahren zeigt, dass Kopfschmerzen schon bei rund 10 Prozent der Kinder im Vorschulalter auftreten. Bis zum dritten Schuljahr kennen bereits 80 Prozent der Kinder Kopfschmerzen aus eigener Erfahrung. Zirka 10 bis 15 Prozent haben einen starken Leidensdruck und sind behandlungsbedürftig.

Ein Leiden mit Folgen

Wenn es immer wieder im Kopf hämmert, dröhnt oder pocht, geht die Freude am Leben allmählich verloren. Die Schmerzen machen mürbe und lassen Menschen an sich und an der Welt verzweifeln. Manche können sich nicht mehr entspannen und nachts nicht schlafen. Bei anderen kommt es zu gravierenden Wesensveränderungen: Sie werden mürrisch und unzufrieden oder ziehen sich aus sozialen Beziehungen zurück, weil sie in der ständigen Angst vor neuen Schmerzattacken leben. Damit drohen Vereinsamung und Depressionen.

Die kleinen Helfer – und ihre Risiken

Wer von chronischen Kopfschmerzen geplagt wird, greift häufig zu Tabletten oder Zäpfchen, um sich rasche Linderung zu verschaffen. Vor allem, wenn die Schmerzen am Arbeitsplatz oder in anderen Situationen auftreten, die einen „kühlen Kopf" verlangen. Dann ist die Versuchung groß, die lästigen Symptome mit einem der zahlreichen Schmerzmittel chemisch zu dämpfen.

Die Zahlen sprechen für sich: Im Jahre 2004 wurden in Deutschland insgesamt 151,7 Millionen Packungen Schmerzmittel verkauft. Den Löwenanteil machten die nicht-rezeptpflichtigen Mittel mit 122,8 Millionen Packungen aus, während sich der Anteil der rezeptpflichtigen Medikamente „nur" auf 28,9 Millionen Packungen belief. In den über 150 Millionen Packungen befanden sich durchschnittlich 20 Tabletten. Damit landeten innerhalb eines Jahres rund drei Milliarden Pillen (oder Zäpfchen) in den Händen der Verbraucher – oder eher der Verbraucherinnen. Denn Frauen bekommen rund 40 Prozent mehr Schmerzmittel verordnet als Männer, bei den Migränemitteln sind es sogar 190 Prozent mehr. Dieser Trend zeichnet sich bereits bei 15-jährigen Mädchen ab, die 50 Prozent mehr Schmerzhemmer verschrieben bekommen als gleichaltrige Jungen. Frauen kaufen darüber hinaus auch deutlich mehr rezeptfreie Schmerzmittel als Männer: Rund zwei Drittel aller Packungen gehen an Frauen – gegen Kopfschmerzen, Migräne und Regelschmerzen.

Schmerzmittel können die Ursache des Leidens nicht beheben, sondern allenfalls die Symptome eine Zeit lang unterdrücken. Darüber hinaus besteht die Gefahr der psychischen, teilweise auch der körperlichen Gewöhnung. Das gilt insbesondere für Präparate, in denen neben einem oder mehreren Schmerzwirkstoffen anregende Substanzen (zum Beispiel Koffein) enthalten sind. Dass bei manchen Kombinationspräparaten (→ Seite 64, 104) die Wirkung geringfügig schneller eintritt, wiegt ihre Risiken nicht auf. Bis zu 15 Prozent aller Kopfschmerzpatienten entwickeln – meist durch die Einnahme solcher Mischpräparate – im Laufe der Jahre einen Schmerzmittelmissbrauch. Dieser kann zur Entstehung einer besonderen Kopfschmerzart, dem schmerzmittelbedingten Kopfschmerz (→ Seite 101) führen, der täglich auftritt und sich manchmal nur noch durch stationäre Maßnahmen beenden lässt.

Kosten in Milliardenhöhe

Internationale wissenschaftliche Studien belegen, dass Kopfschmerzen neben dem individuellen Leid, das sie verursachen, extrem hohe Kosten mit sich bringen. Für die Länder der Europäischen Union werden diese Kosten pro Jahr insgesamt auf über 20 Milliarden Euro veranschlagt (Stand: 2004). Sie entstehen zum einen durch die medizinische Versorgung der Patienten, zum anderen durch verlorene Arbeitstage und durch vorzeitige Berentung.

Die verschiedenen Kopfschmerzarten – allen voran Migräne und Spannungskopfschmerzen – führen zu erheblichen Leistungseinbußen, die oft jahrelang, manchmal sogar jahrzehntelang andauern und häufig in die Frühverrentung münden. Allerdings kann es für Menschen mit Migräne schwierig sein, eine private Berufsunfähigkeitsversicherung abzuschließen, denn viele private Anbieter gewähren wegen des hohen Risikos einer vorzeitigen Erwerbsunfähigkeit für diesen Bereich keinen Versicherungsschutz.

Die weit reichenden individuellen und sozioökonomischen Folgen von Kopfschmerzen machen deutlich, dass es sich hier nicht um eine bloße Befindlichkeitsstörung handelt, sondern um eine Erkrankung, die nach einer sorgfältigen ärztlichen Untersuchung gezielt behandelt werden muss. Jeder länger anhaltende oder sich wiederholende Kopfschmerz bedarf der ärztlichen Klärung und sollte nicht auf eigene Faust mit Schmerzpräparaten unterdrückt werden.

Die verschiedenen Kopfschmerzarten und ihre Diagnose

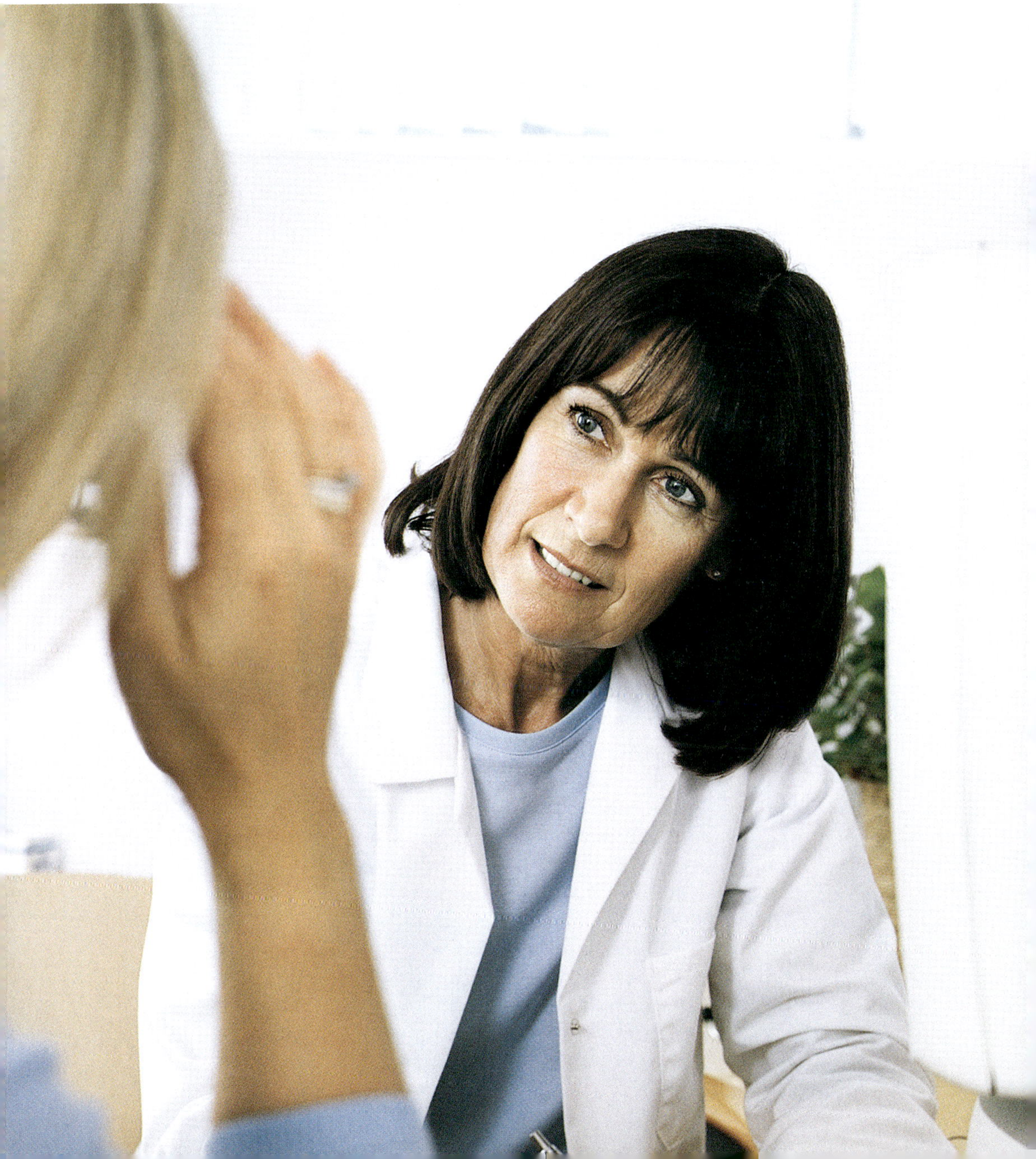

Welche Kopfschmerzarten gibt es?

Lange Zeit gab es in der Fachwelt keine eindeutigen Kriterien, die es erlaubten, die verschiedenen Kopfschmerzformen klar voneinander abzugrenzen. Das änderte sich erst mit der Gründung der Internationalen Kopfschmerzgesellschaft (IHS) im Jahre 1982. Sie bildete ein Komitee aus renommierten Kopfschmerzexperten, die eine Einteilung der verschiedenen Kopfschmerzarten erarbeiten sollten. 1988 wurde die erste Kopfschmerzklassifikation auf der Grundlage eindeutiger Kriterien veröffentlicht. Im Jahre 2004 erschien die zweite Auflage, die neue wissenschaftliche Erkenntnisse berücksichtigt.

Primäre und sekundäre Kopfschmerzen

Nach den Kriterien der Internationalen Kopfschmerzgesellschaft werden Kopfschmerzen zunächst in zwei große Gruppen unterteilt: in primäre und in sekundäre (oder symptomatische) Kopfschmerzen. Bei primären Kopfschmerzen ist der Schmerz selbst das Hauptsymptom und nicht Ausdruck einer anderen Erkrankung. Bei sekundären Kopfschmerzen ist es genau umgekehrt: Sie treten als Begleitsymptom oder Folge einer anderen Krankheit auf.

Da rund 90 Prozent der Kopfschmerzpatienten an primären Kopfschmerzen leiden, liegt der Schwerpunkt des Ratgebers auf diesen Kopfschmerzformen. Zu ihnen zählen:

- Migräne (→ Seite 27),
- Spannungskopfschmerzen (→ Seite 77),
- Schmerzmittelkopfschmerzen (→ Seite 101) und
- Clusterkopfschmerzen (→ Seite 109).

Die sekundären Kopfschmerzen (→ Seite 119) sind in der Regel zurückzuführen auf:

- Verletzungen im Kopfbereich,
- Erkrankungen des Gehirns,
- Bluthochdruck,
- die Einwirkung bestimmter Substanzen (zum Beispiel Alkohol oder Nikotin),
- Stoffwechselstörungen,
- Erkrankungen von Gesichts- und Kopfstrukturen,
- Kopf- und Gesichtsneuralgien,
- atypische Gesichtsschmerzen,
- psychische Erkrankungen, insbesondere Depressionen.

Die wichtigsten Kopfschmerzformen und ihre typischen Symptome – eine Kurzübersicht

Migräne

- Schmerzattacken mit einer durchschnittlichen Dauer von 4 bis 72 Stunden.
- Beginn oft in den frühen Morgenstunden oder schon in der Nacht.
- Einseitige pulsierende Schmerzen von mäßiger bis starker Intensität, die sich bei körperlicher Aktivität verstärken.
- Häufige Begleiterscheinungen: Licht- und Lärmüberempfindlichkeit, Übelkeit eventuell mit Erbrechen, Stimmungs- und Appetitschwankungen, in selteneren Fällen auch neurologische Ausfallerscheinungen wie Seh- und Sprachstörungen, Kribbeln oder Taubheitsgefühle in Armen und Beinen.

Spannungskopfschmerzen

- Dumpf-drückende Schmerzen, die sich oft vom Hinterkopf nach vorn in die Stirngegend ausbreiten und von Muskelanspannungen begleitet sein können.
- Beginn am Tage und nicht in der Nacht.
- Leichte bis mittelstarke Schmerzen, die gelegentlich oder täglich auftreten und bei körperlicher Bewegung nicht zunehmen.
- Nur in seltenen Fällen kommt es zu Übelkeit beziehungsweise Licht- oder Lärmüberempfindlichkeit.
- Es treten keine Seh- oder Sprachstörungen auf.

Clusterkopfschmerzen

- Besonders im Frühjahr und im Herbst auftretende extrem starke bohrende oder brennende Schmerzen.
- Die durchschnittliche Attackendauer beträgt 30 bis 180 Minuten.
- Die Attackenphase erstreckt sich über einen Zeitraum von vier bis zwölf Wochen.
- Typische Begleitsymptome sind: tränendes Auge, Schnupfen oder verstopfte Nase, geschwollene Schläfenarterie, Missempfindung in der betroffenen Gesichtsseite sowie auffallende motorische Unruhe.

Schmerzmittelkopfschmerzen

- Ein- oder beidseitige, häufig über den ganzen Kopf verbreitete dumpfe Schmerzen, die mehrmals in der Woche bis täglich vorhanden sind.
- Gelegentlich kommt es zusätzlich zu leichter Übelkeit, Brechreiz, Seh- beziehungsweise Konzentrationsstörungen.

Kopfschmerzen als Alarmsignal

Kopfschmerzen sind häufig mit erheblichen Beeinträchtigungen verbunden. Im Extremfall können sie das Leben zur Hölle machen. Doch glücklicherweise sind sie nur sehr selten gefährlich.

Dennoch gibt es Merkmale, die eine rasche ärztliche Untersuchung erforderlich machen, um eine ernsthafte oder gar lebensbedrohliche Erkrankung auszuschließen, zum Beispiel eine Hirnhautentzündung, eine Hirnblutung, eine Entzündung der Gefäße des Kopfes oder einen Hirntumor.

Besondere Vorsicht ist geboten, wenn

- es erstmalig zu starken Schmerzen im Bereich des Kopfes kommt,
- Kopfschmerzen von hohem Fieber begleitet sind,
- der Kopfschmerzcharakter sich ändert, wenn also plötzlich heftige oder bislang unbekannte Schmerzen auftreten,
- neben den Kopfschmerzen Begleiterscheinungen wie Fieber, Nackensteifigkeit, starke Nackenschmerzen, Gelenkschmerzen oder Schüttelfrost bestehen,
- Kopfschmerzen mit zunehmenden Muskel- beziehungsweise Gelenkschmerzen und Müdigkeit einhergehen,
- die Kopfschmerzen kontinuierlich stärker werden und es Begleitsymptome wie Gedächtnisverlust, Sprach- und Konzentrationsstörungen, Schwindel, Übelkeit, Lähmungserscheinungen, Taubheitsgefühle in anderen Körperbereichen – etwa im Gesicht, an Armen oder Beinen – Gangunsicherheit und allgemeine Erschöpfung gibt,
- die Medikamente, die bislang gegen Kopfschmerzen genommen wurden, nicht mehr helfen und die Schmerzen an Häufigkeit, Dauer und Intensität zunehmen,
- starke Kopfschmerzen auftreten, für die es keine plausible Erklärung gibt (wie zum Beispiel übermäßiger Alkohol- oder Nikotinkonsum, körperliche oder geistige Überanstrengung, Stress, Monatsblutung oder sonstige Gründe, die erfahrungsgemäß Kopfschmerzen auslösen),
- zu den Kopfschmerzen noch Schlafstörungen, Antriebsschwäche und Leistungsminderung hinzukommen.

! Lassen Sie die Ursachen der Beschwerden klären

Die geschilderten Warnsignale können, sie müssen jedoch nicht zwangsläufig Ausdruck einer ernsthaften Erkrankung sein. Je eher Sie eine ärztliche Praxis aufsuchen und sich gründlich untersuchen lassen, desto eher werden Sie von Unruhe und Zweifeln befreit oder rechtzeitig und gezielt behandelt.

Was ist für die Diagnose wichtig?

Eine exakte Kopfschmerzdiagnose setzt auf ärztlicher Seite großes Wissen und viel Erfahrung voraus. Denn manchmal kommt es bei den unterschiedlichen Schmerzarten zu ähnlichen Symptomen oder Begleiterscheinungen. So treten zum Beispiel Licht-, Lärmüberempfindlichkeit oder Übelkeit zwar vor allem bei Migräne auf, gelegentlich aber auch bei Spannungskopfschmerzen.

Muskelanspannung kann ebenfalls ein Begleitsymptom beider Kopfschmerzformen sein. Und schließlich gibt es viele Menschen, die gleichzeitig an Migräne und Spannungskopfschmerzen oder an Schmerzmittelkopfschmerzen leiden. Umso wichtiger ist es also, dass die Patienten gut vorbereitet in die Sprechstunde kommen und möglichst genaue Informationen über ihre Beschwerden liefern. Im Anschluss daran kann der Arzt die erforderlichen Untersuchungen durchführen und eine klare Diagnose stellen. Dann wird er eine spezifische Therapie einleiten, die immer die Kopfschmerzart und die Auslöser berücksichtigen muss.

Wann zum Arzt?

Wer nur an ein oder zwei Tagen im Monat Kopfschmerzen hat (zum Beispiel nach Überanstrengung, während der Monatsblutung oder nach übermäßigem Alkoholkonsum) und die Beschwerden mit der Einnahme eines Monopräparats (Schmerzmittel mit nur einem Wirkstoff) lindern kann, braucht keine ärztliche Abklärung.

Anders sieht es aus, wenn Kopfschmerzen immer wieder auftreten, wenn sie einen starken Leidensdruck erzeugen, die Leistungsfähigkeit einschränken und zu Fehltagen am Arbeitsplatz oder in der Schule führen. Dann muss die Ursache der Schmerzen erforscht und anschließend eine gezielte Behandlung eingeleitet werden.

Episodisch oder chronisch?

Nach rein medizinischer Definition handelt es sich bei Schmerzen, die an weniger als 15 Tagen im Monat bestehen, um episodische Schmerzen. Als chronisch gelten Schmerzen, die mindestens ein halbes Jahr lang an mehr als 15 Tagen im Monat auftreten.

Welcher Arzt ist zuständig?

Primäre Kopfschmerzen, an denen mehr als 90 Prozent aller Kopfschmerzpatienten leiden (→ Seite 16), sind zwar neurologische Erkrankungen. Dennoch empfiehlt es sich, zunächst den Hausarzt aufzusuchen (meist ein praktischer Arzt, ein Allgemeinmediziner, ein Internist oder bei Kindern der Kinderarzt), der eine wohnortnahe Versorgung gewährleistet. Stellt sich nach vier bis acht Wochen Therapie keine Besserung der Beschwerden ein, sollte der Hausarzt eine Überweisung an eine Praxis veranlassen, die auf die Behandlung von Schmerzen spezialisiert ist. Dabei kann es sich zum Beispiel um Allgemeinmediziner mit der Zusatzbezeichnung „spezielle Schmerztherapie" handeln.

In größeren Städten gibt es inzwischen sowohl niedergelassene Schmerztherapeuten als auch Schmerzambulanzen, die meist Krankenhäusern angeschlossen sind. Schmerztherapeuten sind oft auf bestimmte Schmerzerkrankungen spezialisiert, zum Beispiel auf Schmerzen des Bewegungsapparates oder auf Tumorschmerzen. Deshalb sollten sich Kopfschmerzpatienten nach Möglichkeit an eine neurologische Schmerzambulanz mit dem Schwerpunkt Kopfschmerztherapie wenden. Reicht eine ambulante Therapie nicht aus oder ist eine stationäre Entzugstherapie erforderlich, empfiehlt es sich, eine Kopfschmerzklinik aufzusuchen (Kontakte → Seite 205).

! Wann Sie zum Neurologen sollten

In manchen Fällen sind neurologische Untersuchungen unbedingt erforderlich. Das gilt vor allem dann, wenn neben den Kopfschmerzen noch Begleitsymptome wie zum Beispiel Schwindel, Seh-, Sprach- oder Konzentrationsstörungen, Muskelschwäche, Lähmungserscheinungen oder Taubheitsgefühle im Gesicht, an Armen oder Beinen auftreten.

Die Vorbereitung auf den Arztbesuch

Sobald ein Migräneanfall oder starke Spannungskopfschmerzen abgeklungen sind, fühlen sich viele Menschen „wie neugeboren", und die Qualen, die vielleicht noch bis vor kurzem andauerten, sind rasch vergessen. Dass Schmerzepisoden schnell wieder aus dem Bewusstsein geraten, ist grundsätzlich positiv. Allerdings führt es dazu, dass die Patienten später die genauen Merkmale und Begleitumstände der Schmerzen oft nicht mehr nennen können. Da diese Informationen für den Arzt aber von großer Bedeutung sind, empfiehlt es sich, die eigenen Beobachtungen rund um die Schmerzattacken aufzuschreiben.

Dazu zählen vor allem die folgenden Angaben:

- Seit wann, wo genau und wie oft bestehen die Beschwerden? An wie viel Tagen im Monat?
- Treten die Schmerzen nur auf einer Kopfseite oder auf beiden Seiten auf?
- Sind sie pochend oder eher dumpf-drückend?
- Wie lange dauern sie in der Regel an?
- Äußern, bessern oder verschlimmern sie sich zu einer bestimmten Tageszeit, im Zusammenhang mit der Ernährung, bei bestimmten Tätigkeiten oder Bewegungen, zum Beispiel bei der Arbeit am PC, beim Fernsehen, Laufen, Sitzen, Liegen oder beim Sport?
- Werden die Kopfschmerzen von Symptomen wie beispielsweise Übelkeit, Erbrechen, erhöhter Licht- oder Lärmempfindlichkeit begleitet?
- Bestehen vor und während der Attacke neurologische Störungen (Sehstörungen wie Zickzacklinien oder Schleierbildungen, Kribbelempfindungen in Armen, Beinen oder im Gesicht, Lähmungen in bestimmten Körperteilen)?
- Wie kündigen sich die Schmerzen an? Ändert sich die Stimmung (zum Beispiel Gereiztheit, Nervosität oder verstärkter Aktivitätsdrang)? Verändert sich der Appetit (etwa ein plötzlicher Heißhunger auf bestimmte Nahrungsmittel)?
- Was passiert während der Schmerzattacke?
- Besteht das Bedürfnis nach Ruhe und Rückzug oder eher nach Bewegung, zum Beispiel nach einem Spaziergang?

All diese Informationen sind diagnostisch verwertbar und liefern dem Arzt wertvolle Hinweise auf die vorliegende Kopfschmerzart. Wer selbst keine Liste erstellen möchte, kann als Hilfsmittel den Kieler Kopfschmerzfragebogen (→ Seite 200) beziehungsweise den Kieler Kopfschmerzkalender (→ Seite 204) benutzen. Diese Unterlagen sollten sorgfältig ausgefüllt werden. Mit der genauen Beantwortung des Kieler Kopfschmerzfragebogens können nicht nur der Arzt, sondern auch die Patienten selbst relativ leicht herausfinden, ob es sich bei den Schmerzen zum Beispiel um Migräne oder um Spannungskopfschmerzen handelt.

In der Sprechstunde

Manche Patienten schildern in der Praxis, worauf sie selbst oder ihr Umfeld die häufigen Schmerzen zurückführen. („*Es kommt bestimmt von den Hormonen, den Muskelverspannungen, der Halswirbelsäule …*“) Doch solche Vermutungen helfen nicht weiter. Andere Patienten berichten ausführlich, was sie bislang gegen die Schmerzen unternommen haben, welche weiteren Ärzte bereits eingeschaltet sind und welche Befunde vorliegen.

Wichtig für den Arzt ist es zu erfahren, was die Patienten selbst rund um das Schmerzgeschehen beobachtet haben. Diese Merkmale und Begleitsymptome können sie entweder anhand schriftlicher Notizen vortragen, oder sie füllen den auf Seite 200 erwähnten Kopfschmerzfragebogen oder den Kopfschmerzkalender sorgfältig aus und übergeben ihn dem Arzt. Denn eine genaue Diagnose lässt sich nur aufgrund konkreter Kopfschmerzmerkmale und einer anschließenden gründlichen Untersuchung stellen. Deshalb ist die enge Kooperation mit dem behandelnden Arzt so wichtig. Der wiederum muss sich vor allem viel Zeit und Geduld für Kopfschmerzpatienten nehmen.

Woran Sie einen erfahrenen Arzt erkennen können

Nicht jeder Arzt hat sich intensiv mit Ursachen, Symptomen und Therapie von Kopfschmerzen beschäftigt. Ob er sich damit auskennt, erkennen Sie an den folgenden Punkten:

- Er fragt gezielt nach den oben genannten Kopfschmerzmerkmalen, also nach Lokalisation, Intensität, Dauer und Charakter der Schmerzen.
- Er erkundigt sich nach Begleiterscheinungen wie zum Beispiel Übelkeit und Erbrechen, Seh- oder Konzentrationsstörungen, Missempfindungen in Armen oder Beinen, Gangunsicherheit oder Stimmungsschwankungen vor oder während der Schmerzattacken.
- Er reagiert weder gereizt noch ungeduldig, wenn Sie Ihren Notizzettel hervorholen, auf dem Sie Schmerzmerkmale und Begleitsymptome aufgeschrieben haben, oder wenn Sie ihm unaufgefordert einen ausgefüllten Fragebogen, zum Beispiel den Kieler Kopfschmerzfragebogen (→ Seite 200), aushändigen.
- Er nimmt sich genügend Zeit für Sie. Sie können Ihre Beschwerden in Ruhe vortragen und fühlen sich nicht durch Mimik und Gestik des Arztes gedrängt, möglichst rasch fertig zu werden.
- Er verordnet Ihnen keine Medikamente, bevor er Sie nicht gründlich untersucht hat (Ausnahmen macht er nur in Notfällen).
- Er erklärt Ihnen in verständlichen Worten die Diagnose, bespricht mit Ihnen den Therapieplan und beantwortet die Fragen, die sich daraus für Sie ergeben können.

Die körperliche Untersuchung

Nach der ausführlichen Erhebung der Krankengeschichte (Anamnese) muss der Arzt Kopfschmerzpatienten sorgfältig untersuchen. Die komplette, allgemeine Untersuchung ist eine wichtige Voraussetzung, um Kopfschmerzen auszuschließen, die auf eine andere Erkrankung hinweisen (sekundäre Kopfschmerzen → Seite 119).
Dazu zählen im Wesentlichen die Untersuchung

- der Schmerzempfindlichkeit der Kopfmuskulatur (durch Druck auf die Muskeln) und das Abtasten bestimmter Nervenaustrittspunkte aus dem Schädel,
- der Kopfblutgefäße (Abhören der Gefäßabschnitte des Halses mit dem Stethoskop),
- der Halswirbelsäule auf ihre Beweglichkeit,
- der Halsmuskulatur,
- der Muskel- und Sinnesfunktionen,
- der Augen und Ohren,
- der Reflexe,
- des Herzens, der Lunge, der Leber, der Nieren und
- des Blutdrucks.

Mit diesen Maßnahmen kann der Arzt sich hinreichend Gewissheit verschaffen, ob die Beschwerden auf eine andere Krankheit zurückzuführen sind. Liefern die Befunde keinen Hinweis auf eine solche Erkrankung, besteht normalerweise kein Anlass für weitere Untersuchungen. Gibt es jedoch Anzeichen für eine zugrunde liegende Krankheit, können apparative Zusatzuntersuchungen erforderlich sein, um den Befund abzuklären.

! Keine pauschalen Zusatzuntersuchungen

Bei Kopfschmerzpatienten sind die sorgfältige Erhebung der Krankengeschichte und eine gründliche körperliche Untersuchung erforderlich. Es besteht kein Anlass, pauschal Röntgen- oder andere apparative Untersuchungen durchzuführen.

Zusätzliche apparative Untersuchungen

Manche Ärzte sind der Ansicht, dass bei jedem Kopfschmerzpatienten mindestens einmal im Leben eine Bildgebung des Kopfes beziehungsweise der Halswirbelsäule mit apparativen Verfahren wie einer Computertomografie (CT) oder einer Magnetresonanztomografie (MRT) notwendig ist. Doch die Experten der Internationalen Kopfschmerzgesellschaft (→ Seite 16) sehen dies anders.

Bildgebende oder andere apparative Verfahren sollten nur eingesetzt werden, wenn aufgrund der bisherigen Untersuchungen Hinweise oder Verdachtsmomente auf bestimmte Erkrankungen bestehen. Dabei geht es meistens um folgende Verfahren:

- Elektroenzephalogramm (EEG),
- Doppler-Sonografie,
- Computertomografie (CT),
- Magnetresonanztomografie (MRT).

Das Elektroenzephalogramm (EEG)

Mit dem EEG lässt sich die elektrische Tätigkeit des Gehirns messen. Dazu werden an bestimmten Stellen des Kopfes Elektroden befestigt, die über Kabel mit einem Registriergerät verbunden sind. Dieses zeichnet die elektrischen Ströme des Gehirns auf und überträgt sie in Kurven. Die Untersuchung ist weder schmerzhaft noch schädlich.

Das EEG, das meist in der neurologischen Praxis durchgeführt wird, eignet sich gut, um Hinweisen auf bestimmte Störungen im Gehirn nachzugehen. Das gilt besonders dann, wenn im Zusammenhang mit einer Migräneaura (→ Seite 36) ein Verdacht auf eine Anfallserkrankung, zum Beispiel eine Epilepsie, besteht. In der Regel ist das EEG jedoch für die Kopfschmerzdiagnose nicht erforderlich, da EEG-Ableitungen keine klare Zuordnung für eine bestimmte Kopfschmerzform erlauben.

Die Doppler-Sonografie

Mit der Doppler-Sonografie lässt sich die Blutflussgeschwindigkeit in den hirnversorgenden Blutgefäßen ermitteln. Es handelt sich dabei um ein Ultraschallverfahren, bei dem die Haut zunächst mit einem Gel bestrichen wird, das die Schallwellen weiterleitet. Dann fährt der Arzt mit einem Schallkopf über die entsprechenden Gefäße. Dabei wird das Ultraschallsignal von den dort fließenden Blutkörperchen reflektiert und anschließend vom Computer zu einem Bild zusammengefasst. Die Untersuchung ist schmerzlos und unbedenklich.

Allerdings ist der diagnostische Wert der Doppler-Sonografie bei Kopfschmerzen ziemlich gering. Das Verfahren eignet sich vor allem, wenn es Anhaltspunkte für Gefäßablagerungen in der Halsschlagader gibt. Solche Arteriosklerosen treten aber meist erst in höherem Lebensalter auf – also dann, wenn die Häufigkeit von Kopfschmerzen in der Regel wieder nachlässt (→ Seite 35).

Die Computertomografie (CT)

Die Computertomografie ist eine spezielle Röntgenuntersuchung, bei der ein Schichtenbild des untersuchten Körperteils – bei Kopfschmerzen also des Gehirns – erstellt wird. Die Patienten legen sich zunächst auf eine fahrbare Liege, der Kopf wird in einer bestimmten Position fixiert. Danach werden sie langsam durch eine zirka 50 bis 60 Zentimeter lange Röhre geschoben oder das CT-Gerät wird in einer kreisförmigen Bewegung um den Körper herumgeführt. Die Untersuchung verursacht keine Schmerzen.

Computertomografien sind mit einer Röntgenstrahlenbelastung verbunden, die den Organismus schädigen kann, sie sind zeitaufwendig und kostenintensiv. Findet der Arzt bei der ausführlichen Befragung und der gründlichen körperlichen Untersuchung keinen Hinweis auf weitere Erkrankungen, besteht kein Anlass für den Einsatz apparativer Verfahren. Wenn Kopfschmerzen nicht durch eine zugrunde liegende Krankheit ausgelöst werden, liefert eine CT über den normalen Untersuchungsbefund hinaus keine zusätzlichen Informationen.

Gründe für eine Computertomografie

Eine Computertomografie sollte nur angewendet werden, wenn
- aufgrund der Krankengeschichte oder vorangegangener Untersuchungen ein Befund vorliegt, der einer weiteren Abklärung bedarf,
- ein Verdacht auf bestimmte Hirnerkrankungen besteht,
- die erwarteten Untersuchungsergebnisse auch eine gezielte Behandlung ermöglichen.

Die Magnetresonanztomografie (MRT)

Die Magnetresonanztomografie, auch Kernspintomografie genannt, ermöglicht es ebenfalls, einzelne Körperteile in Scheiben darzustellen. Hier wird der Körper jedoch nicht (wie bei der Computertomografie) Röntgenstrahlen ausgesetzt, sondern magnetischen Schwingungen. Mit der Magnetresonanztomografie werden neben der Wirbelsäule vor allem der Kopf und das zentrale Nervensystem untersucht. Das Verfahren liefert ein sehr genaues Bild der verschiedenen Ebenen des Hirnaufbaus und verursacht, nach heutigem Wissensstand, keine Schäden im Organismus.

Bei der Magnetresonanztomografie müssen die Patienten zirka 30 Minuten in einer relativ engen Röhre liegen, die ungefähr ein bis eineinhalb Meter lang ist. Dabei dürfen sie sich nicht bewegen. Zirka 15 Prozent der Patienten entwickeln während der Untersuchung Angstgefühle, eine so genannte Klaustrophobie, die in geschlossenen Räumen entsteht. Wer das relativ lange Liegen in der Röhre als unangenehm empfindet, kann unter Umständen über Kopfhörer Musik hören oder sich vorher in der Praxis ein Beruhigungsmittel verabreichen lassen.

Was bei der Magnetresonanztomografie zu beachten ist

Bei der MRT handelt es sich ebenfalls um eine zeitaufwendige und teure Untersuchung. Sie sollte deshalb nur durchgeführt werden, wenn sich aus dem körperlichen Untersuchungsbefund oder gegebenenfalls aus dem EEG (→ Seite 24) Hinweise auf eine Erkrankung des Gehirns, zum Beispiel auf einen Hirntumor, ergeben.

Wer einen Herzschrittmacher trägt oder andere Metallteile (beispielsweise Metallprothesen) im Körper hat, darf nicht mit einer MRT untersucht werden, denn die jeweiligen Metallteile können dabei in Bewegung geraten. Bei Zahnersatz aus Metall empfiehlt es sich, vor der Untersuchung sicherheitshalber den Arzt zu informieren.

Migräne

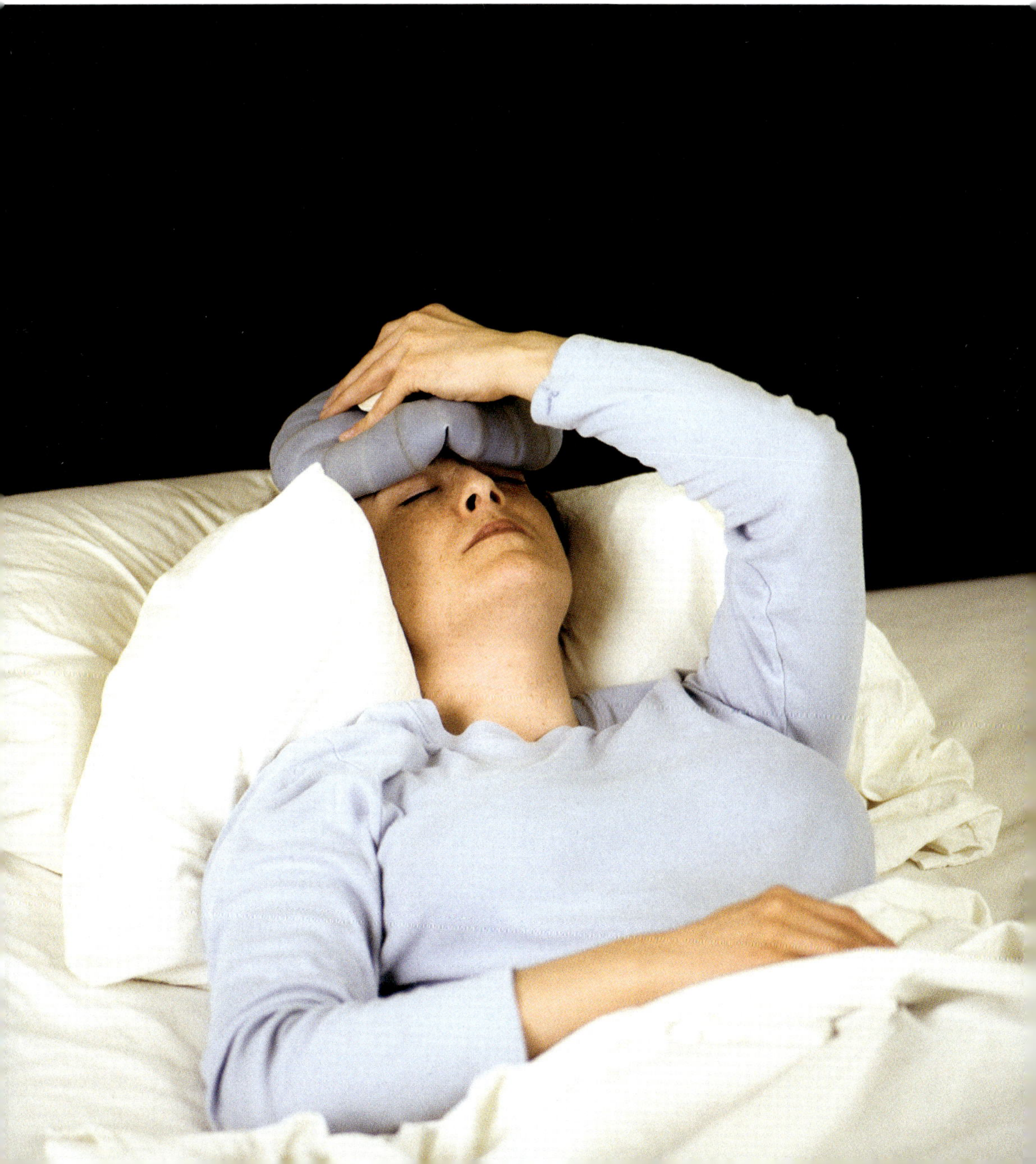

Der Mythos Migräne

Jahrhunderte galt die Migräne als rätselhaftes Leiden, das entweder romantisch verklärt oder aber belächelt und bagatellisiert wurde. Die diversen Mythen, die sich um die Migräne ranken, tauchen noch häufig in der Literatur des 19. und 20. Jahrhunderts auf und erwecken den Anschein, als befalle die Krankheit vor allem attraktive Frauen und besonders intelligente Menschen, die herausragende Leistungen erbracht haben. So glaubten noch in den 1950er-Jahren amerikanische Ärzte Migränepatientinnen an den folgenden Merkmalen zu erkennen:

„Schlanker, gepflegter Körper mit festen Brüsten. Diese Frauen sind meist gut gekleidet und bewegen sich rasch. 95 Prozent haben einen wachen Verstand und sind sehr attraktiv. Etwa 28 Prozent sind rothaarig, viele haben sehr üppiges Haar. Diese Frauen sind auch im Alter noch schön."

Oder:

„Man findet eine gewisse Eleganz oder Anmut ..., Zeichen einer früh entwickelten Intelligenz und Sensibilität, und ein kritisches und kontrolliertes Temperament."

Die Zitate stammen aus dem Buch „Migräne" von Oliver Sacks. Der berühmte amerikanische Neurologe führt die romantisch verklärte Sichtweise darauf zurück, dass von der Antike bis zum heutigen Tag viele Autoren selbst unter Migräne litten.

In der Tat hatten (und haben) viele bekannte Persönlichkeiten Migräneanfälle, zum Beispiel Julius Caesar, Hildegard von Bingen, Immanuel Kant, Marie Curie, Sigmund Freud, Karl Marx, Friedrich Nietzsche, Alfred Nobel, Königin Elizabeth II von England und – nach einer Befragung – 11 Prozent der Abgeordneten des Deutschen Bundestages. Dennoch ist die Migräne keine Krankheit, die vornehmlich in der „besseren Gesellschaft" auftritt.

Da die Beschwerden mit keiner sichtbaren Beeinträchtigung verbunden sind und in der Regel keinen organischen Befund liefern, haftet der Migräne noch heute etwas Unwirkliches, Nebulöses an. Dabei hat die Wissenschaft das Leiden längst entmystifiziert. Man weiß heute, dass Migräne bei allen Völkern der Erde, in allen Kulturen und in allen sozialen Schichten vorkommt. Vor allem aber, dass es sich nicht um eine eingebildete, sondern um eine neurologische Erkrankung handelt, derer sich niemand zu schämen braucht.

Symptome

Die Migräne ist gekennzeichnet durch einseitige Kopfschmerzen, die als hämmernd, klopfend, pulsierend, pochend oder stechend beschrieben werden.

Die Schmerzen treten anfallsweise, manchmal in regelmäßigen, manchmal in völlig unregelmäßigen Zeitabständen auf. Sie äußern sich besonders in der Region um Stirn, Schläfen und Augen, können aber bis in den Nacken- und Schulterbereich, manchmal auch bis in den Kiefer ausstrahlen. Die Schmerzintensität kann mäßig, stark oder sehr stark sein.

Migräneanfälle dauern in der Regel zwischen 4 und 72 Stunden an und klingen dann wieder ab. Sie werden häufig von Übelkeit und Brechreiz, Licht- und Lärmüberempfindlichkeit begleitet. Darüber hinaus können Geruchsempfindlichkeit, Durchfall, Seh- und Sensibilitätsstörungen, Schwindel und Benommenheit auftreten. Oft erwachen Migränekranke bereits nachts oder am frühen Morgen mit Kopfschmerzen, die sich im Laufe des Tages und bei körperlichen Aktivitäten noch steigern.

Manche Menschen leiden ein- oder zweimal pro Woche an Migräne, die anderen trifft es nur wenige Male im Jahr. Zwischen den einzelnen Attacken sind die Patienten völlig beschwerdefrei.

Ein Migräneanfall – damals wie heute

Bereits vor mehr als 2 000 Jahren beschrieb Aretaeus von Kappadokien einen Migräneanfall:

„In manchen Fällen schmerzt der ganze Kopf, und manchmal sitzt der Schmerz auf der rechten und manchmal auf der linken Seite oder über der Stirn oder der Fontanelle. Die Schmerzattacken verändern ihre Lokalisation noch während desselben Tages (...) Eine keineswegs leichte Krankheit (...) Sie verursacht schlimme und unangenehme Symptome (...) Übelkeit, galliges Erbrechen, der Patient kollabiert (...) Abgeschlagenheit, Schwere des Kopfes und Bedrücktheit treten auf, und das Leben wird zur Last."

Aus: „Migräne" von Oliver Sacks.

Vorboten einer Migräneattacke

Zirka 30 Prozent der Patienten haben schon bis zu zwei Tagen vor der eigentlichen Schmerzattacke Symptome, die auf den bevorstehenden Migräneanfall hinweisen. Diese Vorboten dürfen nicht mit den neurologischen Ausfallerscheinungen der Migräne mit Aura (→ Seite 36) verwechselt werden.

Die Vorboten äußern sich in körperlichen oder seelischen Befindlichkeitsstörungen und können erregend, aber auch hemmend sein. Zu den erregenden Merkmalen zählen zum Beispiel gesteigerter Aktivitätsdrang, besonders hohe Arbeitsmotivation („Aufgedrehtsein"), Hochstimmung, Heißhunger nach bestimmten Speisen (oft nach Süßigkeiten), besonders hohe Reizbarkeit und Nervosität, innere Unruhe, Überempfindlichkeit gegen Licht, Lärm, Gerüche sowie vermehrte Harnblasen- und Darmentleerungen. Die hemmenden Vorzeichen äußern sich vor allem in starker Müdigkeit, Erschöpfung, Antriebsschwäche, depressiven

Woran Sie eine Migräne erkennen können – ein Kurzüberblick

Vorboten

Manchmal weisen Vorboten schon zwei Tage vorher auf eine sich entwickelnde Migräneattacke hin: zum Beispiel Hochstimmung, Heißhunger (auf Süßigkeiten), erhöhte Reizbarkeit und Nervosität, ausgeprägte Müdigkeit, Erschöpfung oder depressive Verstimmung.

Wiederkehrende Anfälle

Die Migräne tritt in immer wiederkehrenden Attacken auf. Ein Migräneanfall dauert meist zwischen 4 und 72 Stunden.

Die Art der Schmerzen

- Die Schmerzen sind überwiegend auf eine Kopfseite beschränkt, können aber noch während der Attacke oder beim nächsten Migräneanfall auf die andere Kopfseite wechseln.
- Sie sind häufig pochend beziehungsweise pulsierend.
- Sie sind mäßig bis stark.
- Sie werden durch körperliche Aktivität stärker.
- Sie beginnen meist in den frühen Morgenstunden oder bereits in der Nacht und nehmen dann im Tagesverlauf langsam zu.

Mögliche typische Begleitsymptome

- Licht- und Lärmüberempfindlichkeit,
- Übelkeit, Brechreiz und Erbrechen,
- Stimmungs- und Appetitschwankungen,
- Schwindel,
- ausgeprägtes Bedürfnis nach Ruhe und Rückzug in einen abgedunkelten Raum,
- In zirka zehn Prozent aller Fälle: neurologische Ausfallerscheinungen wie Seh- und Sprachstörungen, Kribbeln oder Taubheitsgefühle in Armen und Beinen (→ Seite 36).

Stimmungen, Konzentrationsstörungen, Harn- und Stuhlträgheit. Während diese Vorboten bei Erwachsenen eher den seelischen Bereich betreffen, klagen Kinder, die an Migräne leiden (→ Seite 129), mehr über körperliche Beschwerden wie Bauchschmerzen oder Schwindel.

Warum es überhaupt zu solchen Vorläufern von Migräneattacken kommt, ist bis heute nicht eindeutig geklärt. Wegen des Zusammenhangs zwischen psychischen Veränderungen wie Reizbarkeit und Depressivität und dem Heißhunger nach Süßigkeiten wird eine Veränderung im Serotoninstoffwechsel vermutet; Serotonin ist ein Botenstoff in den Gehirnzellen, der die Stimmungslage mit beeinflusst. Demnach treten die Frühwarnsymptome als Folge einer Überaktivität im Hypothalamus auf, – dem Teil des Gehirns, der die vegetativen Funktionen wie zum Beispiel Kohlenhydratstoffwechsel, Grundumsatz, Körpertemperatur oder Hormonbildung regelt. Für diese Annahme gibt es bislang jedoch nur Indizien und keine wissenschaftlichen Belege. (Hinweise zur Behandlung bei Ankündigungssymptomen → Seite 62.)

! Vorboten und Ursachen nicht verwechseln

Die geschilderten körperlichen und seelischen Befindlichkeitsstörungen sind ein Hinweis darauf, dass sich bereits ein Migräneprozess entwickelt, sie haben aber nichts mit den Ursachen (→ Seite 44) der Krankheit zu tun.

Wen trifft es am häufigsten?

Nach einer Untersuchung an 5 000 repräsentativ ausgewählten Bundesbürgern aus dem Jahre 1993 haben 27,5 Prozent der Bevölkerung in Deutschland im Laufe ihres Lebens Migräneanfälle. Besonders besorgniserregend ist der hohe Anteil von Kindern (→ Seite 130).

Im Alter zwischen 25 und 50 Jahren treten die Attacken am häufigsten auf, oft bis zu drei- oder viermal im Monat. Bei einem Drittel aller Migränepatienten sind die Symptome so schwerwiegend, dass sie ihrer gewohnten Arbeit wiederholt nicht nachgehen können. Wissenschaftliche Untersuchungen zeigen, dass die große Mehrheit der Migränepatienten enorm in ihrem Wohlbefinden und in ihrer Leistungsfähigkeit eingeschränkt ist. Als gravierendste Auswirkung ihrer Erkrankung nennen sie:

- den hohen Leidensdruck während der Attacken (Schmerzen, Übelkeit und Erbrechen),
- das Gefühl der Hilflosigkeit gegenüber den Schmerzanfällen,
- die häufige Angst vor der nächsten Attacke,

- das Vermeiden von Aktivitäten, die eine Migräne auslösen können, der Verzicht auf Genussmittel und die Einschränkung von Hobbys und Freizeitverhalten,
- den häufigen Verzicht auf soziale Aktivitäten (zum Beispiel wiederholte Absage von Terminen und privaten Verabredungen),
- die Angst vor jahrzehntelangem Leiden und vor möglichen Folgen der Migräne – vor allem die Angst vor einem Schlaganfall.

Eine Frauenkrankheit?

In Deutschland haben rund 32 Prozent der Frauen und 22 Prozent der Männer im Laufe ihres Lebens Migräneattacken. Auch wenn Frauen stärker betroffen sind als Männer, bleibt die Erkrankung nicht auf das weibliche Geschlecht beschränkt. Es sind zwar deutlich mehr Frauen als Männer wegen Migräne in ärztlicher Behandlung, doch niemand weiß, wie viele Männer tatsächlich Migräneanfälle haben, aber nicht darüber sprechen möchten. Da die Schmerzen auch im Zusammenhang mit der Monatsblutung auftreten können, gilt die Migräne sogar noch heute oft als „Frauenkrankheit". Den Beschwerden, die teilweise mit neurologischen Begleiterscheinungen einhergehen (→ Seite 36) haftet in den Augen derer, die sie nicht kennen, schnell etwas „Seltsames", „Hysterisches" (abgeleitet von Hystera = Gebärmutter) – und damit angeblich etwas „typisch Weibliches" – an. Der Frauenarzt war deshalb lange Zeit der erste Ansprechpartner für Migränepatientinnen und ist es manchmal noch heute.

Dass offenbar mehr Frauen als Männer an Migräne leiden, wurde noch bis vor kurzem auf hormonelle Faktoren wie Eisprung, Monatsblutung, Hormonschwankungen oder auf die Einnahme von Hormonpräparaten zurückgeführt. Die Wissenschaft hat diese Annahmen inzwischen korrigiert. Studien zufolge weist das Schmerzwahrnehmungssystem von Frauen eine größere Empfindlichkeit auf als das von Männern. So wurden bei Laborversuchen beide Geschlechter den gleichen Schmerzreizen ausgesetzt. Das Resultat war eindeutig: Frauen erleben diese Reize zirka doppelt so schmerzhaft wie Männer. Kopfschmerzexperten folgern daraus, dass das Nervensystem von Frauen intensiver arbeitet und deshalb schneller und stärker auf Reize reagiert (→ Seite 44). Dafür gibt es unterschiedliche Erklärungsansätze: Die einen nennen evolutionsbiologische Faktoren, andere die klassische Rollenerziehung, in der Mädchen stärker als Jungen dazu angehalten werden, unmittelbar auf Anforderungen aus ihrer Umwelt zu reagieren; wieder andere verweisen darauf, dass Frauen in der Gesellschaft höheren sozialen „Gefahren“ als Männer ausgesetzt sind und ihr Gehirn deshalb in „ständiger Alarmbereitschaft“ steht.

Die Monatsblutung – nur ein Auslöser von vielen

Wissenschaftliche Untersuchungen haben den früher als selbstverständlich angenommenen Zusammenhang zwischen Migräne und Hormonen, Hormonpräparaten, Schwangerschaft und Wechseljahren stark relativiert. Nach der aktuellen Internationalen Kopfschmerzklassifikation (→ Seite 16) wird die menstruelle Migräne zwar als eigenständige Unterform der Migräne anerkannt. Dennoch ist es extrem selten, dass bei einer Frau Migräneattacken ausschließlich während der Monatsblutung auftreten (zur Therapie dieser Migräneform → Seite 75). Nahezu alle betroffenen Frauen haben auch in anderen Phasen des Zyklus Migräne. Die Menstruation ist folglich nur ein Auslöser unter anderen, der – bei entsprechenden Erbanlagen (→ Seite 44) – einen Migräneanfall hervorrufen kann. Klinische Studien deuten darauf hin, dass dieser durch den (plötzlichen) Abfall des Östrogen- und des Progesteronspiegels ausgelöst wird. Solche menstruell bedingten Migräneanfälle unterscheiden sich in Art und Ablauf jedoch nicht von denen, die zu anderen Zeiten auftreten.

Welche Rolle spielt die Antibabypille?

Untersuchungen über den Zusammenhang zwischen der Einnahme der Antibabypille und Migräneattacken kommen zu unterschiedlichen Ergebnissen. Aus einigen Studien geht ein erhöhtes Auftreten, aus anderen ein Rückgang der Beschwerden hervor. Wieder andere konnten keinen definitiven Zusammenhang zwischen der „Pille“ und Migräneattacken nachweisen.

Bei Migräneformen, die nicht auf eine Therapie mit Medikamenten ansprechen (→ Seite 62), empfiehlt es sich jedoch, die Antibabypille versuchsweise abzusetzen und eine andere Methode der Empfängnisverhütung zu wählen.

! Vorsichtsmaßnahmen bei der „Pille“

Kommt es, während Sie mit der „Pille“ verhüten, zu unerwarteten Kopfschmerzattacken oder zu plötzlichen Seh-, Sprach-, Sensibilitäts- oder anderen neurologischen Störungen (→ Seite 36), sollten Sie sich umgehend neurologisch untersuchen lassen, da ein erhöhtes Risiko von Hirnthrombosen und Hirnblutungen besteht. Wenn Sie unter Migräne leiden und die „Pille“ nehmen, sollten Sie keinesfalls rauchen. Denn das bei einer Migräneerkrankung ohnehin erhöhte Risiko von Schlaganfällen wird durch Rauchen noch verstärkt.

Der positive Verlauf während der Schwangerschaft

Die gute Nachricht zuerst: Bei rund 70 Prozent aller Migränepatientinnen gehen während einer Schwangerschaft die Beschwerden deutlich oder ganz zurück. Das zeigt sich besonders in den letzten beiden Dritteln der Schwangerschaft. Bislang liegen hierzu zwar noch keine wissenschaftlichen Studien vor, doch in der Fachwelt werden insbesondere drei Hypothesen diskutiert, die die auffallende Verbesserung während der Schwangerschaft erklären können:

- Die erhöhte Konzentration der beiden Hormone Östrogen und Progesteron und deren konstantes Niveau,
- ein veränderter Stoffwechsel des Neurotransmitters Serotonin (ein wichtiger Botenstoff im Gehirn) und eine erhöhte Konzentration von Endorphinen, die die Weiterleitung von Schmerzen in den Nervenzellen blockieren,
- vor allem aber: eine veränderte Lebensweise, denn schwangere Frauen ernähren sich in der Regel gesünder, achten auf ausreichend und regelmäßigen Schlaf, verzichten auf Genussgifte wie Alkohol und Nikotin, meiden Stress und werden meist am Arbeitsplatz weniger beansprucht.

Bei einem kleinen Teil der Patientinnen setzen sich die Migräneattacken allerdings während der Schwangerschaft wie gewohnt fort; manchmal kommt es sogar zu einer Verschlechterung. Betroffen sind insbesondere Frauen, die an Migräne mit Aura (→ Seite 36) leiden. (Informationen zu Migränemedikamenten, die während der Schwangerschaft infrage kommen → Seite 160, 170, 172.)

Wechseljahre und höheres Lebensalter

Bei einigen Frauen gehen die Beschwerden nach den Wechseljahren deutlich zurück, die Attacken treten seltener auf, die Schmerzen sind nicht mehr so stark wie früher und Begleitsymptome wie zum Beispiel Übelkeit und Erbrechen verschwinden völlig. Leider trifft das nur für eine Minderheit zu. Aus Studien geht hervor, dass bei rund der Hälfte aller Frauen die Häufigkeit und Intensität der Schmerzanfälle gleich bleiben, während sie bei einem Viertel sogar zunehmen und nur bei einem weiteren Viertel tatsächlich schwächer werden oder ganz zurückgehen.

Für Frauen, die Hormonpräparate gegen Wechseljahrsbeschwerden nehmen, gelten die gleichen Vorsichtsmaßnahmen wie bei der Einnahme der Antibabypille (→ Seite 33).

Das Alter – ein Lichtblick

Das Alter bringt zwar manche Leiden mit sich, es ist jedoch für Menschen, die an Migräne leiden, oft ein Lichtblick. Denn die Intensität der Schmerzen lässt nach, die Attacken dauern nicht mehr so lange wie früher, Begleitstörungen wie Übelkeit und Brechreiz ebben ganz ab. Jenseits des 70. Lebensjahres kommt es kaum noch zu Migräneanfällen. Kopfschmerzexperten führen dies darauf zurück, dass die Reizverarbeitung im Gehirn (→ Seite 44) im Alter nicht mehr so intensiv aktiviert wird wie in jüngeren Jahren. Die Folge: Das Gehirn arbeitet ruhiger und langsamer, sodass keine Migräneanfälle mehr ausgelöst werden.

Die verschiedenen Migräneformen

Die Migräne wird in zwei Hauptgruppen unterteilt:
- in Migräne ohne Aura (früher „einfache" Migräne), bei der keine neurologischen Begleiterscheinungen auftreten, und
- in Migräne mit Aura (früher „klassische" oder „komplizierte" Migräne), die von neurologischen Symptomen begleitet ist.

Migräne ohne Aura

Diese Form der Migräne kommt am häufigsten vor. Sie ist gekennzeichnet durch immer wiederkehrende Kopfschmerzattacken, die von mäßiger bis sehr starker Intensität sein können. Es kommt zu deutlich mehr Schmerzanfällen und zu größeren Beeinträchtigungen als bei der Migräne mit Aura. Die „einfache" Migräne beginnt oft in den frühen Morgenstunden mit pochenden einseitigen Schmerzen in der Stirn-, Schläfen- und Augenpartie.

Die Schmerzen sind meist von Übelkeit, Brechreiz, Licht- und Lärmüberempfindlichkeit begleitet, jedoch nicht von neurologischen Symptomen wie Seh-, Sprach- oder Empfindungsstörungen.

Herr K., 36 Jahre
Er arbeitet freiberuflich als Werbefotograf. Seit einigen Jahren leidet er an Migräne.
„Früher hatte ich bei Stress und hoher Arbeitsbelastung ganz normale Kopfschmerzen, die mit ein oder zwei *Aspirin* wieder weg waren. Vor ungefähr drei oder vier Jahren änderten sich die Schmerzen. Sie traten plötzlich nur noch auf einer Seite auf,

meistens auf der linken, und waren von starkem Brechreiz begleitet. Wegen der Übelkeit konnte ich keine Tabletten mehr nehmen. Ich bin dann auf Parazetamol als Zäpfchen umgestiegen, doch die Schmerzen wurden immer stärker. Nur weil meine Freundin mich drängte, einen Arzt aufzusuchen, habe ich mich schließlich untersuchen lassen. Als der Arzt mir dann mitteilte, es handele sich um Migräne, hätte ich fast einen Lachanfall bekommen. Migräne – das war für mich ein eingebildetes Leiden, salopp ausgedrückt, Frauenkram. Es erinnerte mich an meine Mutter, die wir als Kinder immer schonen mussten, weil sie sonst „ihre Migräne" bekam. Und jetzt sollte ich so etwas Merkwürdiges haben? Doch alles Leugnen half nichts, denn die Anfälle kamen immer häufiger, oft vier- oder fünfmal im Monat. Immer dann, wenn ich unter Termindruck stand, bis lange in die Nacht gearbeitet, zu viel geraucht und zu wenig geschlafen hatte.

Der Arzt empfahl mir schließlich eine vorbeugende Behandlung mit Betarezeptorenblockern. Das hat tatsächlich geholfen. Ich versuche aber auch, gesünder zu leben. Da ich nicht viel an meinen unregelmäßigen Arbeitszeiten ändern kann, habe ich zumindest aufgehört zu rauchen. Ich achte auf ausgewogene Ernährung und jogge zwei- bis dreimal die Woche. Seitdem habe ich relativ selten Kopfschmerzen – höchstens alle ein bis zwei Monate. Dann nehme ich beim ersten Anzeichen *Paspertin-Tropfen* gegen die Übelkeit und ein Parazetamol-Zäpfchen, um die Attacke zu unterbrechen. In der Regel funktioniert das auch."

Migräne mit Aura

Bei einer Migräne mit Aura kommt es neben Begleitsymptomen wie Übelkeit, Erbrechen, Lärm- und Lichtempfindlichkeit noch zu neurologischen Ausfallerscheinungen. Dabei handelt es sich um Sehstörungen, Kribbeln oder Taubheitsgefühle in Armen und Beinen, Sprech- oder Sprachstörungen, die den Attacken typischerweise vorausgehen und nur in selten Fällen während der Anfälle anhalten. Diese Ausfallsymptome treten jedoch nur bei etwa zehn Prozent der Anfälle auf. Sie entwickeln sich in der Regel 10 bis 60 Minuten vor den Kopfschmerzen und halten weniger als eine Stunde an. Der halbseitige Kopfschmerz, Übelkeit, eventuell Erbrechen sowie Licht- und Lärmüberempfindlichkeit treten im Anschluss, das heißt nach Abklingen der Ausfallerscheinungen auf. Bei Patienten, die ausschließlich Migräne mit Aura haben, kommt es in der Regel zu deutlich weniger Attacken als bei Migräne ohne Aura.

Der Ablauf einer Migräneattacke

Phase 1	Phase 2	Phase 3
Hinweissymptome	**Aura**	**Kopfschmerzphase**
Müdigkeit Depression Energielosigkeit Reizbarkeit Gähnen Heißhunger Frieren Schwitzen Kreativität Schwung Hochstimmung Rastlosigkeit	• Sehstörungen • Schwindel • Missempfindungen • Lähmungen • Sprachstörungen • Gedächtnisstörungen • Halluzinationen	Einseitiger Schmerz Pochend, hämmernd Verstärkung bei Bewegung Starke Behinderung Übelkeit Erbrechen Lärmempfindlichkeit Lichtempfindlichkeit
1–2 Tage	**60 Minuten**	**4–72 Stunden**

Die visuelle Aura

Bei rund 90 Prozent aller Migräneauren kommt es zu Störungen des Sehsinns. Weit verbreitet ist das so genannte Flimmerskotom – ein blinder Fleck mitten im Gesichtsfeld, der von gezackten, bunt flimmernden Rändern umgeben wird. Manche Patienten sehen auch leuchtende Sterne, Blitze, Halbmonde, Zickzacklinien, Kreise oder andere geometrische Figuren, die sich seitwärts oder von oben nach unten beziehungsweise umgekehrt durch das Gesichtsfeld bewegen. Diese teils weißen, teils bunten Punkte oder Figuren können zu Hunderten auftreten und dabei rasch durch das gesamte Gesichtsfeld ziehen. Manchmal beginnen die Störungen mit einem leichten Schliereneindruck und entwickeln sich anschließend bis hin zu einer kompletten vorübergehenden Erblindung, was starke Angstgefühle auslösen kann.

Frau D., 51 Jahre
Sie ist Redakteurin bei einem Radiosender und hatte ihren ersten Migräneanfall, als sie noch zur Schule ging. In den vergangenen Jahrzehnten waren die Schmerzattacken meistens von Übelkeit, Erbrechen und Sehstörungen begleitet. In den letzten Jahren sind die Anfallshäufigkeit, die Schmerzintensität und der Brechreiz deutlich zurückgegangen. Was jedoch konstant geblieben ist, sind die visuellen Halluzinationen, die jeder Migräneattacke vorausgehen.

„Die Anfälle lassen sich keinen bestimmten Ereignissen zuordnen. Das einzige, was ich beobachten konnte, ist, dass ich offenbar anfälliger für Migräne bin, wenn ich ohnehin schon unter Druck oder Stress stehe oder wenn ich irgendwelchen Ärger hatte. Vor den eigentlichen Schmerzen bekomme ich Augenflimmern – meistens rechts. Ich sehe dann Zackenringe und Lichtringe, die alle Konturen auflösen, bis ich schließlich überhaupt nicht mehr lesen kann. Etwa 20 bis 30 Minuten nach dem Flimmern schießt auf der anderen Kopfseite der Schmerz ein: ein starker, pochender Schmerz, der es mir fast unmöglich macht, weiterzuarbeiten. Sobald der Schmerz auftaucht, geht das Flimmern wieder weg. Manchmal kommt es auch vor, dass es auf dem rechten Auge ganz dunkel wird und ich vorübergehend überhaupt nichts mehr sehe. Früher bin ich dann in Panik geraten und zum Augenarzt gerannt, weil ich Angst hatte, die Netzhaut könnte sich ablösen. Aber inzwischen weiß ich, dass das Flimmern und auch das Schwarzwerden Begleitsymptome der Migräne sind und dass ich wohl oder übel damit leben muss."

! Bei Migräne mit Aura auf jeden Fall zum Arzt

Wenn Sie an einer Migräne leiden, die mit Seh-, Sprach- oder Sensibilitätsstörungen verbunden ist, dürfen Sie die Anfälle nicht auf eigene Faust behandeln. Lassen Sie sich gründlich von einem Neurologen untersuchen, damit eine ärztlich kontrollierte Therapie eingeleitet werden kann.

Bildgebende Verfahren, zum Beispiel eine Computertomografie (→ Seite 25) oder eine Magnetresonanztomografie (→ Seite 25), sind nur dann erforderlich, wenn die körperliche Untersuchung und eventuell das EEG (→ Seite 24) oder die Dopplersonografie (→ Seite 24) einen Hinweis auf eine Erkrankung des Gehirns liefern.

Weitere Aurasymptome

Ein weiteres, wenn auch weniger häufiges Aurasymptom sind Sensibilitätsstörungen, die oftmals in Form von Parästhesien, das sind nadelstichartige Empfindungen („Ameisenkribbeln"), auf einer Körperseite oder Gesichtshälfte auftreten. Diese Missempfindungen können sich aber auch im Inneren des Körpers bemerkbar machen, zum Beispiel als Kribbeln im Kopf oder im Bauch. Meistens beginnen die Störungen im Bereich der Finger und dehnen sich dann über den Gesichts- beziehungsweise Mundbereich auf weitere Körperteile aus. Noch seltener kommt es zu Sprach- oder Sprechstörungen, bei denen die Patienten das Gefühl haben, ihre Zunge sei zu schwer und ließe sich nicht mehr richtig bewegen. In manchen Fällen treten zuerst visuelle Symptome auf, denen dann Sensibilitäts- oder Sprachstörungen folgen.

Noch ungewöhnlicher ist eine Migräneaura ohne Kopfschmerz. Hier entwickeln sich die typischen Seh-, Sprach- oder Sensibilitätsstörungen über eine Dauer von 5 bis 20 Minuten, maximal jedoch über eine Stunde, ohne dass jedesmal ein Kopfschmerz hinzutritt. Manchmal verschwindet der Kopfschmerz mit zunehmendem Alter völlig, während die Aurasymptome bestehen bleiben.

Migräneaura oder TIA? Ein wichtiger Unterschied

Die neurologischen Begleitstörungen von Migräneanfällen werden manchmal mit so genannten transitorischen (vorübergehenden) ischämischen (mit Blutmangel einhergehenden) Attacken (TIA) verwechselt. TIA sind Vorboten eines Schlaganfalls. Sie sind auf arteriosklerotische Ablagerungen in den Halsschlagadern zurückzuführen, an denen Blutplättchen (Thrombozyten) hängen bleiben und Klümpchen bilden, sodass ein Engpass entsteht. In der Folge kommt es zu flüchtigen Durchblutungsstörungen, die meist nur wenige Minuten bis allerhöchstens 24 Stunden anhalten und danach wieder völlig verschwinden. Eine TIA kann sich auf unterschiedliche Weise äußern: Zum Beispiel in dem Gefühl, für kurze Zeit auf einem Auge nicht mehr richtig zu sehen, Arme und/oder Beine nicht mehr bewegen, sich nicht mehr klar ausdrücken oder überhaupt nicht mehr sprechen zu können. Leider nehmen viele Menschen diese flüchtigen Erscheinungen nicht wirklich ernst und führen sie auf Überlastung, Stress oder Muskelverspannungen zurück. Dies sollte jedoch keinesfalls passieren (→ Kasten links).

! Bei TIA umgehend zum Neurologen

Da TIA die wichtigsten Vorboten eines Schlaganfalls sind, ist eine ärztliche Abklärung unbedingt nötig. Das heißt, wenn Sie kurzfristige Seh-, Sprach- oder Bewegungsstörungen an sich beobachtet haben, müssen Sie so schnell wie möglich eine neurologische Praxis aufsuchen, damit die Ursachen festgestellt werden und wenn nötig eine Behandlung zur Vorbeugung eines Hirninfarkts eingeleitet wird.

Der Unterschied zwischen einer TIA und Migräneauren liegt vor allem darin, dass sich die mit einer TIA einhergehenden neurologischen Störungen sehr plötzlich, das heißt in wenigen Sekunden oder Minuten entwickeln. So breiten sich beispielsweise Bewegungsstörungen oder Lähmungserscheinungen meist innerhalb einer Minute vom Gesicht zur Hand aus oder von der Hand in die Beine. Bei einer Migräne mit Aura dauern die entsprechenden Abläufe in der Regel 30 bis 60 Minuten. Ein weiteres wichtiges Unterscheidungsmerkmal besteht darin, dass die Migräne mit Aura üblicherweise von einem „positiven" (spürbaren) Symptom begleitet wird, zum Beispiel von Kribbelgefühlen im Kopf, in Armen oder Beinen (Parästhesien), während bei einer TIA eher ein „negatives" Symptom, also ein Gefühl der Empfindungslosigkeit (Anästhesie) oder eines herabgesetzten Wahrnehmungsvermögens (Hypästhesie) besteht. Außerdem sind Bewegungsstörungen bei einer TIA in den meisten Fällen wesentlich ausgeprägter als bei der Migräne mit Aura.

Kopfschmerzen treten bei transitorischen ischämischen Attacken meist zeitgleich mit den Seh-, Sprach- oder Bewegungsstörungen auf, während sie im Rahmen der Migräne mit Aura in der Regel erst folgen, wenn die neurologischen Begleitsymptome wieder abklingen. Darüber hinaus halten bei Migräne mit Aura die Kopfschmerzen nach der Rückbildung der Begleitstörungen weiter an oder verstärken sich noch, während sie bei einer TIA zusammen mit den Begleitsymptomen wieder zurückgehen.

Migränekomplikationen

Es gibt bestimmte Migräneverläufe, die in der Medizin als Migränekomplikationen bezeichnet werden. Dazu zählen im Wesentlichen die chronische Migräne, der so genannte Status migränosus, länger anhaltende neurologische Ausfallerscheinungen (persistierende Auren), der migränöse Infarkt sowie Krampfanfälle im Gehirn (zerebrale Krampfanfälle).

Chronische Migräne

Eine Migräne gilt als chronisch, wenn sie an mindestens 15 Tagen im Monat und über mehr als drei Monate auftritt. In der Regel hatten die Patienten vorher bereits episodische, also an weniger als 15 Tagen im Monat bestehende Migräneattacken. Die Chronifizierung des Leidens ist häufig auf einen Medikamentenübergebrauch zurückzuführen, das heißt auf die Einnahme von Migräne- oder Schmerzmitteln an mehr als zehn Tagen im Monat.

Status migränosus

Hier handelt es sich um besonders starke Migräneanfälle, die länger als 72 Stunden dauern. Auch diese Form der Migränekomplikation entsteht meist, wenn an mehr als zehn Tagen im Monat Schmerzmittel genommen werden.

! Vorsicht bei länger anhaltenden Aurasymptomen

Halten eine oder mehrere der Ausfallerscheinungen länger als zwei Wochen an, sollte der Neurologe eine Magnetresonanztomografie (MRT → Seite 25) veranlassen, um einen Hirninfarkt oder andere Erkrankungen des Gehirns auszuschließen.

Länger anhaltende (persistierende) Aura

Während sich die Aurasymptome, die im Zusammenhang mit Migräne auftreten (→ Seite 36), bei den meisten Patienten innerhalb von 60 Minuten zurückbilden, kommt es in seltenen Fällen zu länger anhaltenden neurologischen Ausfallerscheinungen. Bilden sich die Seh-, Sprach- oder Sensibilitätsstörungen nicht nach spätestens zwei Wochen wieder zurück, sprechen Experten von einer persistierenden Aura.

Migränöser Infarkt

Hier bestehen Migräneattacken, wie sie die Patienten bereits früher erlebt haben, allerdings dauern eine oder mehrere der neurologischen Ausfallerscheinungen (Seh-, Sprach-, Konzentrations- oder Sensibilitätsstörungen) länger als 60 Minuten an.

Bei einem bildgebenden Verfahren – zum Beispiel einer Computertomografie (CT → Seite 25) oder einer Magnetresonanztomografie (MRT → Seite 25) – wird in der Regel eine deutliche Durchblutungsstörung in einem Teil des Gehirns sichtbar, die neurologisch behandelt werden muss.

Krampfanfälle im Gehirn

Bei der Migräne handelt es sich wie bei der Epilepsie um ein zerebrales Anfallsleiden. In manchen Fällen kann eine Migräne mit Aura einen Krampfanfall im Gehirn auslösen, der während der Auraphase oder innerhalb einer Stunde danach auftreten kann.

Epileptische Anfälle unterscheiden sich von Migräne deutlich in ihrem Verlauf. Während es sich bei Epilepsie um einen plötzlichen Anfall handelt, der höchstens wenige Minuten andauert und danach ebenso plötzlich wieder endet, sind Migräneattacken durch einen langsamen Beginn mit allmählicher Ausbreitung der Symptome, eine Dauer bis zu drei Tagen und ein langsames Abklingen der Beschwerden gekennzeichnet.

Wer während oder nach einer Auraphase einen epileptischen Anfall bekommt, muss sich unverzüglich in neurologische Behandlung begeben.

Migräne und Hirninfarkt (Schlaganfall)

Viele Menschen, die an Migräne leiden, haben Angst vor einem Schlaganfall. Tatsächlich belegen mehrere Studien, dass bei Migränepatienten mit Aura das Schlaganfallrisiko um das Zwei- bis Dreifache gegenüber Gesunden erhöht ist. Das gilt insbesondere dann, wenn neben den neurologischen Symptomen noch weitere Risikofaktoren vorhanden sind – zum Beispiel Bluthochdruck, Fettstoffwechselstörungen, Übergewicht, Rauchen, aber auch die Einnahme von Hormonpräparaten. Frauen, die Migräne mit Aura haben, sollten deshalb sicherheitshalber nicht mit der „Pille“ verhüten und möglichst keine Hormone gegen Wechseljahrsbeschwerden nehmen.

Bei „einfacher“ Migräne, die nicht mit neurologischen Begleitstörungen verbunden ist, ist das Hirninfarktrisiko nur ganz leicht erhöht, und zwar besonders dann, wenn es oft zu Attacken kommt. Vermutlich können die häufigen Gefäßentzündungen einen Schlaganfall (mit) auslösen.

Exkurs: Weitere Kopfschmerzarten bei Migränepatienten

Leider sind Menschen mit Migräne nicht „automatisch“ vor anderen Kopfschmerzarten gefeit. Die folgenden Schmerztypen kommen bei ihnen besonders häufig vor.

Druck-Kopfschmerzen

Sie treten bei fortgesetztem äußeren Druck auf den Kopf (insbesondere durch eine zu enge Kopfbekleidung oder auch durch eine Brille) auf. Bei Migränepatienten können sie zu einer Attacke führen, wenn der Druck über längere Zeit anhält.

Kälte-Kopfschmerz

Diese Kopfschmerzart wird durch niedrige Außentemperaturen (besonders bei Frost oder durch Tauchen in kaltem Wasser) ausgelöst, aber auch wenn kalte Getränke zu schnell getrunken oder Eiscremes zu schnell verzehrt werden.

Wer zu Kälte-Kopfschmerzen neigt, sollte die genannten Auslöser vermeiden und bei niedrigen Temperaturen eine Kopfbedeckung tragen.

Kopfschmerzen durch körperliche Anstrengung

Diese Kopfschmerzart wird durch unterschiedliche körperliche Anstrengungen ausgelöst – zum Beispiel durch ungewohnten oder exzessiven Sport, durch schwere körperliche Arbeit oder durch starkes Husten.

Die Schmerzen sind pochend, äußern sich auf beiden Kopfseiten und können bis zu 24 Stunden dauern. Bei Menschen, die an Migräne leiden, ähneln die Symptome denen des akuten Migräneanfalls (→ Seite 29).

Wer (besonders bei heißem Wetter oder in großen Höhen) exzessive Anstrengungen jeder Art vermeidet, kann den Schmerzen weitgehend vorbeugen.

Eispickel-Kopfschmerz

Sie wurden früher als „stechender Kopfschmerz" bezeichnet, da es plötzlich zu schmerzhaften Stichen im Kopf kommt. Migränepatienten sind besonders häufig von Eispickel-Kopfschmerzen betroffen. Diese treten überwiegend auf der Kopfseite auf, auf der sich in der Regel auch die Migräne bemerkbar macht. Eispickel-Kopfschmerzen halten meist nur wenige Sekunden lang an.

Die Attacken lassen sich in der Regel mit Maßnahmen zur Migränevorbeugung (→ Seite 52) vermeiden.

Kopfschmerzen bei sexueller Aktivität

Diese Schmerzform wird häufig auch als „Orgasmus-Kopfschmerz" bezeichnet, da sie durch Masturbation oder Koitus entsteht. Sie kann jedoch bei jeglicher sexuellen Aktivität und nicht nur während des Orgasmus auftreten. Die Kopfschmerzen äußern sich oft zunächst in einem beidseitigen dumpfen Druck und nehmen im Laufe der sexuellen Erregung deutlich an Intensität zu. Bei manchen Menschen kommt es erst beim Orgasmus zu plötzlichen, explosionsartigen Kopfschmerzen. Es gibt auch den so genannten haltungsabhängigen Typ, bei dem der Schmerz nach dem Koitus auftritt und im Liegen deutlich schwächer ausgeprägt ist als im Stehen.

Wer beim Geschlechtsverkehr Kopfschmerzen bekommt, sollte versuchen, eine zu schnelle und zu starke sexuelle Erregung zu vermeiden. Dadurch können die Schmerzen verhindert oder zumindest deutlich reduziert werden.

Schlafgebundene Kopfschmerzen

Diese Kopfschmerzart ist sehr selten. Betroffen sind vor allem Menschen jenseits des 40. Lebensjahres. Die Schmerzen äußern sich attackenartig und treten ausschließlich nachts auf, oftmals zu einer bestimmten Uhrzeit oder aus einer Traumphase heraus. Sie dauern zwischen 30 und 120 Minuten.

Als Therapie der ersten Wahl gilt Kaffee. Wenn in der akuten Schmerzphase ein bis zwei Tassen Kaffee getrunken werden, lassen die Schmerzen im Allgemeinen rasch nach. Eine Tasse Kaffee spät abends vor dem Zubettgehen kann möglicherweise den nächtlichen Schmerzattacken vorbeugen. In hartnäckigen Fällen hat sich die Therapie mit dem Arzneistoff Verapamil (→ Seite 176) als hilfreich erwiesen.

Die Entstehung der Migräne

Die Migräneforschung hat in den vergangenen Jahrzehnten rasante Fortschritte gemacht und viel neues Wissen angehäuft. Allerdings lässt sich das komplizierte Geschehen rund um die Migräne nicht auf einen bestimmten ursächlichen Faktor zurückführen. Neuen Forschungsansätzen zufolge müssen verschiedene Einflussfaktoren bei der Entstehung der Migräne berücksichtigt werden.

Viele Studien weisen darauf hin, dass es sich bei der Migräne um eine erblich bedingte Neigung zu anfallsartigen Kopfschmerzen handelt. Genauer gesagt: um eine Hypersensibilität (Überempfindlichkeit) im Hirnstamm, die zu einer besonders intensiven Reizverarbeitung im Gehirn führt. Dies bedeutet, dass das Nervensystem von Migränepatienten Reize aus der Innen- und aus der Außenwelt schneller wahrnimmt und vermittelt. Diese hohe Reizverarbeitung hat zunächst einen sehr positiven Aspekt, denn sie setzt ein ausgesprochen leistungsfähiges Gehirn voraus. Allerdings steht das Gehirn von Migränikern in ständiger Überbereitschaft und Hochspannung,

Ursachen und Auslöser

Bei der Migräne werden häufig Ursachen und Auslöser der Erkrankung verwechselt. Zu den biologischen Ursachen (der erblich bedingten intensiven Reaktionsbereitschaft des Gehirns) müssen wirkungsvolle innere oder äußere Reize (→ Seite 48) hinzukommen. Nur wenn diese Faktoren zusammentreffen, wird der Migräneprozess in Gang gesetzt.

Die Neigung zur Migräne ist bei vielen Menschen latent vorhanden. Sie kann aber über weite Lebensabschnitte (manchmal sogar das ganze Leben) „ruhen“, bis schließlich außergewöhnliche Umwelteinflüsse und/oder starke seelische Belastungen zum Ausbruch der Krankheit führen.

denn es kann offenbar nicht „abschalten". Kommen zu dieser erblich bedingten Übererregbarkeit des Zentralnervensystems plötzlich bestimmte innere oder äußere Einflussfaktoren hinzu wie zum Beispiel Stress, Regelblutung, heftige Gefühle, zu viel oder zu wenig Schlaf, kann eine Migräneattacke ausgelöst werden (→ Seite 48). Deshalb sind gut strukturierte Tagesabläufe, Stressbewältigungsverfahren und regelmäßige Entspannungsübungen (→ Seite 53) sehr wichtig, um Migräneanfällen vorzubeugen.

Vererbt oder erlernt?

Mit Erbanlagen allein lässt sich die Entstehung der Migräne nicht erklären. Denn längst nicht alle Verwandten eines Patienten leiden an Migräne. Migränereaktionen können auch innerhalb einer Familie erlernt beziehungsweise nachgeahmt werden, was am folgenden Beispiel deutlich wird.

Frau M., 36 Jahre
Sie ist verheiratet und von Beruf Lehrerin. Sowohl ihre Mutter als auch die Großmutter mütterlicherseits litten unter häufigen schweren Migräneattacken, die von Übelkeit und Erbrechen begleitet waren. Frau M. bekam ihren ersten Migräneanfall im Alter von 29 Jahren.

„Eigentlich sind meine frühesten Kindheitserinnerungen mit der Migräne meiner Mutter verbunden. Sie trug häufig ein Baumwolltuch, das nach Kampfer roch, um den Kopf, nahm ständig Tabletten und Zäpfchen und verbrachte ganze Tage im verdunkelten Schlafzimmer. Manchmal hörte ich, wie sie sich auf der Toilette übergeben musste. Sie sah dann leichenblass aus, stöhnte vor Schmerzen und war für niemanden ansprechbar. Ich erinnere mich noch sehr gut, dass ich oft schon auf dem Nachhauseweg von der Schule Angst hatte, sie könnte wieder mit Migräne im Bett liegen. Als ich älter wurde, fiel mir auf, dass sie meistens dann Migräne bekam, wenn sie sich über meinen Vater geärgert hatte. Richtig gestritten haben sie sich eigentlich nie. Aber meine Mutter war häufig von ihm enttäuscht, weil sie sich zu wenig von ihm beachtet fühlte, weil er ihr keine Komplimente machte und nur selten mit ihr ausging. Dann war sie erst gekränkt und beleidigt – und dann kam, so sicher wie das Amen in der Kirche, die Migräne. Wenn sie krank im Bett lag, war mein Vater viel fürsorglicher und liebevoller zu ihr als sonst.

Ich fand diesen Rückzug in die Krankheit später oft albern und nervig. Umso schlimmer war es für mich, als ich ein paar Jahre nach meiner Heirat selbst Migräne bekam und ebenfalls starke Medikamente nehmen musste. Anfangs traten die Anfälle nur alle paar Monate auf, dann kamen sie immer häufiger. Auf ganz merkwürdige Weise wiederholte sich außerdem in unserer Ehe das, was ich zu Hause bei meinen Eltern erlebt hatte: Wir konnten nicht offen über unsere Probleme miteinander reden. Wenn es Ärger zwischen uns gab, zog sich mein Mann von mir zurück und traf seine Freunde. Ich hingegen fühlte mich ohnmächtig und verzweifelt, wusste überhaupt nicht mehr, was ich tun sollte – und bekam Migräne. Die Anfälle gingen erst im Laufe unserer Paartherapie deutlich zurück. Dort habe ich gelernt, nicht mehr „den Himmel auf Erden" von meinem Mann zu erwarten, sondern selbst mehr für die Erfüllung meiner Wünsche zu tun und vor allem, öfter auch einmal nein zu sagen. Ich habe jetzt nur noch wenige Male im Jahr Migräne, nehme gleich beim ersten Anzeichen eine ASS-Brausetablette und komme damit eigentlich ganz gut klar."

Alles nur psychisch?

Einige Psychiater und Psychoanalytiker haben von Migränekranken ein „eigenes" Persönlichkeitsbild entworfen. Danach gelten sie als besonders ehrgeizig, rigide, erfolgsorientiert, perfektionistisch, als übertrieben ordnungsliebend, aber auch als zwanghaft und emotional gehemmt. Ihre vielen unterdrückten Gefühle führten von Zeit zu Zeit zu Aus- und Zusammenbrüchen, die sich in einer körperlichen Krankheit, der Migräne, äußerten. Einige Psychotherapeuten gehen davon aus, die Migräne sei der körperliche Ausdruck einer unbewussten Aggression gegenüber einem bewusst geliebten Menschen. Andere halten die Migräne schlicht für eine Fehlsteuerung sexueller Energie und sprechen von einem „Orgasmus im Kopf". Sie interpretieren das Migränegeschehen als eine Aktivität (Aggression oder Sex), die im Denken, also im Kopf, blockiert wird.

Nach Ansicht von Kopfschmerzspezialisten sind Migräne-Persönlichkeitstheorien für die Diagnose und die Therapie der Krankheit wenig überzeugend und hilfreich. Die Tatsache, dass bestimmte Charaktereigenschaften oder Verhaltensweisen das Migränegeschehen nachhaltig beeinflussen können, gilt nicht als Beweis dafür, dass die Krankheit psychisch bedingt ist.

Aus einer Reihe von Untersuchungen geht hervor, dass sich Migränepatienten in ihrem Verhalten nicht von der Normalbevölkerung unterscheiden. Die Krankheit wird deshalb weder als Ausdruck einer Neurose noch einer bestimmten Persönlichkeitsstruktur betrachtet. Die manchmal zwanghaft wirkenden Vermeidungsstrategien, die viele Migränepatienten entwickeln (zum Beispiel Einschränkung von Genussmitteln oder sozialen Kontakten), lassen sich als Folge, nicht aber als Ursache der Erkrankung interpretieren. Nach heutigem Wissensstand ist die Migräne keine psychosomatische, sondern eine neurologische Erkrankung, deren Ursache in einer angeborenen Hypersensibilität (Überempfindlichkeit) im Hirnstamm liegt.

Der Ablauf im Gehirn

Schon in der Antike versuchten die Menschen, der Migräne und ihren „mysteriösen" Begleiterscheinungen auf die Spur zu kommen. Jahrhunderte lang glaubten sie, die Anfälle würden durch böse Geister verursacht. Erst ab dem 17. Jahrhundert entstanden die ersten wissenschaftlichen Theorien. Diese gingen zunächst von Durchblutungsstörungen im Gehirn aus. Später wurden die Kopfschmerzattacken mit übermäßigen Entladungen von Nerven im Gehirn erklärt.

Nach neueren wissenschaftlichen Annahmen führt eine erhöhte Nervenaktivität zu einer Entzündung an den Gefäßwänden – und damit zu den Schmerzanfällen. Für diese Theorie der „neurogenen Entzündung" gibt es allerdings noch keine experimentellen Beweise. Nach der Modellvorstellung kommt es bei einer Migräneattacke zu folgenden Abläufen im Gehirn:

Durch zu schnelle, abrupte, unregelmäßige Reizeinwirkungen wird das ohnehin schon sehr aktive Gehirn von Migränekranken übermäßig stimuliert. Die Nervenbotenstoffe (Neurotransmitter und Neuropeptide), die die Erregungen von der Sinneszelle zum Nerv weiterleiten, werden zu schnell ausgeschüttet, sodass das Nervensystem sich selbst mit diesen Botenstoffen überflutet. Durch die Überkonzentration dieser Botenstoffe wird der Stoffwechsel der Hirnzellen gestört. In der Folge versucht das Gehirn, die übermäßige Konzentration von Neurotransmittern und Neuropeptiden abzubauen. Dieser Prozess läuft über eine Entzündung: Die Durchblutung wird verstärkt, damit die überschüssigen Stoffe abgeleitet werden. Die Entzündung ist demnach bereits eine Abwehr- beziehungsweise eine Schutzreaktion. Sie bewirkt jedoch eine erhöhte Schmerzempfindlichkeit: Reize, die normalerweise zu keiner Beeinträchtigung führen, lösen jetzt Schmerzen aus. So kommt es zu dem für die Migräne typischen pulsierenden Schmerz, denn jeder Pulsschlag, der durch die entzündeten Blutgefäße geht, verursacht den pochenden Schmerz, jede Erschütterung macht die Hirnhaut schmerzempfindlicher. Das erklärt, warum Menschen, die eine Migräneattacke haben, möglichst jede Aktivität vermeiden und sich am liebsten hinlegen möchten. Der Entzündungsprozess dauert in der Regel zwei bis drei Tage an, danach sind die übermäßigen Botenstoffe abgebaut – und der Anfall ist vorüber.

Migräneauslöser

Es gibt eine ganze Reihe von Faktoren, so genannte Trigger, die bei entsprechend veranlagten Menschen Migräneattacken hervorrufen können. Meist ist es nicht ein spezifischer Auslöser, sondern eine Kombination verschiedener innerer und äußerer Einflüsse, die den Migräneprozess in Gang setzen. Deshalb macht es wenig Sinn, krampfhaft alle nur denkbaren Auslöser zu meiden.

Migräneanfällen vorzubeugen bedeutet nicht, auf sämtliche Genussmittel zu verzichten (→ Kasten links) und überängstlich allem aus dem Weg zu gehen, was eine Attacke hervorrufen könnte. Auch die übersteigerte Angst vor dem Anfall kann ihn (mit) auslösen. So führt zum Beispiel eine überängstliche Erwartungshaltung wie: „Hoffentlich bekomme ich am nächsten Wochenende oder vielleicht bei der nächsten Monatsblutung nicht wieder Migräne" oft auf direktem Weg in die gefürchtete Situation.

Wichtig ist, die ganz persönlichen „migräneträchtigen" Anlässe und Situationen aufzuspüren und zu beobachten, unter welchen Umständen sie zur Migräne führen. Grundsätzlich gilt, dass alles, was zu schnell oder zu abrupt auf das ohnehin „überaktive" Gehirn von Migränikern einwirkt (zum Beispiel Stress, heftiger Ärger, Lärm, Flackerlicht, zu hastiges Trinken von Alkohol) – oft schon innerhalb von 48 Stunden – eine Attacke auslösen kann. Jede plötzliche Veränderung

Beobachten Sie sich genau: Beispiel Alkohol

Viele Migränepatienten machen die Erfahrung, dass sie auf bestimmte Faktoren zwar manchmal, aber längst nicht immer mit einer Migräneattacke reagieren. Wenn Sie beispielsweise nach Alkoholkonsum (etwa Rotwein oder Sekt) häufig Migräne bekommen, kann es schon einen Unterschied machen, ob Sie sich nach einem ruhigen oder nach einem hektischen Tag ein Gläschen gönnen, manchmal schon, ob Sie hastig oder langsam trinken, ob Sie abends oder bereits am Nachmittag Alkohol zu sich nehmen. Es kann auch sein, dass die Migräne ausbleibt, wenn Sie zusätzlich reichlich Wasser trinken. Dies sollten Sie möglichst immer tun, denn der alkoholbedingte Flüssigkeitsverlust kann die Migräne mit auslösen.

des gewohnten Lebensrhythmus birgt das Risiko, dass im Gehirn der normale Informationsfluss vorübergehend gestört – und so ein Migräneanfall erzeugt wird.

Licht und Lärm

Grelles Licht, gleißendes Sonnenlicht oder unabgeschirmte Leuchtstrahler, flackerndes Licht im Kino oder am Bildschirm, dröhnende Musik und grundsätzlich alle lauten Geräusche können einen Migräneanfall nach sich ziehen. Migränepatienten sollten nach Möglichkeit Lichtveränderungen am Arbeitsplatz vermeiden und zum Beispiel den Schreibtisch nicht zum Fenster hin stellen, damit es zu keiner direkten Sonneneinstrahlung und zu ständig veränderten Lichteinwirkungen durch unterschiedliche Bewölkung kommt.

Gerüche

Wahrscheinlich gibt es eine gesteigerte Empfindlichkeit für bestimmte Gerüche. Häufig werden Teergeruch, Zigaretten- oder Zigarrenrauch, Kaffee- und Speisegerüche genannt. Auch Passivrauchen kann bei Nichtrauchern eine Migräneattacke auslösen.

Nahrungsmittel

Dazu gehören vor allem die Substanz Tyramin, die in manchen harten und weichen Käsesorten wie zum Beispiel in würzigem, altem Gouda, Parmesan oder Camembert enthalten ist, Alkohol (insbesondere Rotwein und Sekt → Kasten, Seite 51), Schokolade und andere Süßigkeiten, Colagetränke, Tee, Kaffee, Meeresfrüchte, Pizza oder die Substanz Glutamat, die sich beispielsweise in einigen chinesischen Gewürzen befindet. Weitere Auslöser können der Aromastoff Vanillin, der künstliche Süßstoff Aspartam und das Gelier- und Verdickungsmittel Carrageen (E 407) in Sahne oder Fertigpuddings sein.

Wettereinflüsse

Zu nennen sind vor allem Wetterumschwünge, Wind und Sturm sowie sehr heißes oder sehr feuchtes Wetter. Besonders problematisch für Migränekranke ist der Wechsel von einem Hoch zu einem Tief. Sensible Patienten können die Veränderungen in der Sphäre über viele hundert Kilometer wahrnehmen.

Medikamente

Es gibt zahlreiche Präparate, die im Einzelfall Kopfschmerzen auslösen können. Dazu gehören zum Beispiel die gesamte Gruppe der kreislaufwirksamen Mittel (sowohl Präparate gegen Bluthochdruck als auch blutdrucksteigernde Substanzen), Medikamente gegen Allergien, Appetitzügler, Psychopharmaka, Hormonpräparate und eine Vielzahl weiterer Arzneimittel. In der Gebrauchsinformation vieler Medikamente wird darauf hingewiesen, dass Kopfschmerzen zu den unerwünschten Wirkungen zählen.

Wechsel des Schlaf-Wach-Rhythmus

Ein plötzlicher Wechsel in den sonst regelmäßigen Schlafgewohnheiten (frühes Aufstehen während der Woche und spätes Aufstehen am Wochenende) oder „Schlaf nachholen" (nach einer durcharbeiteten oder durchfeierten Nacht) kann eine Migräneattacke auslösen. Viele Berufstätige nennen den Samstag als häufigsten Migränetag – also den Tag der Woche, an dem sie zum ersten Mal deutlich länger als üblich schlafen. Besonders nachteilig wirkt sich die Veranlagung zur Migräne auf Schichtarbeiter aus, die keinen regelmäßigen Schlaf-Wach-Rhythmus haben.

Stress – und die Entspannungsphase danach

Anders als zum Beispiel Spannungskopfschmerzen setzt die Migräne nicht *während*, sondern in der Regel erst nach einer Stresssituation, meist in der anschließenden Entspannungsphase ein. Viele Menschen bekommen Migräneanfälle nach einem Examen, nach beruflichen oder familiären Stresssituationen, nach einer Geschäftsreise oder am Beginn des Urlaubs. Besonders weit verbreitet ist die so genannte Wochenendmigräne, die in der Erholungsphase nach einer hektischen Woche ausbricht. Alle bisherigen Studien deuten darauf hin, dass für den Ausbruch der Migräne nicht die Belastungen selbst verantwortlich sind, sondern plötzliche Veränderungen des Stressniveaus.

Chronischer Stress und die mangelnde Fähigkeit, Anforderungen und Belastungen in Ruhe zu bewältigen, führen häufig zu Migräneanfällen. Das gilt sowohl für seelische Probleme (wie mangelndes Selbstwertgefühl, pessimistische Gedanken, häufiges Grübeln) als auch für lang andauernde äußere Belastungsfaktoren (zum Beispiel Stress am Arbeitsplatz, unglückliche Partnerschaften oder familiäre Probleme). Allerdings dürfen auch hier die Auslöser nicht mit der eigentlichen Ursache der Migräne verwechselt werden. Denn letztere ist die Hypersensibilität im Gehirn (→ Seite 44), die bei den betroffenen Menschen zu einer deutlich niedrigeren Reizschwelle gegenüber Stresseinwirkungen führt als bei Gesunden. Deshalb ist es sehr wichtig, dass Migränepatienten lernen, Stressfaktoren, so weit es geht, zu vermeiden oder aber, einen besseren Umgang mit Stress zu erlernen (→ Seite 58).

Hormonelle Faktoren

Eisprung, Monatsblutung, Hormonschwankungen während der Wechseljahre sowie die Einnahme von Hormonpräparaten können bei Migränepatientinnen eine Attacke auslösen (→ Seite 33). Forschungsergebnisse haben jedoch gezeigt, dass veränderte Hormonkonzentrationen nicht eine so hohe Bedeutung für den Ausbruch einer Migräne haben, wie man früher annahm.

Meiden Sie Ihre persönlichen Migräneauslöser

- Trainieren Sie Ihre Selbstbeobachtung. Wie reagieren Sie auf bestimmte Nahrungsmittel wie zum Beispiel Sekt, Rotwein oder Schokolade? Wie auf Nikotin? Was setzt Sie am meisten unter Stress (Konflikte am Arbeitsplatz, in Partnerschaft, Familie, Nachbarschaft)? Wo setzen Sie sich im Alltag selbst unter Druck? Der Kieler Kopfschmerzfragebogen (→ Seite 200) kann Ihnen dabei helfen, diese Fragen zu beantworten.
- Strukturieren Sie Ihren Tagesablauf. Nehmen Sie sich nicht zu viel vor. Planen Sie nur das ein, was Sie tatsächlich erledigen können.
- Lernen Sie, „nein“ zu sagen. Lassen Sie sich nicht zu Aufgaben oder Dingen überreden, die Ihnen zu viel sind – oder die Sie nicht tun wollen.
- Achten Sie stärker auf Ihre eigenen Bedürfnisse.
- Gewöhnen Sie sich einen regelmäßigen Schlaf-Wach-Rhythmus an. Gehen Sie möglichst immer zur gleichen Zeit ins Bett und stehen Sie stets zur gleichen Zeit auf – auch am Wochenende.
- Erlernen Sie eine Entspannungsmethode (→ Seite 53) oder nehmen Sie an einem Stressbewältigungskurs (→ Seite 58) teil.
- Lernen Sie zu genießen – auch die kleinen Dinge des Alltags wie zum Beispiel ein ruhiges Frühstück, einen Spaziergang, Vogelgezwitscher, kleine Pausen oder ein Musikstück, das Sie besonders mögen. Das alles hilft beim Entspannen.
- Verzichten Sie auf Saunabesuche. Die starken Temperaturschwankungen können eine Attacke auslösen.

Mehrere Auslöser führen zur Attacke

Die vielen bekannten Migräneauslöser lassen sich natürlich nicht immer und überall ausschalten. Meist müssen jedoch mehrere Faktoren zusammenkommen, damit sich eine Migräne entwickelt (zum Beispiel Stress *und* Alkoholkonsum oder veränderter Schlaf-Wach-Rhythmus *und* Lärm, Monatsblutung *und* grelle Lichtreize).

Es ist wichtig, die individuellen Auslöser gezielt aufzuspüren, um eine Kombination mehrerer Faktoren und damit den Ausbruch der Migräne zu verhindern.

Ist Migräne heilbar?

Migräne ist eine erblich bedingte Erkrankung. Die Attacken werden aber nur ausgelöst, wenn bestimmte Faktoren, die so genannten Trigger (→ Seite 48), abrupt zusammentreffen. Diese Reizeinflüsse sind individuell unterschiedlich. Wer seine persönlichen Auslöser, so gut es geht, vermeidet und regelmäßig eine Entspannungsmethode anwendet, um sein Nervensystem zu stabilisieren, kann Migräneanfällen gezielt vorbeugen. Allerdings gibt es kein therapeutisches Verfahren, das es den Betroffenen ermöglicht, für immer beschwerdefrei zu sein. Sie können nicht einfach leben, wie sie wollen, ohne auf ihre Veranlagung Rücksicht zu nehmen. Die Migräne ist also nicht „heilbar", aber sehr gut behandelbar.

Vorbeugen – ohne Medikamente

Ein ruhiges, regelmäßiges Leben wäre die beste Voraussetzung, um Migräneanfälle zu vermeiden. Doch das lässt sich längst nicht immer realisieren. Dennoch sollten Menschen, die schon seit ihrer Kindheit und Jugend an Migräne leiden, später möglichst keine Berufe ergreifen, die mit besonders hoher Stressbelastung oder mit unregelmäßigen Arbeitszeiten verbunden sind. Schichtarbeit birgt aufgrund des ständig wechselnden Schlaf-Wach-Rhythmus ein hohes Risiko für häufige Migräneanfälle. Und an Arbeitsplätzen, an denen permanent Lärm und Hektik herrschen, kommt das ohnehin „hochtourige" Gehirn der Migräniker überhaupt nicht zur Ruhe. Deshalb sind zum Beispiel Tätigkeiten an der Börse, in der Nachrichtenredaktion von Zeitungen, Funk und Fernsehen, am Steuer von Flugzeugen, Bussen oder Lkw geradezu prädestiniert, um Attacken auszulösen.

Eine gesunde Lebensführung

In vielen Fällen trägt schon eine gesündere Lebensführung dazu bei, dass die Häufigkeit und die Intensität der Migräneattacken deutlich zurückgehen. Dazu gehören: ein geregelter Tagesablauf (der unbedingt mit einem nahrhaften Frühstück beginnen sollte), regelmäßige und ausgewogene Mahlzeiten, ausreichend Erholungspausen während des Tages, ein gleichbleibender Schlaf-Wach-Rhythmus (nicht zu wenig Schlaf und nicht zu viel Schlaf, auch nicht am Wochenende) und eine befriedigende Freizeitgestaltung. Wer seinen Tagesablauf gut strukturiert, Hektik und Dauerstress sowie plötzliche Veränderungen und heftige Gefühle, so gut es geht, umschifft, leistet einen wichtigen Beitrag, um seine Hirnaktivität zu stabilisieren und Migräneanfällen vorzubeugen. Ebenso wichtig ist es, auf häufigen Alkohol- und Nikotinkonsum zu verzichten und im Alltag für ausreichend Bewegung zu sorgen, zum Beispiel durch Spaziergänge, Radfahren oder Sport.

Sport kann Migräne lindern

Internationale Studien zeigen, dass regelmäßige sportliche Aktivitäten die Häufigkeit und Intensität von Migräneattacken deutlich senken können. Aus manchen Untersuchungen geht hervor, dass sich die Zahl der Migräneanfälle und der Kopfschmerzstunden bereits nach sechs Wochen halbiert.

Zur Migräneprophylaxe eignen sich am besten Ausdauersportarten wie Joggen, Walken, Schwimmen, Radfahren, Rudern oder Skilanglauf. Aber Vorsicht: Auch hier muss jede Überanstrengung vermieden werden. Wer zum Beispiel beim Joggen über seine Kräfte läuft, riskiert einen Schmerzanfall. Deshalb gilt auch beim Sport die Devise: mäßig, aber regelmäßig!

Entspannung – das A und O

Migränepatienten sollten unbedingt eine Entspannungsmethode erlernen. Sehr empfehlenswert ist die progressive Muskelrelaxation – einfacher ausgedrückt: progressive Muskelentspannung – nach Jacobson (→ Seite 54). Aber auch andere Verfahren wie das Autogene Training, Yoga oder verschiedene Meditationsarten können sich günstig auf den Migräneverlauf auswirken. Wichtig ist, dass die jeweilige Methode unter fachkundiger Anleitung erlernt – und anschließend täglich angewendet wird.

Mit Ausdauer zum Erfolg

Ein regelmäßiger Tagesablauf erfordert Planung und Regeln, an die man sich selbst halten muss. Aber auch andere sollten auf diese Regeln Rücksicht nehmen.

- Fertigen Sie sich einen Stundenplan für die Woche an. Achten Sie gut darauf, dass Sie feste Zeiten für Mahlzeiten, Arbeit und Freizeit vorsehen. Hängen Sie den Stundenplan auf, und erklären Sie ihn zum Gesetz.
- Lassen Sie in Ihrem Stundenplan auch Platz für spontane Entscheidungen. Der Plan sollte Sie nicht an ein starres Zeitkorsett binden. Sinn ist vielmehr, ein unkontrolliertes Zeitschema gegen eine klare Struktur einzutauschen.
- Jeden Tag sollten Sie mindestens 15 Minuten für Ihr Entspannungstraining einplanen. Die beste Zeit dafür ist, wenn anschließend etwas Positives und Angenehmes auf dem Plan steht, zum Beispiel eine Teepause oder der tägliche Spaziergang mit dem Hund.
- Planen Sie einen Belohnungstag ein. Wenn Sie Ihren geplanten Ablauf eingehalten haben, besteht ausreichend Grund, sich etwas Angenehmes zu gönnen. Das kann ein Konzertbesuch sein, ein Ausflug oder etwas anderes, das Ihnen Spaß macht.
- Geben Sie nicht gleich auf, wenn es am Anfang nicht so klappt, wie gewünscht. Normalerweise funktioniert nichts auf Anhieb. Ihr Stundenplan lässt sich mit zunehmender Erfahrung optimieren.

Aus: „Erfolgreich gegen Kopfschmerzen und Migräne" von Hartmut Göbel.

Die progressive Muskelentspannung nach Jacobson

Bei diesem Verfahren lernt man – in entspannter Sitzhaltung oder Rückenlage – wesentliche Muskelgruppen des Körpers in einer bestimmten Reihenfolge zuerst anzuspannen und danach

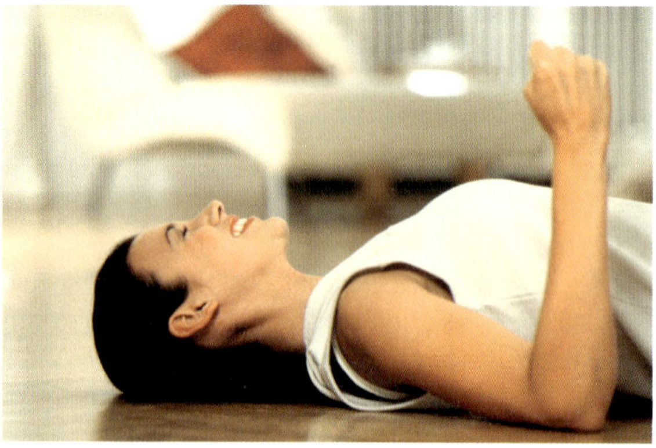

Muskelentspannungsübungen nach Jacobson

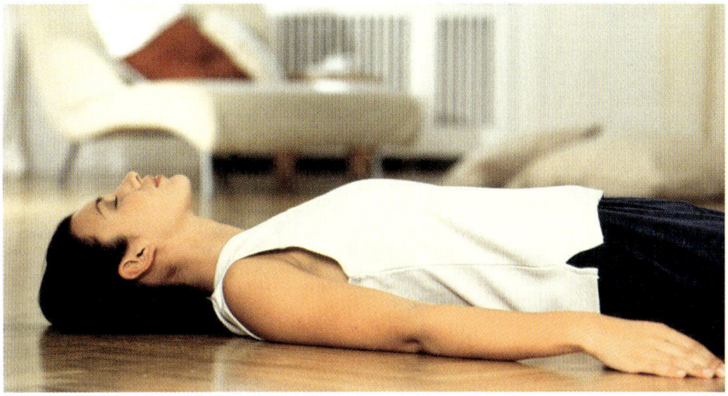

Entspannungsübungen nach Jacobson

wieder zu entspannen. So wird zum Beispiel einige Sekunden lang eine Hand zur Faust geballt, ein Arm fest gebeugt oder die Stirn gerunzelt und anschließend wieder gelockert. Das Gleiche gilt für die Bauchmuskeln, die Ober- und Unterschenkel und weitere Körperteile.

Durch den bewussten Wechsel von Anspannen und Lockern der Muskeln werden die Entspannungsphasen intensiv erlebt. Als Folge der körperlichen Entspannung gehen nach und nach Erregungssymptome wie Herzklopfen, Schwitzen und Zittern zurück oder verschwinden ganz. Regelmäßig angewandt, hilft die Methode, körperliche und seelische Anspannung und Nervosität zu verringern und alltägliche Stresssituationen gelassener zu bewältigen. Nach einer angeleiteten Lernphase lässt sich das Jacobson-Training auch allein zu Hause durchführen. Es hilft, die Entspannung kurzfristig und in alltäglichen Lebenssituationen gezielt einzusetzen, zum Beispiel beim Gehen, Stehen, Auto-, Bus- oder Zugfahren und in kurzen Pausen am Arbeitsplatz oder bei der Hausarbeit.

Wo gibt es Adressen?

Auskünfte, wo Sie das Jacobson-Training in Ihrer Nähe erlernen können, geben die Krankenkassen, der Bereitschaftsdienst für Psychotherapie der Kassenärztlichen Vereinigung, der Ihnen niedergelassene Verhaltenstherapeuten nennen kann, die die Methode anbieten, oder örtliche Volkshochschulen und Gesundheitszentren. Im Internet finden Sie Informationen unter *www.psychotherapiesuche.de*.

Viele Untersuchungen belegen, dass sich das Jacobson-Training sowohl bei Migräne als auch bei Spannungskopfschmerzen ausgezeichnet bewährt hat. Der Effekt lässt sich noch steigern, wenn die progressive Muskelentspannung mit einem gezielten Stressbewältigungstraining (→ Seite 58) kombiniert wird, denn Stress ist ein wesentliche Auslöser von Migräneanfällen (→ Seite 50).

Das Jacobson-Training sollte möglichst immer unter fachlicher Anleitung erlernt werden. Es wird von Ärzten (meist von Neurologen) und psychologischen Psychotherapeuten als verhaltensmedizinische oder verhaltenstherapeutische Maßnahme durchgeführt, aber auch als Gruppenkurs, zum Beispiel im Rahmen eines Stressbewältigungstrainings. Volkshochschulen oder Gesundheitszentren bieten das Entspannungsverfahren ebenfalls an. Wer nicht an einem Einzel- oder Gruppentraining teilnehmen kann oder möchte, hat die Möglichkeit, sich über einen CD-Kurs mit der progressiven Muskelentspannung vertraut zu machen. Informationen dazu stehen im Internet zum Beispiel unter *www.neuro-media.de.*

TIPP

Empfehlungen zur Progressiven Muskelentspannung

Sie sollten das Jacobson-Training grundsätzlich nur unter fachlicher Anleitung erlernen. Wenn Sie die Übungen nach der Lernphase allein zu Hause durchführen, beachten Sie dabei bitte Folgendes:

- Setzen Sie sich ein realistisches Ziel, sonst werden Sie die Lust am Training bald wieder verlieren. Tägliches Üben ist wichtig, aber es muss nicht gleich vier- oder fünfmal sein. Versuchen Sie, die Muskelentspannung ein- oder zweimal am Tag fest in Ihren Alltag zu integrieren.
- Suchen Sie sich dafür einen ruhigen und angenehmen Raum. Sorgen Sie dafür, dass Sie während des Trainings nicht gestört werden: Schließen Sie die Tür, bringen Sie eventuell ein Schild mit der Aufschrift „Bitte nicht stören" an und stellen Sie das Telefon ab.
- Sobald Sie die Methode beherrschen, sollten Sie sie in verkürzter Form auch in alltäglichen Situationen wie zum Beispiel in öffentlichen Verkehrsmitteln, bei einem Stopp an der Ampel oder während einer kleinen Pause am Arbeitsplatz durchführen.
- Achten Sie darauf, dass Sie beim Üben möglichst bequem und entspannt sitzen oder liegen (in der Rückenlage mit leicht gespreizten Beinen).
- Sie können das Training auch abends im Bett vor dem Einschlafen anwenden. Nehmen Sie dann nach der Übung die für Sie angenehmste Schlafhaltung ein.
- Beginnen Sie mit den Übungen am besten in Zeiten, in denen Sie weniger Beschwerden haben oder ganz schmerzfrei sind.
- Spannen Sie die einzelnen Muskel deutlich spürbar, aber nicht zu stark an, damit keine Schmerzen entstehen.
- Versuchen Sie, die Übung mit geschlossenen Augen durchzuführen. Falls es Ihnen unangenehm ist, können Sie die Augen leicht geöffnet lassen und sich irgendwo im Raum einen Punkt aussuchen, auf dem Sie Ihren Blick während des Trainings ruhen lassen.

Die Krankenkassen übernehmen die Kosten, wenn das Jacobson-Training in eine ärztliche oder verhaltenstherapeutische Einzelbehandlung eingebettet ist. In der Regel erstatten sie auch einen Teil der Gebühren, wenn Versicherte an Entspannungskursen teilnehmen, die von fachlich qualifizierten Kräften (zum Beispiel von Psychologen) in eigener Praxis oder in Kursen an der Volkshochschule oder in Gesundheitszentren durchgeführt werden. Am sinnvollsten ist es, vor der Anmeldung mit der Kasse die Kostenbeteiligung zu klären.

Seit der Gesundheitsreform vom Januar 2004 dürfen die gesetzlichen Krankenkassen gesundheitsbewusstes Verhalten ihrer Mitglieder mit so genannten Bonusprogrammen belohnen. Dazu zählt auch das Erlernen von Entspannungs- und Stressbewältigungsverfahren. Die Kassen können den Versicherten für die Teilnahme an solchen Maßnahmen Bonuspunkte gewähren und ihnen ab einer bestimmten Punktezahl Sachprämien wie zum Beispiel Sport- und Fitnessgeräte, Gesundheitsreisen und bestimmte Wellness-Programme anbieten. Da die Bonusprogramme der einzelnen Kassen unterschiedliche Schwerpunkte haben, lohnt sich die Rücksprache bei der zuständigen Krankenkasse.

Verhaltensmedizinische Maßnahmen

Die Migräne endlich loswerden – das möchte jeder, dem sie immer wieder zu schaffen macht. Und doch ist es für viele schwer, gerade diejenigen Gewohnheiten aufzugeben, die die Schmerzen auslösen. Wer es nicht allein schafft, sich von ungünstigen Verhaltensmustern (wie ständiger physischer oder psychischer Überforderung, Perfektionismus, Überordentlichkeit, hohe Leistungsansprüche oder Versagensängste) zu befreien, sollte deshalb ein verhaltensmedizinisches oder verhaltenstherapeutisches Verfahren in Betracht ziehen, zum Beispiel ein Stressbewältigungstraining (→ Seite 58), ein Migräne-Patienten-Seminar (→ Seite 59) oder die so genannte Konkordanztherapie (→ Seite 60).

Diese Therapien vermitteln sinnvolle Strategien zur Vorbeugung oder zur Bewältigung des akuten Migräneanfalls. Sie setzen jedoch die Bereitschaft zur Auseinandersetzung mit krankmachenden Lebensumständen und zum Erlernen neuer Verhaltensgewohnheiten voraus. Vor allem aber Geduld, denn neue Verhaltensmuster lassen sich nicht in wenigen Wochen einüben. Wer etwa mit tief sitzenden Selbstzweifeln und Versagensängsten kämpft oder nie gelernt hat, nein zu sagen und sich gegen zu hohe Erwartungen anderer abzugrenzen, braucht in der Regel viele Monate, um mehr Selbstwertgefühl zu entwickeln.

Auf den ersten Blick scheint das ein hoher Aufwand zu sein. Auf den zweiten bietet sich jedoch die Chance, mehr Verantwortung für sich selbst zu entwickeln. Denn wer es lernt, aktiv Migräneanfällen vorzubeugen, verliert die Angst, ein Leben lang von ihr beherrscht zu werden – und der Hölle im Kopf nur mit Schmerztabletten zu entkommen.

Das Stressbewältigungstraining

Im Stress die Ruhe bewahren – das ist eine der großen Herausforderungen unserer Zeit. Denn Stressbelastungen nehmen überall zu: in Beruf und Familie, im Straßenverkehr und sogar in der Freizeit. Doch zu viel Stress macht krank – und löst bei Migränepatienten immer wieder die gefürchteten Schmerzattacken aus.

In einem Stressbewältigungstraining lernen die Teilnehmer zunächst ihre individuellen stressauslösenden Momente und Situationen (Stressoren) besser kennen. Durch systematische Befragung der Therapeuten und mithilfe von Stressanalysebögen und Tagebüchern finden sie heraus, auf welche Ereignisse, (Alltags)Erfahrungen oder Belastungssituationen sie gewöhnlich mit übermäßiger Erregung, Unruhe und folglich mit einer erhöhten Migräneanfälligkeit reagieren. Das können Leistungsdruck und Überforderung im Beruf sein, Ärger in Partnerschaft und Familie, aber auch die permanente Angst vor dem nächsten Migräneanfall.

Nach der Stressanalyse geht es darum, wie die Belastungen reduziert werden können. Manche Stressoren lassen sich ganz ausschalten (zum Beispiel mit einer effektiveren Zeitplanung und einer besseren Tagesstruktur), andere sind unvermeidbar, aber es ist möglich, ihnen ruhiger und gelassener zu begegnen. Schließlich erfahren die Teilnehmer, wie sie Stress künftig am besten ausgleichen können, etwa durch positive Selbstgespräche, Zufriedenheitserlebnisse, durch bewusstes Genießen im Alltag oder durch Sport. Da viele Migränepatienten ihre körperliche Anspannung und Erregung in Belastungssituationen gar nicht mehr wahrnehmen, sind Entspannungsverfahren wie die progressive Muskelentspannung nach Jacobson (→ Seite 54) ebenfalls ein wichtiger Bestandteil eines Stressbewältigungstrainings.

Zur besseren Bewältigung von Stress gehört auch, mehr Selbstsicherheit und soziale Kompetenz zu erwerben. Das bedeutet, für die persönlichen Belange und Rechte einzustehen und sie angemessen auszudrücken. In Rollenspielen wird deshalb Selbstbehauptung eingeübt, zum Beispiel am Arbeitsplatz, beim Ablehnen unberechtigter Forderungen von Kollegen, Vorgesetzten oder Familienangehörigen, oder wenn es darum geht, Vordrängler, Ruhestörer und andere Menschen, von denen man sich belästigt fühlt, in ihre Schranken zu weisen.

Stressbewältigungstrainings werden oft im Rahmen einer Verhaltenstherapie erlernt, aber auch als Gruppenkurs von niedergelassenen Ärzten und Psychologen angeboten. Bei der Kostenübernahme beziehungsweise Kostenbeteiligung durch die Krankenkassen gelten die gleichen Voraussetzungen wie für Entspannungsverfahren (→ Seite 57). Sind sie Bestandteil einer Verhaltenstherapie (bei einem Vertragstherapeuten), übernehmen die Kassen in der Regel die Kosten.

Migräne-Patienten-Seminar (MIPAS)

Die Kieler Kopfschmerzexperten Wolf-Dieter Gerber und Hartmut Göbel haben ein spezielles Migräne-Patienten-Seminar konzipiert. Darin werden Patienten im Rahmen einer Gruppensprechstunde (mit etwa fünf bis zehn Teilnehmern) umfassend über ihre Erkrankung, über Vorbeugung und (Selbst)Behandlung von Migräneanfällen aufgeklärt. Ärzte, die solche Seminare durchführen, müssen eine 15 Stunden umfassende Weiterbildung absolviert haben.

Wichtige Bestandteile eines Migräne-Patienten-Seminars sind:

- die Herausarbeitung der Schmerzsymptomatik der einzelnen Patienten,
- die Erläuterung der Diagnose durch den Arzt und Informationen über die Entstehungsbedingungen der Migräne,
- das Erkennen individueller Reizbedingungen und Migräneauslöser wie zum Beispiel unregelmäßiger Schlaf-Wach-Rhythmus, mangelnde Tagesplanung oder hohe Stressbelastung,
- eine genaue Stressanalyse anhand spezieller Stressanalysebögen,
- die Einführung in eine Entspannungsmethode (zum Beispiel in die progressive Muskelentspannung nach Jacobson → Seite 51),
- die Schmerzbewältigung im akuten Anfall,
- grundlegende Informationen über die Behandlung mit Medikamenten bei Migräne (→ Seite 62).

Wer an einem Migräne-Patienten-Seminar teilnehmen möchte, kann sich bei seiner Krankenkasse, der zuständigen Kassenärztlichen Vereinigung, bei Selbsthilfegruppen oder im Internet unter *www.mipas-zirkel.de* nach speziell ausgebildeten Ärzten erkundigen.

Die Konkordanztherapie

Speziell für Migränepatienten wurde die so genannte Konkordanztherapie entwickelt (lateinisch concordia: Eintracht). In dieser Therapie lernen die Teilnehmer, in Belastungssituationen ihre Körperempfindungen besser wahrzunehmen, den Zusammenhang zwischen Gedanken und Körperprozessen zu erkennen, die Fähigkeit, Gedanken und Körperprozesse zu steuern und schließlich ihr reales Verhalten mit der tatsächlichen Befindlichkeit in Übereinstimmung zu bringen. Viele Migränekranke drücken nämlich trotz sehr belastender Gedanken und Gefühle in ihrer Mimik, Gestik und ihrem gesamten Verhalten das genaue Gegenteil aus. Sie verbergen ihre Sorgen und Probleme vor anderen oder berichten freundlich und heiter von schwierigen oder gar unerträglichen Belastungssituationen. Diese fehlende Übereinstimmung (Diskordanz) zwischen der gefühlsmäßigen Verfassung und dem äußeren Erscheinungsbild kann in der Konkordanztherapie schrittweise überwunden werden. Neben

Viele Wege führen nach Rom

Bei allen vorbeugenden Maßnahmen geht es darum, das Nervensystem zu stabilisieren, um so die Häufigkeit und Intensität der Migräneanfälle zu reduzieren.
Dieses Ziel lässt sich durch verschiedene Methoden erreichen. Während die einen schon gute Erfolge verzeichnen, wenn sie regelmäßig die progressive Muskelentspannung (→ Seite 54) anwenden und/oder an einem Stressbewältigungstraining (→ Seite 58) teilnehmen, brauchen andere eine umfassendere therapeutische Einzelbehandlung, um sich von ungünstigen Einstellungen und Verhaltensmustern lösen zu können. Es gibt also nicht eine bestimmte, sondern nur individuell angepasste Verfahren zur Prävention der Migräne.

Verhaltenstherapeutische Maßnahmen sind ein wesentlicher Bestandteil der Migränebehandlung. Deshalb sollten Sie unbedingt die Technik erlernen, die für Sie am besten geeignet ist, um aktiv gegen die Migräne vorzugehen. Wenn der Anfall dann trotzdem kommt, muss ein bestimmtes Therapieschema eingehalten werden (→ Seite 63, 66).

systematischen Übungen zur Entspannung, Körperwahrnehmung und Stressbewältigung zielt diese Therapie vor allem darauf ab, eine Übereinstimmung zwischen Gedanken und Gefühlen auf der einen und Körperempfindungen und Verhalten auf der anderen Seite zu erreichen.

Namen und Telefonnummern von Ärzten und Psychologen, die Konkordanztherapien durchführen, erhält man beim Bereitschaftsdienst für Psychotherapie der zuständigen Kassenärztlichen Vereinigung sowie unter *www.psychotherapiesuche.de* im Internet.

Wer bietet nichtmedikamentöse Therapien an?

Die genannten Verfahren werden sowohl von Ärzten angeboten, die sich auf die Behandlung von Kopfschmerzen spezialisiert haben (→ Seite 20), als auch von vielen Psychologen, die Verhaltenstherapien durchführen. Eine Liste mit Verhaltenstherapeuten in der Nähe des Wohngebietes erhalten Interessenten bei ihrer Krankenkasse, beim Bereitschaftsdienst für Psychotherapie der zuständigen Kassenärztlichen Vereinigung und im Internet unter *www.psychotherapiesuche.de.*

Zuzahlungen bei der Psychotherapie

Auch bei einer psychotherapeutischen Behandlung fällt die Praxisgebühr von 10 Euro an. Diese müssen Sie immer an die erste Praxis zahlen, die Sie im Quartal aufsuchen – unabhängig davon, ob es sich dabei um eine ärztliche oder um eine psychologische Praxis handelt. Psychologische Psychotherapeuten dürfen zwar nicht an weiterbehandelnde Ärzte überweisen, sie können Ihnen aber beim Erstbesuch genau wie Ärzte eine Quittung über die gezahlte Praxisgebühr aushändigen. Wenn Sie sich danach in ärztliche Behandlung begeben und diese Quittung vorlegen, brauchen Sie keine Praxisgebühr mehr zu entrichten. Bei einer bereits laufenden Therapie benötigen Sie einmal im Quartal eine Überweisung für die psychotherapeutische Praxis, oder Sie müssen dort die Praxisgebühr bezahlen.

Wer trägt die Kosten?

Im Rahmen einer ärztlichen oder psychologischen Einzelbehandlung übernehmen die gesetzlichen Krankenkassen in der Regel die Kosten. Die Versicherten können sich sowohl an ärztliche Psychotherapeuten als auch direkt an psychologische Psychotherapeuten wenden, die eine Kassenzulassung haben. Eine Verhaltenstherapie bis zu einer Dauer von 25 Stunden ist ohne ausführliches Antragsverfahren möglich. Es gibt jedoch bestimmte Höchstgrenzen, die üblicherweise nicht überschritten werden dürfen. Die Dauer wird nicht nach Wochen oder Monaten, sondern auf Therapiestunden berechnet. Bei der Verhaltenstherapie liegt die Regelzeit bei 45 Stunden, sie kann aber bis auf 60 oder maximal 80 Stunden verlängert werden.

Wer in einem Gruppenkurs an einer verhaltenstherapeutischen Maßnahme (zum Beispiel an einem Stressbewältigungstraining) teilnimmt, bekommt von seiner Krankenkasse meist einen Teil der anfallenden Kosten erstattet. Das gilt aber nur dann, wenn die Anbieter bestimmte Qualitätsstandards erfüllen. Deshalb ist es wichtig, vor Beginn der Anmeldung mit der Krankenkasse die Kostenfrage zu klären.

Die Akutbehandlung

Dieses Kapitel bietet einen Überblick über die Behandlungsmöglichkeiten bei Migräneanfällen. In dem Abschnitt, in dem die Medikamente vorgestellt werden, sind die Wirkstoffe aufgeführt, die sich jeweils zur Behandlung eignen. Ausführliche Hinweise zur Anwendung dieser Medikamente, die zugehörigen Präparatenamen sowie Risiken, Gegenanzeigen und unerwünschte Wirkungen stehen im Kapitel „Kopfschmerzmittel“ (→ Seite 151).

Allgemeine Maßnahmen

Die meisten Menschen haben ein ausgeprägtes Bedürfnis nach Ruhe und Reizabschirmung, sobald sich eine Migräne bemerkbar macht. Da die Krankheit auf eine gestörte Reizverarbeitung im zentralen Nervensystem zurückgeführt wird (→ Seite 44), ist der Rückzug in ein ruhiges, dunkles Zimmer eine wichtige Sofortmaßnahme. Manchmal kann Schlafen den Anfall unterbrechen. Wer nicht schlafen kann, sollte die schmerzende Stelle mit kalten Kompressen oder Eisbeuteln kühlen.

Die Behandlung bei Vorboten

Bei etlichen Migränekranken kündigen sich die Anfälle bis zu 24 Stunden vorher beispielsweise mit Hyperaktivität, Gereiztheit oder Heißhunger nach bestimmten Speisen (→ Seite 30) an. Hier können Reizabschirmung, aber auch ein Spaziergang oder die progressive Muskelentspannung (→ Seite 54) helfen, den Ausbruch der Attacke zu verhindern.

Führen die Ankündigungssymptome trotz Ruhe und Entspannungsübungen immer wieder zum Anfall, können Patienten, sobald sich die ersten Symptome (Schmerzen und/oder Übelkeit) bemerkbar machen, zum Beispiel folgende Medikamente nehmen:

- 500 bis 1 000 Milligramm Azetylsalizylsäure (ASS → Seite 153) als Brauselösung zur Behandlung der Schmerzen und/oder
- 20 Milligramm Metoclopramid (→ Seite 168) oder
- 30 Milligramm Domperidon (→ Seite 168) jeweils zur Behandlung der Übelkeit und des Erbrechens.

Leichte Migräneanfälle

Bei leichter Migräne steigen die Schmerzen langsam an, es kommt nur zu mäßiger Übelkeit ohne Erbrechen. Neurologische Begleitstörungen, die so genannten Auren (→ Seite 36), sind gering ausgeprägt oder fehlen völlig.

Bei den ersten Anzeichen einer leichten Migräne empfiehlt sich das folgende Behandlungsschema. Zunächst nimmt der Patient ein Mittel gegen Übelkeit, zum Beispiel:

- 20 Milligramm Metoclopramid (→ Seite 168) als Tropfen oder als Zäpfchen oder
- 20 Milligramm Domperidon (→ Seite 168).

Eine Viertelstunde später erfolgt die Einnahme eines Schmerzmittels, zum Beispiel:

- 1 000 Milligramm Azetylsalizylsäure (ASS → Seite 153) als Brauselösung oder
- 1 000 Milligramm Parazetamol (→ Seite 157) als Brauselösung oder als Zäpfchen oder
- 400 Milligramm Ibuprofen (→ Seite 160) als Brauselösung oder
- 50 Milligramm Diclofenac-Kalium (→ Seite 160) als Brauselösung.

Nach zirka 30 bis 45 Minuten sollten die Schmerzen abgeklungen sein. In der Regel hält der schmerzlindernde Effekt dieser Mittel vier bis sechs Stunden an. Wer danach noch nicht schmerzfrei ist, kann die gleiche Menge noch einmal nehmen. Es ist aber nicht sinnvoll, die angegebene Dosis zu überschreiten, denn die Arzneimittel wirken dadurch weder besser noch länger.

Der Vorzug von Brausetabletten

- Brausetabletten wirken schneller als andere Tabletten, weil der Wirkstoff bereits in viel Wasser aufgelöst ist. So erreicht er früher sein Ziel, besonders wenn Sie im Stehen trinken. Wenn Sie ein Schmerzmittel als Brauselösung wählen, können Sie zeitgleich ein Präparat gegen Übelkeit einnehmen.
- Generell sollten Sie Schmerztabletten immer mit einem großen Glas Wasser einnehmen. Der Schmerz lässt schneller nach und der Magen wird geschont.

! Was Sie bei der Behandlung mit Medikamenten beachten sollten

- Die wichtigste Regel: Schmerzmittel dürfen Sie an maximal zehn Tagen pro Monat in der empfohlenen Dosierung einnehmen. Wenn Sie an mehr als zehn Tagen Migräneattacken haben, müssen Sie diese ohne Schmerzpräparate durchstehen. Wer nicht an mindestens 20 Tagen pro Monat auf Schmerzmittel verzichtet, riskiert die Entstehung eines medikamentenbedingten Dauerkopfschmerzes (→ Seite 101).
- Auf die richtige Dosierung kommt es an. Die Unterdosierung ist oft nutzlos, die Überdosierung schädlich. So reicht die Einnahme von 500 Milligramm Parazetamol oder 500 Milligramm Azetylsalizylsäure in der Regel nicht aus, um einen Migräneanfall zu unterbrechen. Aber auch bei niedrig dosierten Mengen besteht die Gefahr, dass Sie einen medikamentenbedingten Kopfschmerz (→ Seite 101) entwickeln, wenn Sie diese Mittel dauerhaft anwenden.
- Nehmen Sie keine Kombinationspräparate, die höhere Risiken bergen als Monopräparate (→ Seite 64).
- Medikamente, die einen Migräneanfall unterbrechen können, eignen sich nicht notwendigerweise zur Behandlung anderer Kopfschmerzarten. So helfen zum Beispiel Arzneimittel aus der Gruppe der Triptane (→ Seite 164) nicht gegen Spannungskopfschmerzen (→ Seite 77).
- Verabschieden Sie sich von unrealistischen Zielen: Es gibt keine Wundermittel, die es erlauben, an der Migräne „vorbei zu leben". Sie sollten selbst die Verantwortung für den Umgang mit der Krankheit übernehmen und Ihr Leben auf die Migräne einstellen, statt die Behandlung ausschließlich dem Arzt zu überlassen. Wenn Sie bewusst auf Ihre persönlichen Auslöser achten (→ Seite 48), einen Migränekalender oder ein Migränetagebuch führen (→ Seite 20, 21) und für möglichst regelmäßige Alltagsabläufe sorgen (→ Seite 53), werden Sie weniger Migräneanfälle bekommen – und weniger Medikamente brauchen.

Kombinationspräparate – nicht besser, aber problematischer

Kombinationspräparate sind Arzneimittel, die mehrere Wirkstoffe enthalten, entweder mehrere Schmerzwirkstoffe oder daneben noch weitere Substanzen wie Koffein, Kodein oder Mittel gegen Übelkeit. Oft werden zum Beispiel Azetylsalizylsäure (→ Seite 153) und Parazetamol (→ Seite 157) gemischt.

Vor allem die nichtrezeptpflichtigen Mischpräparate sind als Mittel gegen Kopfschmerzen nicht empfehlenswert. Zum einen ist nachgewiesen, dass mit der Einnahme von Mitteln, die mehr als nur einen Schmerzwirkstoff enthalten, kein besserer und klinisch relevanter Effekt erzielt wird als bei Präparaten mit nur einer Substanz. Zum anderen können Medikamente mit zwei oder mehr aktiven Wirkstoffen unerwünschte Wirkungen und Komplikationen all dieser Substanzen verursachen. Hat ein Medikament dagegen nur einen Wirkstoff (Monopräparat), kann es nur zu den unerwünschten Wirkungen und Risiken dieser einen Arzneimittelsubstanz kommen. Das allein spricht bereits für den Einsatz von Monopräparaten, wenn kein höherer Nutzen mit einer Kombination nachgewiesen ist.

Bei Koffein handelt es sich um eine Substanz, die zur Gewöhnung und in ständigen sehr hohen Dosierungen unter Umständen zur Abhängigkeit führen kann. Da Koffein belebt und anregt, greifen Patienten häufiger als unbedingt nötig zu den entsprechenden Tabletten. Beim Absetzen kommt es nachweislich zu Entzugssymptomen.

Das Hauptproblem von Kombinationspräparaten bei der Behandlung von Kopfschmerzen ist jedoch die oftmals beobachtete langfristige Einnahme solcher Mittel. Denn dadurch kann es zum einen zu Schmerzmittelkopfschmerzen (→ Seite 101) kommen und zum anderen zu gravierenden Nierenschäden. Große Mengen schmerzhemmender Inhaltsstoffe können unheilbare Funktionsstörungen der Nieren verursachen und die betroffenen Menschen zur künstlichen Blutwäsche, das heißt zu einem Leben an der Maschine, der Dialyse, verdammen. Analgetika-Nephropathie nennen Fachleute diese Schädigung der Nierenfunktion, die durch hohen Schmerzmittelkonsum entsteht.

! Die Grenzen der Selbstbehandlung

Sie sollten die Selbstbehandlung mit Medikamenten beenden und einen Arzt aufsuchen, wenn

- Sie immer wieder Migräneanfälle haben,
- die Schmerzattacken stärker werden oder länger andauern als üblich,
- sich die Beschwerden mit der Selbstbehandlung nicht ausreichend lindern lassen,
- Sie wegen der Schmerzen wiederholt nicht Ihrer Arbeit in Beruf oder Familie nachgehen können.

Ein Medikament, das ein Schmerzmittel und ein Mittel gegen Übelkeit enthält (Parazetamol → Seite 157 und Metoclopramid → Seite 168) ist zum Beispiel das Präparat *Migränerton*. Grundsätzlich sind zwar beide Substanzen bei der Behandlung der Migräne sinnvoll. Da das Mittel gegen Übelkeit aber für einen optimalen therapeutischen Effekt 15 Minuten vor Einnahme des Schmerzhemmers genommen werden sollte (was bei einer fixen Kombination nicht möglich ist), sind auch solche Kombinationspräparate nicht zur Therapie der Migräne geeignet.

Mittlere bis schwere Attacken

Mittelschwere bis schwere Migräneattacken sind durch die folgenden Merkmale gekennzeichnet: Das oben beschriebene Behandlungsschema für leichte Migräneanfälle reicht nicht mehr aus. Die Schmerzen klingen nicht ab, parallel dazu bestehen starke Übelkeit, Brechreiz oder Erbrechen. Die Kranken leiden so sehr unter den Beschwerden, dass sie arbeitsunfähig und zwei bis drei Tage ans Bett gefesselt sind. Kommt es zu stark ausgeprägten einzelnen oder mehreren neurologischen Begleitstörungen, den so genannten Auren (→ Seite 36), handelt es sich ebenfalls um eine schwere Attacke.

Die Therapie mit Triptanen

Zur Behandlung schwerer Migräneanfälle sind Triptane am besten geeignet (Gegenanzeigen, unerwünschte Wirkungen und Warnhinweise → Seite 104). Diese speziellen Arzneimittelstoffe gegen Migräne sind in Deutschland seit Anfang der 1990er-Jahre auf Rezept erhältlich und haben die folgenden Vorteile:

- Sie wirken gezielt nur dort, wo die Schmerzen entstehen: an den entzündeten Blutgefäßen des Gehirns (→ Seite 47). In der Folge werden weniger entzündungsfördernde Substanzen freigesetzt und die Übertragung der Schmerzempfindung im Gehirn blockiert.
- Abhängig vom Wirkstoff und der verwendeten Arzneiform kann es schon nach zehn bis fünfzehn Minuten zu einer Besserung kommen, bei vielen Mitteln dauert es bis zum Wirkeintritt aber auch eine halbe Stunde.
- Triptane können in jeder Phase des Migräneanfalls eingesetzt werden, ihre Wirksamkeit ist jedoch höher, wenn sie relativ früh genommen werden.
- Die Arzneistoffe sind in Form von Tabletten, Zäpfchen, Nasenspray und als Fertigspritze zur Selbstbehandlung erhältlich. Letztere kann mit einem speziellen Gerät, dem so genannten Glaxopen, eigenständig von den Patienten unter die Haut gespritzt werden. Bei Fertigspritzen tritt die Wirkung besonders schnell ein.
- Es sind keine zusätzlichen Magen- und Schmerzmittel notwendig.
- Die Substanzen werden sehr schnell im Körper abgebaut, sodass die Gefahr von Überdosierung und Ansammlung des Arzneimittels im Körper reduziert ist.

Die wichtigsten Triptane

Zu den wichtigsten auf dem Markt befindlichen Triptanen

- **Sumatriptan:** Den Wirkstoff Sumatriptan (in *Imigran*) gibt es in verschiedenen Darreichungsformen: als Tabletten, als Nasenspray, als Zäpfchen und als besondere Spritzenform. Dabei handelt es sich um einen Autoinjektor, ein kugelschreiberähnliches Gerät, bei dem per Knopfdruck aus einer Patrone die Arzneimittelsubstanz durch eine feine Nadel unter die Haut gespritzt wird. Sumatriptan wird in Deutschland seit 1993 verordnet. Bei zirka 50 bis 70 Prozent der behandelten Migräneanfälle führen die Tabletten zu einer deutlichen Besserung oder zum völligen Rückgang der Beschwerden. Die Tabletten sollten allerdings möglichst früh, das heißt bei den ersten Anzeichen eines Migräneanfalls eingenommen werden, bei Migräne mit Aura (→ Seite 36) jedoch erst, wenn die neurologischen Ausfallerscheinungen abgeklungen sind und sich die Schmerzen bemerkbar machen. Es dauert zirka 30 Minuten, bis die Wirkung eintritt.
  In Tablettenform eignet sich Sumatriptan besonders dann, wenn es kaum zu Übelkeit und Erbrechen kommt und die Schmerzanfälle bei unbehandeltem Verlauf nicht länger als vier bis sechs Stunden dauern. Nasenspray oder Zäpfchen führen ebenfalls zu einer schnellen Linderung der Beschwerden und sind besonders dann von Vorteil, wenn wegen ausgeprägter Übelkeit oder Erbrechen die Aufnahme des Wirkstoffs beeinträchtigt werden kann. Noch schneller wirkt Sumatriptan, wenn es unter die Haut gespritzt wird. Klinischen Studien zufolge kann die Wirkung bereits innerhalb von zehn Minuten eintreten. Diese Darreichungsform eignet sich besonders für Berufstätige, die morgens mit einer Migräne aufwachen und den Anfall dann innerhalb weniger Minuten unterbrechen (kupieren) können. Aufgrund der langen Erfahrung gilt Sumatriptan unter den Triptanen als Mittel der ersten Wahl in der Migränetherapie. Das betrifft insbesondere die Filmtabletten, die am längsten erprobt sind.
- **Naratriptan:** Bei der Entwicklung von Naratriptan (enthalten in *Naramig*) ging es vor allem darum, ein Arzneimittel herzustellen, das weniger unerwünschte Wirkungen als Sumatriptan aufweist und seltener zu Wiederholungskopfschmerzen führt. Naratriptan wird daher vor allem Migränepatienten verordnet, die besonders anfällig für unerwünschte Wirkungen sind, und bei solchen, die erstmalig mit einem Triptan behandelt werden. Demnächst ist Naratriptan auch rezeptfrei erhältlich.

Dennoch: Solange keine ärztliche Untersuchung stattgefunden hat, sollte Naratriptan nach Möglichkeit nicht „auf eigene Faust" eingenommen werden.

Naratriptan wirkt länger als Sumatriptan. Daher wird es auch bei Patienten mit langen und regelmäßig wiederkehrenden Attacken angewendet. Naratriptan wird aber als etwas schwächer wirksam eingeordnet als Sumatriptan.

- **Rizatriptan:** Rizatriptan (enthalten in *MAXALT*) wird rasch im Magen-Darm-Trakt aufgenommen und führt nach 30 Minuten zu einer deutlichen Besserung der Kopfschmerzen. 44 Prozent der mit Rizatriptan behandelten Migränepatienten sind bereits nach zwei Stunden völlig schmerzfrei. Außerdem gehen Begleitstörungen wie Übelkeit und Erbrechen deutlich zurück. Rizatriptan wird in der Dosierung von 10 Milligramm als stärker wirksam als Sumatriptan eingestuft. Es kann aber auch häufiger zu wiederkehrendem Kopfschmerz führen.
- **Zolmitriptan:** Zolmitriptan (*AscoTop*) ist als Tablette, als Schmelztablette und seit dem Jahr 2002 zusätzlich als Nasenspray erhältlich. Bei letzterem wird der Wirkstoff über die Nasenschleimhaut aufgenommen und befindet sich bereits fünf Minuten später im Blut. Etwa nach 15 Minuten gehen die Beschwerden zurück. Die Wirksamkeit und Verträglichkeit sind mit Sumatriptan vergleichbar.

Neue Wirkstoffe

Seit einigen Jahren sind weitere Triptane im Handel. Dabei handelt es sich um die Arzneistoffe Almotriptan (enthalten in dem Präparat *Almogran*), Eletriptan (enthalten in *Relpax*) und Frovatriptan (enthalten in *Allegro*). Diese neuen Substanzen haben teilweise etwas andere Wirkeigenschaften als die älteren auf dem Markt befindlichen Triptane. Sie werden besser in den Körper aufgenommen als Sumatriptan, die erste Substanz aus der Gruppe der Triptane. So wirkt zum Beispiel Eletriptan bei manchen Patienten schneller und besser als Sumatriptan. Deshalb ist es eine Alternative, wenn sich die Beschwerden durch ein bislang genommenes Triptan nicht ausreichend bessern. Allerdings muss dafür möglicherweise häufiger mit unerwünschten Wirkungen (→ Seite 165) gerechnet werden.

Die Substanz Frovatriptan wirkt langsamer als Sumatriptan, dafür aber deutlich länger. Da es seltener zu wiederkehrenden Kopfschmerzen kommt, eignet sich dieses Mittel besonders für Patienten, deren Migräneattacken langsam einsetzen und lange andauern. Daher ist dieses Mittel mit Naratriptan vergleichbar.

Wenn keine Besserung eintritt

Die jeweiligen vom Arzt verschriebenen Triptane müssen genau so angewendet werden, wie es der Arzt verordnet hat. Stellt sich nach der Anwendung keine Besserung ein, macht es keinen Sinn während derselben Attacke das gleiche Medikament noch einmal einzusetzen. Dann sollte beim nächsten Migräneanfall ein anderes Mittel aus der Gruppe der Triptane ausprobiert werden. Gehen die Schmerzen dagegen zurück, setzen aber nach einigen

! Was noch bei der Einnahme von Triptanen zu beachten ist

- Nehmen Sie Triptane möglichst bei den ersten Anzeichen eines schweren Migräneanfalls ein. Bei Migräne mit Aura (→ Seite 36), bei der es vor den Schmerzen zu Seh-, Sprach- und Sensibilitätsstörungen kommt, dürfen alle Triptane (egal in welcher Anwendungsform) erst angewendet werden, wenn die eigentliche Kopfschmerzphase beginnt – und nicht, solange die neurologischen Begleitsymptome allein andauern. Zum einen können Triptane die Aura-Symptome nicht direkt beeinflussen, zum anderen lässt sich die Migräne nicht effektiv verbessern, wenn Sie das Mittel zu früh vor der eigentlichen Kopfschmerzphase nehmen. Außerdem wird vermutet, dass Auren ursächlich durch eine Verengung bestimmter Gehirngefäße zustande kommen. Deshalb sollten Sie gefäßverengende Substanzen wie Triptane während dieser Phase nicht benutzen.
- Nehmen Sie die gesamte Arzneimittelmenge pro Attacke auf einmal ein – und verteilen Sie sie nicht auf mehrere Portionen.
- Wenn die Wirkung nicht ausreicht oder die Schmerzen nach einigen Stunden erneut auftreten, können Sie die Dosis – unter Beachtung der Zeitabstände (→ Seite 70) – wiederholen.
- Triptane dürfen Sie (wie andere Migräne- oder Schmerzmittel auch) maximal an zehn Tagen pro Monat einnehmen. An 20 Tagen im Monat sollten Sie keine Medikamente nehmen, da sonst die Gefahr besteht, dass die Häufigkeit der Migräneanfälle zunimmt oder Dauerkopfschmerzen (→ Seite 101) entstehen.
- Wenden Sie während einer Migräneattacke nur ein bestimmtes Triptan an. Sollte es nicht wirken, können Sie ein Nicht-Triptan-Präparat (zum Beispiel ASS → Seite 153, Parazetamol → Seite 157, oder Ibuprofen → Seite 160) nehmen. Auf keinen Fall dürfen Sie Triptane zusammen mit ergotaminhaltigen Mitteln (→ Seite 71) verwenden.
- Wenn Sie über 65 Jahre alt sind, sollten Sie keine Triptane (egal in welcher Anwendungsform) nehmen, da für das höhere Lebensalter bislang keine ausreichenden Erfahrungen vorliegen, die wissenschaftlich ausgewertet wurden.

Stunden wieder ein, war das Mittel für die Dauer des Anfalls nicht ausreichend. In diesem Fall kann unter Einhaltung der folgenden Zeitabstände eine zweite Dosis angewendet werden:

- **Sumatriptan:** Wenn die Therapie mit der ersten Tablette nicht anspricht, dürfen Patienten einmalig eine zweite Dosis nach zwei bis vier Stunden einnehmen, eine Injektion darf frühestens nach zwei Stunden wiederholt werden. Höchstdosis innerhalb von 24 Stunden sind 300 Milligramm in Tablettenform oder 12 Milligramm als Injektionslösung. Sumatriptan ist auch als Zäpfchen oder Nasenspray erhältlich. Diese Anwendungsformen sind für Patienten gedacht, die wegen der Übelkeit keine Tabletten schlucken mögen.
- **Naratriptan:** Die zweite Dosis frühestens nach vier Stunden einnehmen; Höchstdosis innerhalb von 24 Stunden sind 5 Milligramm (Tabletten).
- **Rizatriptan:** Die zweite Dosis frühestens nach zwei Stunden einnehmen; Höchstdosis innerhalb von 24 Stunden sind 20 Milligramm (Tabletten).
- **Zolmitriptan:** Die zweite Dosis frühestens nach zwei Stunden einnehmen; Höchstdosis innerhalb von 24 Stunden sind zehn Milligramm (Tabletten). Die gleichen Zeitabstände für die zweite Dosis gelten auch für Frovatriptan, Eletriptan und Almotriptan.

Die Behandlung des Status migränosus

Diese besonders schweren und lang anhaltenden Migräneanfälle (→ Seite 40) müssen unbedingt ärztlich behandelt werden. Medikamentöse Selbsthilfeversuche sind meist zwecklos und bergen darüber hinaus die Gefahr, dass sich im Laufe der Zeit ein medikamentenbedingter Dauerkopfschmerz (→ Seite 101) herausbildet.

Der Status migränosus wird am besten mit der intravenösen Gabe von 1 000 Milligramm Lysinazetylsalizylat (ein wasserlösliches Produkt von Azetylsalizylsäure → Seite 153) in Kombination mit 10 Milligramm Metoclopramid (einem Mittel gegen Übelkeit, → Seite 168) behandelt. Danach kann der Arzt für die Dauer von zwei Tagen ein Beruhigungsmittel wie zum Beispiel Diazepam verordnen und als weiteren Schritt ein Medikament, das die Harnausscheidung fördert. Im Einzelfall kann auch ein Kortisonpräparat eingesetzt werden. Sind die Beschwerden abgeklungen, ist eine umfassende ärztliche Abklärung der bisherigen Krankengeschichte, manchmal auch eine stationäre Maßnahme erforderlich, um eine optimale Behandlung einzuleiten.

Vorsicht bei ergotaminhaltigen Migränemitteln

Die Arzneimittelsubstanz Ergotamin wird aus dem Mutterkorn gewonnen (den violett-schwarzen Körnern, die entstehen, wenn Roggenähren von einem bestimmten Pilz befallen sind). Ergotamin, das giftige Mutterkornalkaloid, wurde früher sehr häufig in der Behandlung der Migräne eingesetzt. Da der Arzneistoff viele unerwünschte Wirkungen hat und seine therapeutische Wirksamkeit im Vergleich zu den neueren Migränemitteln (den Triptanen → Seite 66) schlechter belegt ist, sollten Sie ihn möglichst nicht mehr anwenden. Es gibt ohnehin kaum noch ergotaminhaltige Arzneimittel auf dem Markt, da die behördliche Zulassung für fast alle diese Substanzen seit 2003 erloschen ist. Allenfalls wenn andere Arzneimittel bei der Behandlung von Migräneanfällen nicht ausreichend wirken, ist eine Anwendung denkbar. Dann sollten Sie sie aber keinesfalls zusammen mit Triptanen einnehmen.

Vorsicht beim Konsum von Schmerzmitteln

Der richtige Umgang mit Arzneimitteln bei akuten Migräneanfällen ist nicht immer ganz leicht. Einerseits sollten die Medikamente so früh wie möglich genommen werden, damit sich die Attacke noch unterbrechen lässt. Andererseits ist der schnelle Griff zu Tabletten oder Zäpfchen gefährlich, denn er kann zu einer Zunahme des Schmerzmittelgebrauchs und später häufig zu schmerzmittelbedingten Dauerkopfschmerzen führen (→ Seite 101).

Es ist also entscheidend, ein gutes Gespür für den eigenen Körper zu entwickeln und darauf zu achten, ob beginnende Kopfschmerzen tatsächlich auf eine Migräne hindeuten. Diese setzt oft bereits in der Nacht oder in den frühen Morgenstunden ein und ist häufig von Übelkeit, Brechreiz oder Erbrechen begleitet. Bei der Migräne mit Aura (→ Seite 36) gehen die Seh-, Sprach- oder Sensibilitätsstörungen dem Anfall in aller Regel voraus.

Bei Patienten, die mehr als dreimal im Monat länger anhaltende Migräneanfälle (länger als 72 Stunden) mit ausgeprägten Begleitsymptomen bekommen, ist eine vorbeugende Behandlung mit Medikamenten (→ Seite 72) dem häufigen Konsum von Schmerzmitteln vorzuziehen. Sie sollten in jedem Fall einen Arzt aufsuchen, der in der Kopfschmerztherapie erfahren ist.

Die vorbeugende Behandlung mit Medikamenten

Das Ziel der vorbeugenden Therapie mit Medikamenten besteht darin, die Häufigkeit und Schwere von Migräneattacken zu reduzieren. Gleichzeitig soll so die wiederholte oder gar regelmäßige Einnahme von Schmerzmitteln und somit die Gefahr eines schmerzmittelbedingten Dauerkopfschmerzes (→ Seite 101) vermieden werden. Rund 60 Prozent der Migränepatienten sprechen auf die vorbeugende Gabe entsprechender Arzneimittel an. Sie werden dadurch zwar nicht völlig beschwerdefrei, haben aber durchschnittlich nur noch etwa halb so viele Anfälle wie vorher. Wenn die Anfallshäufigkeit und die Intensität der Beschwerden deutlich zurückgehen, bedeutet das in jedem Fall eine wesentlich bessere Lebensqualität und oft auch den Erhalt der Arbeitsfähigkeit.

Eine vorbeugende Behandlung mit Medikamenten ist empfehlenswert, wenn:

- an mehr als sieben Tagen pro Monat Migräne besteht, die nicht gut auf Akutschmerzmittel anspricht,
- die Anfälle regelmäßig länger als 48 Stunden anhalten,
- die Schmerzen und Begleitsymptome als unerträglich empfunden werden,
- es häufig zu komplizierten Migräneattacken mit neurologischen Ausfallerscheinungen wie Seh-, Sprech- oder Empfindungsstörungen (→ Seite 36) kommt, die über mehrere Stunden anhalten,
- nach einer Schmerzmittelentzugstherapie regelmäßig zwei bis drei Migräneattacken pro Monat auftreten.

Bei der vorbeugenden Behandlung müssen die möglichen unerwünschten Wirkungen der Medikamente gegen die Häufigkeit und Schwere der Migräneanfälle abgewogen werden. Deshalb sollte bereits ein Monat vor Beginn und während der gesamten Dauer der Therapie ein Migränetagebuch (→ Seite 20, 21) geführt werden.

Die vorbeugende Behandlung der Migräne dauert durchschnittlich sechs bis neun Monate. Danach wird das entsprechende Mittel schleichend ausgesetzt. Ob die vorbeugende Therapie eine positive Wirkung hat, lässt sich erst nach einer mehrwöchigen Einnahme, in der Regel nach zwei bis drei

Monaten, erkennen. Treten die Migräneanfälle nach Abschluss der Therapie und einer symptomfreien Zeit von mehreren Monaten in alter Häufigkeit und Intensität erneut auf, kann die vorbeugende Behandlung wiederholt werden. Als wirksam gilt eine Prophylaxe (Vorbeugung) dann, wenn die Anzahl der Migräneanfälle um 50 Prozent abnimmt. Wer nicht auf die nachfolgend aufgeführten Substanzen anspricht, sollte sich unbedingt an eine Kopfschmerzklinik überweisen lassen (Kontakte → Seite 205).

Eine vorbeugende Migränebehandlung kann nicht auf eigene Faust durchgeführt werden. Zum einen sind die Arzneimittel fast alle verschreibungspflichtig, zum anderen ist die ärztliche Kontrolle während der Therapie unbedingt erforderlich.

Betarezeptorenblocker

Als vorbeugende Wirkstoffe eignen sich zum Beispiel die Betarezeptorenblocker Metoprolol (→ Seite 170) und Propranolol (→ Seite 170).

Betablocker werden seit vielen Jahren erfolgreich bei der Behandlung von Herzrhythmusstörungen und verschiedenen anderen Herz-Kreislauf-Erkrankungen, wie zum Beispiel Bluthochdruck (Hypertonie) eingesetzt. Sie wirken besonders auf die Nerven der Blutgefäße ein. Die Wirkung von Metoprolol und

! Was Sie bei der vorbeugenden Behandlung beachten müssen

Bei der vorbeugenden Behandlung der Migräne mit Medikamenten tritt die therapeutische Wirkung in der Regel erst verzögert ein, während mögliche unerwünschte Wirkungen (→ Seite 171) meist sofort einsetzen. Brechen Sie die Behandlung nicht ohne vorherige Rücksprache mit Ihrem Arzt ab. Jede vorbeugende Therapie ist unwirksam, solange täglich oder beinahe täglich Schmerz- oder Migränemittel genommen werden. Darüber hinaus müssen Sie unbedingt die Dosierungsvorschriften befolgen, denn eine zu niedrige oder zu hohe Dosierung, eine zu kurze oder zu lange Behandlungsdauer kann den therapeutischen Effekt einschränken oder völlig verhindern. Wenn Sie Metoprolol oder Propranolol länger als zwei bis drei Wochen eingenommen haben, dürfen Sie das Mittel nicht abrupt absetzen, da es sonst zu Blutdruckanstieg, Angina Pectoris oder zu einem Herzinfarkt kommen oder die Migräne rasch wieder zurückkehren kann.

Noch einmal: Auch die beste vorbeugende Behandlung kann die Migräne nicht „heilen“. Sie kann aber dazu beitragen, dass die Anfallshäufigkeit und die Intensität der Beschwerden auf ein ertragliches Maß zurückgehen.

Propranolol zur Vorbeugung von Migräneanfällen ist ausreichend nachgewiesen. Die für die Entstehung der Migräne angenommene Hyperaktivität von Nervenzellen im Gehirn (→ Seite 44) kann mit diesen beiden Arzneimittelsubstanzen wieder normalisiert werden.

Zu Beginn der Behandlung nehmen die Patienten abends vor dem Schlafengehen zunächst entweder 50 Milligramm Metoprolol oder 40 Milligramm Propranolol. Innerhalb von vier Wochen wird die Dosis auf 120 Milligramm gesteigert. Dann können sie das Mittel zur Hälfte morgens und abends einnehmen. Sollte diese Dosierung nicht ausreichend sein, kann sie nach Rücksprache mit dem Arzt gesteigert werden. Frühestens nach sechs bis acht Wochen lässt sich beurteilen, ob die vorbeugende Therapie wirksam ist. Nach sechs bis neun Monaten wird die Dosierung innerhalb von vier Wochen reduziert.

Patienten mit normalem bis tendenziell niedrigem Blutdruck dürfen ebenfalls Betablocker zur Migräneprophylaxe einnehmen, wenn die Dosis zu Beginn der Behandlung nur langsam gesteigert wird. Es bestehen keine Gegenanzeigen für Frauen, die die Antibabypille oder Hormonpräparate gegen Wechseljahresbeschwerden verwenden.

Weitere Substanzen

Es gibt noch eine Reihe weiterer Substanzen, die möglicherweise Migräneanfällen vorbeugen können. Dazu gehören zum Beispiel Arzneistoffe aus der Gruppe der so genannten Kalziumantagonisten (wie Flunarizin oder Cyclandelat). Flunarizin (enthalten zum Beispiel in *Sibelium*) wirkt wahrscheinlich ähnlich gut wie Betablocker. Der Wirkstoff Cyclandelat (*Natil*) wird ebenfalls zur Intervalltherapie bei Migräne angewendet, gilt aber eher als wenig geeignet. Wenn keine anderen Mittel helfen, kann dieser Wirkstoff allerdings auch versuchsweise genutzt werden.

Bestimmte Mittel gegen Depressionen (zum Beispiel der Wirkstoff Amitriptylin) sowie ein pflanzliches Mittel aus Pestwurzextrakt (enthalten in dem Präparat *Petadolex*) sollen ebenfalls vorbeugend gegen Migräne wirken. Die therapeutische Wirksamkeit dieser Substanzen zur Prophylaxe ist jedoch bislang noch nicht ausreichend durch Studien belegt. Diese Mittel beanspruchen auch keine konkrete Indikation zur vorbeugenden Behandlung der Migräne. Insbesondere für das Medikament mit Pestwurz werden hinsichtlich seines Nutzens als auch seiner Verträglichkeit erhebliche Zweifel geäußert.

Wichtig: Ein individueller Behandlungsplan

Bei der vorbeugenden Behandlung der Migräne mit Medikamenten spielt der individuelle Gesundheitszustand der Patienten eine wichtige Rolle. Denn der behandelnde Arzt muss bei der Wahl der Arzneimittel zusätzlich bestehende Begleiterkrankungen berücksichtigen. Er wird Ihnen deshalb zum Beispiel bei Bluthochdruck einen Betablocker, bei einer bestehenden Depression ein Antidepressivum (→ Seite 173), bei einer Epilepsie ein Antiepileptikum verordnen oder Ihnen während einer Schwangerschaft Magnesium empfehlen. Eine gute vorbeugende Behandlung schließt also immer individuelle und ganzheitliche Aspekte des Patienten mit ein.

! Was Sie bei der Einnahme von Naproxen beachten müssen

Naproxen ist nur zur kurzzeitigen Vorbeugung der menstruellen Migräne geeignet. Wenn Sie das Mittel in höheren Dosierungen oder an mehr als sieben Tagen im Monat einnehmen, kann sich ein medikamentenbedingter Dauerkopfschmerz (→ Seite 101) entwickeln.

Magnesium

Immer wieder wird Magnesium (zum Beispiel enthalten in *Tromcardin, Magnesium Verla N, Magnetrans forte*) zur Vorbeugung der Migräne empfohlen. Verabreicht werden dann typischerweise zweimal täglich 300 Milligramm. Die Wirkung ist zwar geringer als bei Betablockern (→ Seite 170), aber deutlich höher als bei Placebos. Eine abschließende Bewertung des Nutzens von Magnesium ist derzeit noch nicht möglich, da zum Teil widersprüchliche Ergebnisse aus wissenschaftlichen Studien vorliegen. Gegen Magnesium in Tablettenform bestehen keine Gegenanzeigen oder Anwendungseinschränkungen. Es kann allerdings zu breiigem Stuhl oder leichtem Durchfall kommen. Dies ist von der Höhe der Dosis abhängig.

Magnesium ist – neben Betablockern – das einzige Mittel zur Vorbeugung von Migräneanfällen, das während der Schwangerschaft und der Stillzeit angewendet werden könnte. Allerdings ist nicht gesichert, dass es hilft.

Die vorbeugende Behandlung der menstruellen Migräne

Manche Frauen leiden an einer zyklusgebundenen Migräne. Dabei kommt es ausschließlich oder überwiegend vor, während oder unmittelbar nach der Monatsblutung, in seltenen Fällen auch während des Eisprungs (der Ovulation) zu Migräneattacken. Diese spezifische Form der Migräne wird durch die oben genannten vorbeugenden Medikamente kaum beeinflusst. Es gibt Hinweise darauf, dass die Arzneimittelsubstanz Naproxen die menstruelle Migräne günstig beeinflussen kann.

Vorsicht vor Wundermitteln aller Art

In Zeitschriften und Werbeanzeigen werden gelegentlich verschiedene Mittel angepriesen, die angeblich gegen Migräne wirken oder sie sogar heilen sollen. Bei solchen Werbeversprechen ist Vorsicht geboten. Experimentieren Sie nicht mit Präparaten, deren Wirksamkeit nicht erwiesen ist und deren mögliche Risiken nicht bekannt sind. Halten Sie Rücksprache mit Ihrem Arzt, bevor Sie irgendein Mittel kaufen, das anderen angeblich geholfen hat. Vergessen Sie nicht: Migräne ist nicht „heilbar", aber mit einer gesunden Lebensführung, mit vorbeugenden Maßnahmen und mit Medikamenten, deren erwünschte und unerwünschte Wirkungen dokumentiert sind, gut behandelbar.

Naproxen gehört wie Ibuprofen und Diclofenac zu der Gruppe der nichtsteroidalen Antirheumatika (NSAR → Seite 160). Zur Verhinderung einer Migräneattacke um den Zeitpunkt der Menstruation können die Patientinnen ein bis zwei Tage vor Einsetzen der Blutung beziehungsweise vor dem erwarteten Migräneanfall zweimal täglich 250 bis 500 Milligramm Naproxen einnehmen – und zwar für die Dauer von insgesamt zirka drei bis sieben Tagen. Danach wird das Mittel abgesetzt.

Unsinnige Maßnahmen

Manche Maßnahmen sollen angeblich gegen Migräne helfen, sie sind aber nicht zur Behandlung geeignet. Dazu zählen zum Beispiel allergische Desensibilisierungen. Dieser Behandlung liegt die Annahme zugrunde, dass die Migräne eine allergische Reaktion auf bestimmte Stoffe sei. Kopfschmerzexperten lehnen diese Theorie als nicht haltbar ab.

Gelegentlich werden auch chirurgische Maßnahmen empfohlen, doch operative Verfahren machen bei der Behandlung der Migräne keinen Sinn. Ganz gleich, ob es sich dabei um das Ziehen von Zähnen, die Entfernung der Mandeln, der Gebärmutter oder der Eierstöcke handelt. Frauen mittleren Alters, die unter Migräne leiden, wird manchmal eine Totaloperation empfohlen, um so weitere Attacken zu verhindern. Diese Maßnahme ist nicht gerechtfertigt. Es kann zwar auf derartige Operationen zunächst eine anfallsfreie Phase folgen, doch früher oder später tritt die Migräne entweder in ihrer alten Form oder unter einem neuen Aspekt wieder auf.

Kopfschmerzen vom Spannungstyp

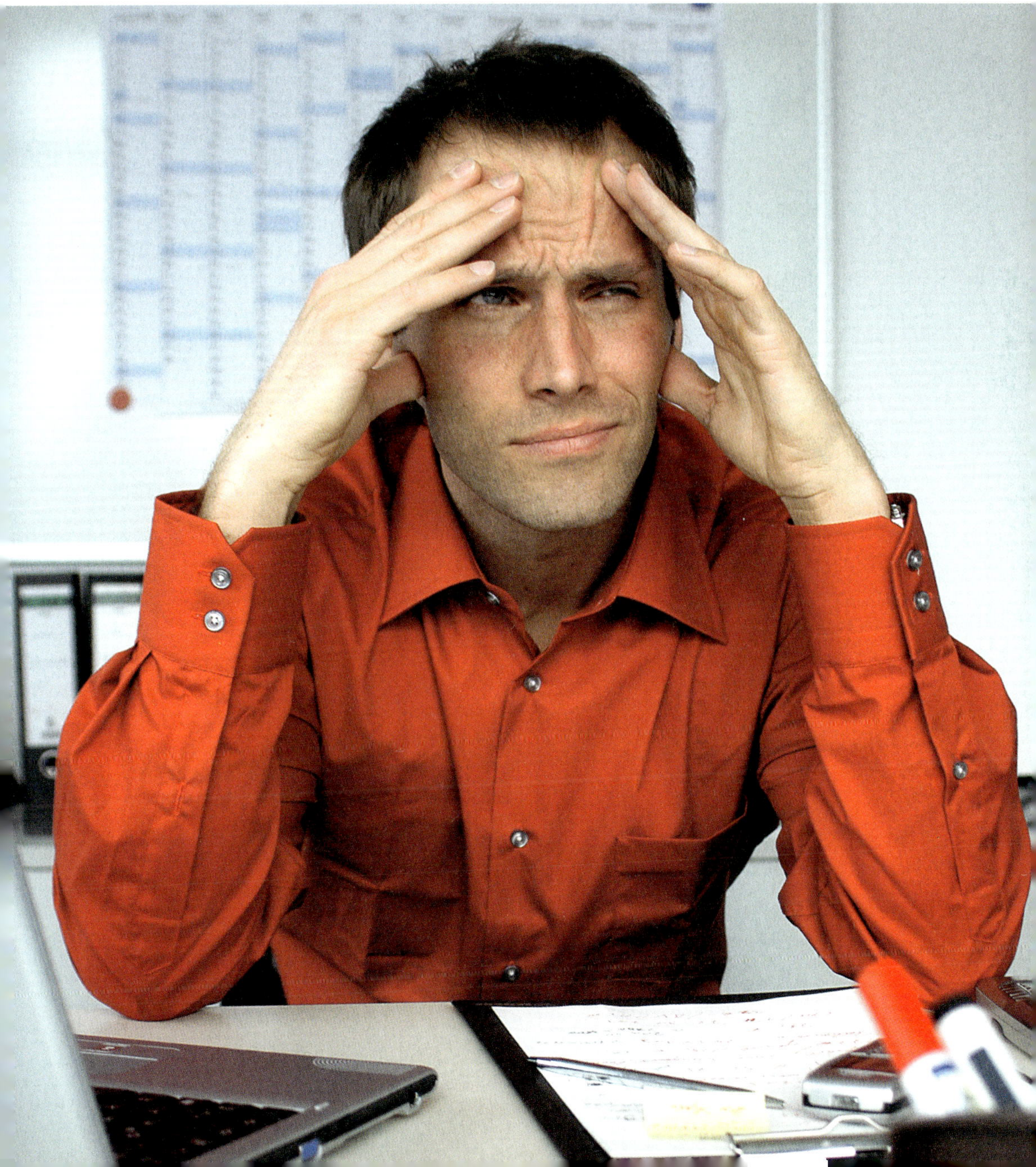

Der „angespannte Kopf" ist die Kopfschmerzform, die am weitesten verbreitet ist. Sie zählt zu den häufigsten Krankheiten überhaupt und stellt das gravierendste Problem von allen Kopfschmerzerkrankungen dar. Hochrechnungen zufolge leiden in Deutschland 29 Millionen Menschen gelegentlich oder des öfteren unter Kopfschmerzen vom Spannungstyp – wie diese Schmerzform nach der Einteilung der Internationalen Kopfschmerzgesellschaft (→ Seite 16) genannt wird. (Früher verwendete Begriffe waren unter anderem: Spannungskopfschmerz, Muskelkontraktionskopfschmerz, Stresskopfschmerz, normaler Kopfschmerz oder psychogener Kopfschmerz.)

Kopfschmerzen vom Spannungstyp können als episodische oder chronische Schmerzen auftreten. Bei der episodischen Form bestehen die Beschwerden an weniger als 15 Tagen pro Monat beziehungsweise an weniger als 180 Tagen pro Jahr. Die Dauer der einzelnen Schmerzphasen variiert zwischen 30 Minuten und sieben Tagen. Treten die Kopfschmerzen seit mindestens sechs Monaten an mehr als 15 Tagen pro Monat auf, handelt es sich um chronische Kopfschmerzen vom Spannungstyp.

Diese hartnäckigen Schmerzen können auch permanent bestehen und den betroffenen Menschen nahezu täglich zu schaffen machen. Da sie zum Teil durch die regelmäßige Einnahme von Schmerzmitteln (vor allem von Kombinationsmitteln → Seite 64) verstärkt oder unterhalten werden, ist die Grenze zwischen Spannungs- und medikamentenbedingten Dauerkopfschmerzen (→ Seite 101) oft fließend.

Während deutlich mehr Frauen als Männer über Migräne klagen, gibt es bei Spannungskopfschmerzen keinen geschlechtsspezifischen Unterschied. Außerdem kommt diese Schmerzart in allen Altersgruppen gleich oft vor. In ihrer chronischen Form nimmt sie mit steigendem Lebensalter – im Gegensatz zum klassischen Verlauf der Migräne – jedoch weiter zu.

Spannungskopfschmerzen in Zahlen

Wie stark die Beeinträchtigungen durch Spannungskopfschmerzen sind, zeigen die folgenden Zahlen:
Bei 82 Prozent der Patienten ist die Arbeitsproduktivität aufgrund der Schmerzen mehr oder weniger stark in Mitleidenschaft gezogen. Zwei Prozent sind während der Schmerzphase ans Bett gefesselt. Vier Prozent müssen sich regelmäßig, 15 Prozent gelegentlich krankschreiben lassen.
Arbeitsunfähigkeit besteht im Durchschnitt an 14 Tagen pro Jahr, gewöhnliche Freizeitaktivitäten werden an weiteren 13 Tagen im Jahr verhindert.

Symptome

Wie äußern sich die Schmerzen?

Anders als Migräne treten Kopfschmerzen vom Spannungstyp kennzeichnenderweise nicht einseitig, sondern beidseitig auf. Sie können sich grundsätzlich an jeder Stelle des Kopfes äußern, beginnen aber häufig im Bereich von Hinterkopf, Nacken, Schläfen oder Stirn. Von dort aus breiten sie sich allmählich über den ganzen Kopf aus und erreichen eine mäßige bis mittelstarke Intensität. Mehr als 60 Prozent der Patienten bezeichnen die Schmerzen als mittelstark. Viele spüren einen starken Druck um die Augen und hinter den Augen oder haben das Gefühl, eine schwere Last auf der Schädeldecke zu tragen. Andere beschreiben den schmerzhaften Zustand als „Schraubstockgefühl" oder als „engen Reif" beziehungsweise als „Klammer" um den Kopf herum. Wieder andere beklagen ein dumpfes, leeres Gefühl oder einen starken Druck im Kopf, der sie nicht mehr klar denken lässt. Manche fühlen sich, als hätten sie – im wahrsten Sinne – ein „Brett vor dem Kopf".

Verspannungen

Spannungskopfschmerzen sind häufig von starken Verspannungen der Kopfmuskulatur sowie der Muskeln im Bereich der Schultern, des Nackens oder auch der Halswirbelsäule begleitet. Dann sind die Kopf- und Nackenmuskeln verstärkt schmerzempfindlich, was in der Regel bei der ärztlichen Untersuchung durch Druck auf die jeweiligen Muskeln festgestellt wird.

Wird die elektrische Muskelaktivität in der neurologischen Praxis mit einem so genannten Elektromyografen untersucht, kann sich ebenfalls eine erhöhte Muskelaktivität zeigen. Diese verstärkte Muskelanspannung muss jedoch nicht zwangsläufig vorhanden sein.

Wenn die Kopf- und Nackenmuskeln schmerzen, kann das zu einer Bewegungseinschränkung der Hals- und Nackenmuskulatur führen. Patienten mit Spannungskopfschmerzen haben aber im Vergleich zu anderen Menschen keine stärkeren Abnutzungserscheinungen an der Halswirbelsäule oder irgendwelche typischen Organschäden.

Unterschiede zur Migräne

Es gibt wichtige Unterschiede zwischen Migräne und Kopfschmerzen vom Spannungstyp: Spannungskopfschmerzen sind nicht pochend (pulsierend), sondern dumpf, drückend oder ziehend, sie verstärken sich nicht bei körperlicher Aktivität wie beispielsweise beim Treppensteigen oder Koffertragen, sondern verbessern sich in der Regel durch mäßige Bewegung (vorzugsweise bei einem Spaziergang). Bei der episodischen Form kann es zu Licht- oder Lärmüberempfindlichkeit (nicht aber zu beiden Symptomen gleichzeitig) kommen.

Chronische Spannungskopfschmerzen können ebenfalls von Licht- oder Lärmüberempfindlichkeit, gelegentlich auch von Übelkeit begleitet sein. Kommt es zu Symptomen wie Brechreiz, Erbrechen, Seh-, Sprech- oder Sensibilitätsstörungen oder zu ausgeprägter Licht- und Lärmüberempfindlichkeit, weist das auf eine Migräne hin, die zusätzlich zum Kopfschmerz vom Spannungstyp besteht (→ Kasten).

„Kombinationskopfschmerz"?

Zirka 50 Prozent der Kopfschmerzpatienten leiden sowohl an Migräne als auch an Spannungskopfschmerzen. Früher wurde in diesen Fällen meist die Diagnose „Kombinationskopfschmerz" gestellt. Die Internationale Kopfschmerzgesellschaft (→ Seite 16) verwendet diesen Begriff nicht mehr. Kommen bei ein und demselben Patienten unterschiedliche Kopfschmerzformen vor, müssen diese spezifisch diagnostiziert und gesondert behandelt werden.

Mögliche Auslöser

Die Beschwerden werden meistens durch Konflikt- und Stresssituationen ausgelöst, aber auch durch anatomisch belastende und falsche Körperhaltungen (zum Beispiel bei der Arbeit am PC).

Sind die Schmerzen bereits chronisch geworden, gibt es keine Abhängigkeit mehr von inneren oder äußeren Belastungen. Die Beschwerden können sich dann jederzeit melden und über einen längeren Zeitraum (auch am Wochenende oder während des Urlaubs) andauern. Spätestens zu diesem Zeitpunkt fühlen sich viele Betroffene nachhaltig in ihrem Leben beeinträchtigt. Konzentrations- und Aufnahmefähigkeit sind verringert. Darüber hinaus berichten viele Patienten in der ärztlichen Praxis über Antriebs- und Konzentrationsstörungen, die auf eine depressive Verstimmung hinweisen. Diese kann sowohl Ursache als auch Folge chronischer Kopfschmerzen sein.

Woran Sie Kopfschmerzen vom Spannungstyp erkennen können

Die Art der Schmerzen

- Sie treten, anders als die Migräne, nicht auf einer Kopfseite, sondern beidseitig auf.
- Sie breiten sich oft vom Hinterkopf und Nacken nach vorn in den Bereich von Stirn und Schläfen aus, können sich aber grundsätzlich an jeder Stelle des Kopfes bemerkbar machen.
- Der Schmerzcharakter ist dumpf-drückend oder ziehend. Die Betroffenen beschreiben die Schmerzen oft als „Schraubstockgefühl“ oder als „schwere Last“ auf dem Kopf.
- Bei unbehandeltem Verlauf dauern die Schmerzen zwischen 30 Minuten und sieben Tagen an.
- Sie werden durch körperliche Aktivität nicht verstärkt (wie bei der Migräne). Im Gegenteil: Sie lassen zum Beispiel bei einem Spaziergang oft nach.

Mögliche typische Begleitsymptome

- Beim episodischen Spannungskopfschmerz kommt es maximal zu einem Begleitsymptom: entweder zu Licht- *oder* zu Lärmüberempfindlichkeit. Keinesfalls jedoch kommt es zu Übelkeit oder Erbrechen, die zum Beispiel sehr häufig mit Migräne (→ Seite 27) verbunden sind.
- Der chronische Spannungskopfschmerz ist ebenfalls von nur einem Symptom begleitet: entweder von Licht- *oder* Lärmüberempfindlichkeit *oder* von Übelkeit.
- Seh-, Sprech- oder Sensibilitätsstörungen treten nicht auf.
- Muskelanspannungen können, sie müssen aber nicht mit den Schmerzen einhergehen.

Die Entstehung von Spannungskopfschmerzen

Obwohl Spannungskopfschmerzen so häufig vorkommen, dass sie schon fast banal erscheinen, gibt es bis heute keine allgemein akzeptierte Erklärung für ihre Ursache. Anders als bei der Migräne werden Erbanlagen jedoch weitgehend ausgeschlossen. Spannungskopfschmerzen entwickeln sich als Folge ungünstiger Verhaltensweisen und körperlicher Fehlhaltungen. Man geht von einer multifaktoriellen Entstehung aus, da sich die einzelnen Faktoren oft nur schwer voneinander abgrenzen lassen.

Ein gestörtes Schmerzkontrollsystem

Viele Studien deuten darauf hin, dass Spannungskopfschmerzen durch eine Störung des körpereigenen Schmerzabwehrsystems hervorgerufen werden. Es gilt als gesichert, dass das Gehirn über elektrische und chemische Mechanismen die Schmerzinformationen der Nerven reguliert. Die Schaltzentrale, die darüber entscheidet, wie viele Schmerzinformationen in das Gehirn eingelassen und bewusst erlebt werden, wird im Hirnstamm vermutet, der sich im unteren Teil des Gehirns befindet. Dort bestimmen Schmerzfilter, wie empfindlich das Nervensystem auf Vorgänge innerhalb oder außerhalb des Organismus reagiert. Ob und wie weit sich diese Filter öffnen oder schließen, hängt von Botenstoffen (Neurotransmittern) ab. Eine besonders wichtige Rolle bei der Steuerung der Schmerzfilter spielt der Botenstoff Serotonin. Dieser wird im Gehirn gespeichert, das heißt, er wird nachgebildet, sobald er verbraucht ist, sodass normalerweise genügend Vorrat an Serotonin vorhanden ist.

Bestimmte körperliche und seelische Belastungen können dazu führen, dass die Botenstoffe im Gehirn sehr schnell abgebaut werden. Dieser Mangel an Neurotransmittern bewirkt, dass sich die Schmerzfilter weit öffnen und Schmerzinformationen ungesteuert in das Gehirn einfließen können. Da der Kopf diese Informationen besonders stark wahrnimmt, kommt es zur Entstehung von Kopfschmerzen.

Je nachdem, wie lange die nachfolgend geschilderten Belastungsfaktoren auf den Organismus einwirken, kann es zu einem vorübergehenden oder zu einem dauerhaften Mangel an Neurotransmittern kommen. Als Folge entstehen entweder episodische oder chronische Spannungskopfschmerzen.

Körperliche Fehlhaltungen

Zahlreiche zivilisationsbedingte Zwangshaltungen können die Nervenbotenstoffe verringern: zum Beispiel langes, eintöniges Sitzen am Schreibtisch, Liegen auf durchhängenden oder verformten Matratzen (→ Kasten, Seite 88, 89), Fehlhaltungen am Bildschirm, an der Werkbank, beim Autofahren oder bei bestimmten Sportarten wie Tennis. In jüngeren Jahren können solche Fehlhaltungen des Skeletts noch kompensiert werden. Mit zunehmendem Alter häufen sich dann aber chronische Spannungskopfschmerzen – als Folge muskulärer Überforderungen und Verspannungen und des dadurch bedingten permanenten Mangels an Neurotransmittern.

Funktionsstörungen im Kieferbereich

Dabei handelt es sich im Wesentlichen um Kiefergelenkgeräusche, die bei der Bewegung des Kauapparates entstehen, durch eingeschränkte Bewegungsfähigkeit oder Schmerzen im Kiefer, um Zähneknirschen, ständiges starkes Zusammenbeißen der Zähne oder um das Pressen der Zunge gegen den Gaumen. Diese Funktionsstörungen führen dazu, dass das Zentralnervensystem permanent mit Gegenregulationen reagiert, die wiederum Kopfschmerzen bewirken.

Stress und Angststörungen

Stress kann viele unterschiedliche Ursachen haben und unter anderem durch Schlafmangel und zu wenig Erholungspausen ausgelöst werden. Weitere wichtige Stressauslöser sind zum Beispiel angespannte Liebesbeziehungen, Dauerstreit in der Familie oder in der Nachbarschaft, Probleme mit Kollegen oder Vorgesetzten, Krankheiten oder finanzielle Sorgen. Starke Ängste gehen ebenfalls mit einer erhöhten Anspannung einher, die Spannungskopfschmerzen nach sich ziehen können. Dabei spielen existenzielle Ängste (Todesangst, Angst vor Krankheiten, vor Angreifern, Dunkelheit, vor dem Verlust des Arbeitsplatzes oder von nahestehenden Menschen) eine ebenso große Rolle wie Leistungsangst (etwa vor Prüfungen oder Vorstellungsgesprächen) oder soziale Ängste, die sich als Schüchternheit, Verlegenheit, Rotwerden oder Publikumsangst äußern können.

Viele Menschen ziehen in Situationen, die mit Angst oder Stress einhergehen, unbewusst die Schultern hoch, pressen krampfhaft die Lippen aufeinander oder die Zunge gegen den Gaumen. Andere ducken sich, ziehen den Kopf ein oder halten zwanghaft den Kopf hoch. Bei chronischen Ängsten oder Dauerstress aufgrund ungelöster Probleme in der Familie, am Arbeitsplatz oder in anderen sozialen Bereichen kommt es fast zwangsläufig zu muskulärem Stress und Muskelverspannungen im Kopfbereich. Wie aus äußerem Druck und permanenter innerer Anspannung chronische Kopfschmerzen entstehen können, zeigt das folgende Beispiel.

Herr Z., 37 Jahre
Er ist verheiratet, Vater eines fünfjährigen Sohnes und von Beruf kaufmännischer Angestellter. Die Kopfschmerzen fingen nach seinen Erinnerungen schon mit dem Eintritt ins Berufsleben an. Herr Z. beschreibt sich selbst als sehr leistungsorientiert. Die Anerkennung von Vorgesetzten und Kollegen bedeutet ihm außerordentlich viel.

„Manchmal hatte ich schon Kopfweh, als ich noch zur Schule ging, meistens vor Klassenarbeiten oder Prüfungen. Aber richtig schlimm wurde es erst nach dem Ende meiner kaufmännischen Ausbildung, als ich eine gute Stelle in einem mittelständischen Betrieb fand. Meine Arbeit als Verkaufssachbearbeiter gefällt mir – bis auf den ständigen Druck, unter dem wir stehen – sehr gut. Aber wir sind einfach zu wenig Leute. Eigentlich arbeitet jeder von uns für zwei, weil die Personalpolitik der Firma die reinste Katastrophe ist. Da immer mehr an Personal gespart wird, bedeutet das für uns Überstunden ohne Ende. Als ich anfing, hier zu arbeiten, hatte ich nur alle paar Wochen Kopfschmerzen. Dann nahm ich jedes Mal eine Schmerztablette – und danach war der Kopf wieder frei. Heute brauche ich sie jeden zweiten oder dritten Tag. Sobald sich der dumpfe Druck im Hinterkopf bemerkbar macht, greife ich sofort zu der Schachtel Schmerztabletten, die ich in meiner Schreibtischschublade aufbewahre. Denn wenn der Druck stärker wird und sich erst mal in der Stirn festgesetzt hat, kann ich nicht mehr klar denken. Ohne die Tabletten könnte ich

! Ab wann es problematisch wird

Als Schwelle gilt die Einnahme von Schmerz- oder Migränemitteln – gleich welcher Art – an mehr als zehn Tagen im Monat.

Beruhigungs- oder Schlaftabletten dürfen Sie immer nur kurzfristig einnehmen, das heißt maximal 10 bis 14 Tage lang hintereinander. Danach müssen Sie unbedingt eine Medikamentenpause einlegen. Nach einer solch kurzen Zeit gelingt es auch, die Mittel ohne Nachwirkungen abzusetzen. Wenn Sie benzodiazepinhaltige Beruhigungs- oder Schlafmittel, wie *Adumbran*, *Tavor*, *Tranxilium* oder *Valium* allerdings schon länger einnehmen (4 bis 6 Wochen), kann es beim Absetzen bereits zu Unruhe und verstärkter Schlaflosigkeit kommen. Das sind Absetzerscheinungen dieser Medikamente, die auf Dauer abhängig machen.

meine Arbeit nicht so verrichten, wie es von mir erwartet wird. Und das kommt für mich überhaupt nicht infrage. Schlechte Leistungen kann und will ich nicht abliefern. Dann könnte ich mir den Posten als Verkaufsleiter abschminken, auf den ich gute Aussichten habe. Ich könnte auch vor mir selbst nicht bestehen. Schließlich habe ich eine Familie zu ernähren, das Haus ist noch lange nicht abbezahlt, kurz, ich will und muss einfach funktionieren – und zwar gut."

Medikamentenmissbrauch

Bei nahezu 50 Prozent der Patienten mit chronischen Spannungskopfschmerzen liegt ein Medikamentenmissbrauch vor, da sie hohe Dosen von Schmerz- oder Beruhigungsmitteln einnehmen. Die darin enthaltenen Substanzen können zu einem starken Abbau von Nervenbotenstoffen im Gehirn führen – und damit Spannungskopfschmerzen ursächlich auslösen.

Depressionen – Ursache oder Begleitsymptom?

Neue Studien zeigen, dass mehr als zwei Drittel der Patienten, die an Spannungskopfschmerzen leiden, psychische Störungen aufweisen. Am häufigsten handelt es sich dabei um Depressionen. Diese umfassen ein vielfältiges Krankheitsbild mit unterschiedlich ausgeprägten Symptomen. Vieles deutet darauf hin, dass ein Mangel an Nervenbotenstoffen im Gehirn (→ Seite 82) bei der Entstehung von Depressionen ebenfalls eine Rolle spielt. Bestimmte Arzneimittel gegen Depressionen (→ Seite 173), die die verbrauchten Botenstoffe verstärkt wieder produzieren, haben sich auch bei der Behandlung chronischer Spannungskopfschmerzen bewährt.

Zu den wichtigsten Merkmalen einer Depression gehören die folgenden Symptome, wenn diese nicht nur kurzzeitig auftreten, sondern seit mehreren Wochen andauern:

- eine apathische, niedergeschlagene Stimmung,
- Selbstvorwürfe, Selbstzweifel und ein allgemein negativ gefärbtes Selbstbild,
- chronische Müdigkeit,
- Appetitlosigkeit,
- Konzentrationsstörungen,
- allgemeine Antriebs- und Lustlosigkeit,

- Ein- oder Durchschlafstörungen oder sehr frühes Aufwachen am Morgen,
- Rückzug aus sozialen Kontakten,
- Todeswünsche und Selbsttötungsgedanken.

Diese Symptome können zum Beispiel Ausdruck einer Erschöpfungsdepression sein. Sie können aber auch als Folge jahrelanger Kopfschmerzen oder aufgrund eines damit verbundenen Schmerzmittelmissbrauchs auftreten.

! Wann Sie Hilfe brauchen

Haben Sie seit mehreren Wochen außer Spannungskopfschmerzen einige der folgenden Symptome bei sich festgestellt, sollten Sie sich an einen Arzt Ihres Vertrauens wenden und sich von ihm beraten lassen. Möglicherweise wird er Sie zur weiteren Behandlung an einen ärztlichen oder psychologischen Psychotherapeuten überweisen, wenn

- Sie sich häufig müde, abgeschlagen, lustlos und weniger leistungsfähig fühlen als sonst,
- Sie am liebsten morgens im Bett bleiben würden und das Gefühl haben, den Anforderungen des Alltags nicht mehr gewachsen zu sein,
- Sie unter Schlafstörungen und chronischer Erschöpfung leiden,
- Ihre Stimmung gegen Abend besser wird,
- Ihre Konzentrationsfähigkeit und Ihr Kurzzeitgedächtnis nachgelassen haben,
- Sie häufig Stimmungsschwankungen unterliegen und sich aus unerklärlichen Gründen oft traurig und niedergeschlagen fühlen und Ihnen zum Weinen zumute ist,
- Sie unter starker innerer Unruhe, Nervosität und Angstgefühlen leiden,
- Sie oft Herzklopfen, Magenschmerzen oder einen „Kloß im Hals" verspüren,
- Sie keinen Sinn mehr im Leben sehen und sich häufig Todes- oder Selbsttötungsgedanken einstellen, gegen die Sie sich nicht wehren können.

Vorbeugen – ohne Medikamente

Zunächst ist es wichtig, die Auslöser für Spannungskopfschmerzen im alltäglichen Leben aufzuspüren. Liegen sie im körperlichen oder im seelischen Bereich? Fragen wie „Warum brummt mir so oft der Schädel" oder „Worüber zerbreche ich mir eigentlich den Kopf" oder „Warum bin ich so angespannt?" lohnen sich auf jeden Fall. Wer sich ernsthaft damit auseinander setzt, wird vielleicht darauf stoßen, dass er sich häufig in Beruf, Partnerschaft oder Familie überfordert. Die Schmerzen können dann ein Signal dafür sein, dass die Grenzen der Belastbarkeit erreicht sind und der Organismus dringend mehr Pausen und Erholung benötigt.

Im Einzelfall kann es schwierig sein, eine spezifische Ursache für die Kopfschmerzen zu finden. Oft werden die Schmerzen durch ein ganzes Bündel unterschiedlicher Faktoren ausgelöst und aufrecht erhalten. Sind sie zum Beispiel im Wesentlichen auf körperliche Fehlhaltungen (→ Seite 83) zurückzuführen, können bereits kleine Veränderungen im Alltag eine große Wirkung haben. Wer etwa morgens immer wieder „wie gerädert" und mit starken Nackenschmerzen aus dem Bett steigt, hat sich möglicherweise eine ungesunde Schlafhaltung (etwa in der Bauchlage) angewöhnt – oder braucht eine neue Matratze, weil die alte durchgelegen ist. Treten die Kopfschmerzen vorwiegend während oder nach der Arbeit am Schreibtisch oder am Computer auf, kann das unter anderem daran liegen, dass der Schreibtisch oder die Tastatur des PC zu hoch ist und deshalb beim Arbeiten automatisch die Schultern hochgezogen werden, was häufig zu Verspannungen und Schmerzen in Schulter, Nacken und Hinterkopf führt. Möglicherweise stimmen auch Lichteinfall und/oder der Abstand zum Bildschirmgerät nicht (Tipps zum „richtigen Sitzen und Liegen" → Seite 88, 89).

Überprüfen Sie Ihren Arbeitsplatz

Spannungskopfschmerzen entwickeln sich häufig als Folge ungünstiger Arbeitsplatzbedingungen. Der Stuhl sollte unbedingt Armlehnen haben, er sollte leicht beweglich und mit einer flexiblen Andruckfeder ausgestattet sein. Dinge, die Sie häufig brauchen, sollten Sie möglichst in der Nähe Ihres Sitzplatzes deponieren, damit sie leicht und ohne ständige Fehlhaltungen erreichbar sind.

Besonders wichtig sind auch die Lichtverhältnisse. Wenn Sie den Computerbildschirm vor einem hellen Fenster platzieren, besteht die Gefahr, dass Sie beim Schreiben ständig wechselnden Lichtverhältnissen ausgesetzt sind: der Helligkeit des Bildschirms, der des Fensters und der des Schreibtischs. Diese Überbeanspruchung der Augenregulation kann Kopfschmerzen auslösen. Hier ist es oft schon hilfreich, wenn der Schreibtisch umgestellt wird.

Sorgen Sie außerdem dafür, dass Lärm, Passivrauchen oder andere Stressfaktoren möglichst vom Arbeitsplatz fern gehalten werden.

Muskelverspannungen vermeiden

Mit einer Reihe einfacher, aber wirkungsvoller Maßnahmen lässt sich muskulärer Stress, wie er in der Fachwelt genannt wird, oft verhindern. Besonders wichtig ist es, bei allen einseitigen Belastungen (zum Beispiel bei Arbeiten am Schreibtisch oder PC, beim Lesen, Fernsehen oder Autofahren) öfter Pausen einzulegen. Wer über einen längeren Zeitraum hochkonzentriert arbeitet und deshalb die Pausen vergisst, kann (zum Beispiel am PC) einen

TIPP

So sitzen Sie richtig

- Stühle, auf denen Sie lange sitzen, egal ob zu Hause oder im Büro, sollten immer Rücken- und Armlehnen haben.
- Die Rückenlehne sollte im Lendenwirbelbereich leicht nach innen geschwungen sein und den Rücken bis unter die Schulterblätter abstützen.
- Wählen Sie einen eher harten Stuhl, der Ihrem Körpergewicht nur geringfügig nachgibt. Das „Versinken" im Stuhl führt zur erhöhten Wirbelsäulenbelastung.
- Die Sitzfläche muss groß genug sein, um das Körpergewicht beliebig verlagern zu können. Sie brauchen Platz, um sich auf Ihrem Stuhl bewegen zu können.
- Der ideale Schreibtischstuhl lässt sich kippen, hat eine Drehvorrichtung und ist höhenverstellbar.
- Die Sitzhöhe ist dann richtig eingestellt, wenn Ober- und Unterschenkel etwa einen rechten Winkel bilden, die Füße flach aufstehen und die Unterarme waagerecht auf der Tischfläche aufliegen können.
- Wenn der Tisch zu hoch gewählt wird, müssen Sie beim Arbeiten unweigerlich die Schultern hochziehen. Das führt zu Verspannungen.
- Wenn die Stuhlhöhe zu hoch gewählt wird, „schweben" Sie mit den Füßen über dem Boden. Damit wird die Durchblutung der Oberschenkel gestört, die Wirbelsäule wird zusätzlich übermäßig belastet.
- Falls Ihr Schreibtisch nicht höhenverstellbar ist, sollten Sie einen kleinen Hocker oder eine Schachtel unter Ihre Füße stellen, um die Beine abzustützen und das „Schweben" der Füße zu vermeiden.
- Versuchen Sie, beim Sitzen die Schultern bequem „in der Mitte" zu tragen. Sie sollten weder nach vorne kippen noch stramm zurückgezogen werden. Beides führt zur Überbelastung einzelner Muskelgruppen im Rückenbereich.
- Wenn Sie sich weit in den Stuhl zurücksetzen, behalten Sie den unterstützenden Halt der Rückenlehne. Beim Balancieren auf der Vorderkante verlieren Sie ihn.
- Wenn Sie die Tendenz haben, sich beim Arbeiten am Schreibtisch weit nach vorne zu beugen, sollten Sie Ihren Stuhl so dicht wie möglich an den Tisch schieben.
- Spannen Sie während des Sitzens öfter Ihre Bauchmuskeln an. Sie erschlaffen durch dauerndes Sitzen.

Zeitgeber benutzen, der spätestens nach einer Stunde ein Signal zum kurzen Innehalten gibt.

Solche Pausen eignen sich gut zum Dehnen, Recken und Strecken, aber auch für regelmäßige isometrische Übungen (→ Seite 93), für eine Kurzform der Progressiven Muskelentspannung nach Jacobson (→ Seite 54) oder für Atemübungen, bei denen man einige Minuten lang langsam und tief durch die Nase ein- und ebenso langsam wieder durch den Mund ausatmet. Dabei sollten die Augen geschlossen sein und die Hände auf dem Bauch liegen. Bei notwendigen Drehbewegungen sollte immer der ganze Körper mitgehen. Auf diese Weise kommt es nicht zu abrupten Drehungen des Kopfes.

Wer eine Leiter oder einen Stuhl benutzt, anstatt mit den Händen über dem Kopf zu arbeiten, Zugluft meidet und bei kaltem

So liegen Sie richtig

- Im Liegen ist der Rücken vom Körpergewicht und Druck auf die Wirbelkörper befreit, die Muskulatur entspannt sich und die Bandscheiben können aus dem umliegenden Gewebe wieder Flüssigkeit aufnehmen.
- Eine besonders angenehme Einschlafstellung für Ihr Rückgrat kann die Seitenlage mit leicht angewinkelten Beinen sein. Sie ist der Embryonalhaltung ähnlich. Unterstützt von einer geeigneten Matratze kann die Wirbelsäule entspannt liegen, ohne sich krümmen oder verdrehen zu müssen.
- Legen Sie den Kopf auf ein flaches Kissen, um zu vermeiden, dass der Hals abknickt. Zu hohe oder prall gefüllte Kissen können den Nacken ermüden, es können Verspannungen auftreten.
- Zusätzlich zum leichten Kopfkissen können Sie eines zwischen die Knie legen, um zu verhindern, dass das obere Bein während des Schlafens herabsinkt.
- Wenn Sie lieber auf dem Rücken einschlafen, können Sie Kissen unter Ihre Knie legen. Mit leicht angewinkelten Beinen wird der Lendenwirbelbereich entlastet. Sie können dadurch einem Hohlkreuz vorbeugen.
- Auch beim Ausruhen in Rückenlage, beispielsweise während einer Ruhepause, können Sie sich für einen zusätzlichen Entspannungseffekt Kissen unter die Knie schieben.
- Wenn Sie ein Hohlkreuz oder Beschwerden im Lendenwirbelbereich haben, sollten Sie die Bauchlage meiden. Meist ermüden in dieser Stellung auch die Schultern. Durch die Dauerdrehung des Kopfes kann es zum „steifen“ Nacken kommen. Wenn Sie dennoch die Bauchlage bevorzugen, legen Sie sich ein festes Kissen unter die Magengegend. Damit haben Sie eine Abstützung für den Rücken.

Wetter hohe Kragen oder einen Schal trägt, kann ebenfalls Muskelverspannungen vorbeugen.

Außerdem ist es ratsam, sich einem Gesprächspartner nicht frontal gegenüberzusetzen, sondern sich „über Eck" zu platzieren, sodass man den Kopf zur Seite drehen muss, um den anderen anschauen zu können. Denn dadurch wird sowohl die mimische Muskulatur als auch die Halsmuskulatur entlastet.

Die Behandlungsmöglichkeiten ohne Medikamente

Im Wesentlichen gibt es neben Medikamenten zwei Wege bei der Therapie von Spannungskopfschmerzen:

- Verhaltensmedizinische beziehungsweise psychotherapeutische Verfahren und
- Physikalische Maßnahmen.

Verhaltensmedizinische Verfahren

Wissenschaftliche Untersuchungen belegen, dass verhaltensmedizinische Maßnahmen bei Spannungskopfschmerzen sehr wirksam sind. Dazu zählen vor allem Entspannungsübungen, Stressbewältigungstrainings, die EMG-Biofeedback-Therapie, die Transkutane elektrische Nervenstimulation (TENS) und Psychotherapien.

Entspannungsübungen

Am besten bewährt hat sich die progressive Muskelentspannung nach Jacobson. Wer diese Methode regelmäßig anwendet, nimmt im Laufe der Zeit seine körperliche Anspannung besser wahr: Wie man geht, steht, sitzt oder schaut, welche Muskeln unbewusst angespannt und damit überfordert werden (zum Beispiel durch ständig hochgezogene Schultern, zusammengepresste Lippen oder unbewusst geballte Fäuste). Die tägliche Anwendung des Verfahrens wirkt sich positiv auf die Steuerungsvorgänge im Zentralnervensystem aus: Es werden weniger Nervenbotenstoffe abgebaut und damit weniger Schmerzinformationen in das Gehirn eingelassen (→ Seite 82). Informationen über diese Methode → Seite 54.

Stressbewältigungstraining

Muskulärer Stress entsteht nicht nur durch einseitige körperliche Belastungen und Fehlhaltungen, sondern häufig auch als Folge (unbewusster) Angst, Wut oder seelischer Anspannung. Patienten, die unter Spannungskopfschmerzen leiden, profitieren ebenso wie Migräniker von Stressbewältigungstrainings, in denen ein besserer Umgang mit alltäglichen Stressfaktoren erlernt wird. Einzelheiten zu Stressbewältigungsverfahren → Seite 58.

Die Biofeedback-Therapie

Bei der Biofeedback-Therapie werden mit einem speziellen Gerät bestimmte Körperfunktionen gemessen, bei Kopfschmerzen vor allem die Kopfmuskelaktivität oder der Pulsschlag. Die Methode eignet sich besonders für Patienten, die unter nachweisbaren Muskelanspannungen leiden. Sie lernen dabei, die Stirn-, Schläfen- oder Nackenmuskulatur willentlich zu beeinflussen.

Während des Trainings erhalten sie über einen TV-Bildschirm oder akustisch eine Rückmeldung über den aktuellen Anspannungs- beziehungsweise den Entspannungszustand der Muskulatur. Mit dieser Methode wird also der Zusammenhang zwischen Belastungssituationen und Muskelanspannung deutlich erfahrbar. Umgekehrt können durch ruhige, angenehme Gedanken und mit Entspannungstechniken die Muskeln bewusst wieder entspannt werden. Das Ziel der Behandlung besteht darin, bestimmte Körperfunktionen, die üblicherweise unbewusst ablaufen, bewusst zu steuern. Diese Form der kontrollierten Muskelentspannung lässt sich beim Sitzen oder Stehen anwenden.

Wissenschaftliche Studien haben gezeigt, dass die Biofeedback-Therapie wirksam gegen Kopfschmerzen ist, die mit Muskelverspannungen einhergehen. Die Behandlungserfolge sind jedoch nicht höher als bei der progressiven Muskelentspannung nach Jacobson (→ Seite 54). Der Nachteil der Biofeedback-Therapie gegenüber der progressiven Muskelentspannung liegt darin, dass die Patienten hier Entspannung in Abhängigkeit von einem

Ein Spiegel – die beste Rückmeldung

Werfen Sie zwischendurch immer wieder einmal einen Blick in einen (Taschen-)Spiegel. Das ist die beste und preiswerteste Methode, um festzustellen, ob Sie angespannt oder entspannt sind. Denn in Ihrem Spiegelbild können Sie hochgezogene Schultern, zusammengekniffene Augen, eine verkrampfte Mundpartie – oder einen entspannten Gesichtsausdruck auf einen Blick erkennen.

technischen Gerät erlernen, während sie die progressive Muskelentspannung selbstständig überall durchführen können. Außerdem eignet sich Biofeedback nicht zur Selbsttherapie. Die Methode sollte unter ärztlicher oder psychologischer Anleitung in einer Praxis durchgeführt werden.

Bei der ärztlich verordneten Anwendung übernehmen die Krankenkassen die Kosten.

Transkutane elektrische Nervenstimulation (TENS)

Die transkutane elektrische Nervenstimulation ist eine sehr nebenwirkungsarme Methode, die sich ebenfalls bei Spannungskopfschmerzen bewährt hat. Nähere Informationen dazu befinden sich im Kapitel „Komplementäre Verfahren" (→ Seite 182).

Die psychotherapeutische Behandlung

Chronische Spannungskopfschmerzen gehen häufig mit depressiven Symptomen wie zum Beispiel Schlaflosigkeit, Angststörungen, Unruhe, Abgeschlagenheit oder Stimmungsschwankungen einher. Sind diese Störungen sehr ausgeprägt, kann eine psychotherapeutische Behandlung notwendig sein. Welche speziellen therapeutischen Verfahren im Einzelfall sinnvoll sind, sollte am besten mit einem Arzt des Vertrauens besprochen werden, der anschließend die Überweisung an eine entsprechende Praxis veranlasst.

Seit 1999 dürfen sich Mitglieder der gesetzlichen Krankenversicherung auch direkt an psychologische Praxen wenden. Allerdings übernehmen die Kassen nur die Kosten für drei Therapieverfahren: Psychoanalyse, tiefenpsychologisch fundierte Psychotherapie und Verhaltenstherapie. Eine jahrelange Psychoanalyse ist bei Kopfschmerzen in der Regel wenig empfehlenswert. Gute Erfolge wurden dagegen mit Verhaltenstherapien erzielt. Bis zu einer Dauer von 25 Stunden übernimmt die Krankenkasse die Kosten auch ohne ausführliches Antragsverfahren. Bestimmte Höchstgrenzen dürfen üblicherweise nicht überschritten werden. Die Dauer wird nicht in Wochen oder Monaten, sondern in Therapiestunden gerechnet. Bei der Verhaltenstherapie liegt die Regelzeit bei 45 Stunden, sie kann aber bis zu 60 oder maximal 80 Stunden verlängert werden. (Weitere Informationen zu Kostenübernahme und Zuzahlungen bei Psychotherapien → Seite 61.)

Physikalische Maßnahmen

Nicht nur verhaltensmedizinische Verfahren, auch einige physikalische Maßnahmen können zu einer Linderung von Spannungskopfschmerzen beitragen. Besonders hilfreich sind entspannende Wärmeanwendungen, zum Beispiel ein warmes Bad, eine Wärmflasche oder feucht-heiße Kompressen in der Schulter-Nacken-Partie. Fangopackungen, Infrarotbestrahlungen und Streichmassagen wirken ebenfalls durchblutungsfördernd und muskelentspannend.

In manchen Fällen können auch kalte Arm- oder Fußbäder, kalte Kompressen auf die Stirn oder auf den Nacken die Schmerzen vertreiben.

Regelmäßige Spaziergänge oder Ausdauersport (zum Beispiel Walken, Joggen, Rudern oder Radfahren) wirken sich ebenfalls günstig gegen Kopfschmerzen aus.

Manuelle Dehnungen der Hals- und Schultergürtelmuskulatur bringen häufig Erleichterung. Weitere gezielte krankengymnastische Übungen (vor allem Bewegungs- und Haltungsübungen) lindern nicht nur akute Schmerzen, sondern dienen gleichzeitig zur Vorbeugung zusätzlicher Beschwerden.

Isometrische Übungen

Bei dieser Technik werden bestimmte Muskelpartien zunächst 10 bis 15 Sekunden lang gegen einen Widerstand aktiviert und danach wieder entspannt. Beim Anspannen wird eingeatmet, beim Entspannen wieder ausgeatmet. Isometrische Übungen eignen sich gut, um muskulären Stress auszugleichen. Sie sind sehr einfach, nehmen nicht viel Zeit in Anspruch und lassen sich leicht in den Alltag integrieren, da sie sowohl im Stehen als auch im Sitzen durchgeführt werden können. So sind sie beispielsweise auch als Entspannungsübungen im Büro bestens geeignet.

Beim Sitzen müssen die Beine fest auf dem Boden platziert und das Becken leicht nach vorn geneigt sein. Es wird eine entspannte gerade Sitzhaltung mit leichtem Hohlkreuz empfohlen. Jede der drei Übungen auf den folgenden Seiten sollte drei- bis fünfmal täglich mit zirka 50 Prozent der maximalen Kraft durchgeführt werden.

Übung für die vordere Halsmuskulatur

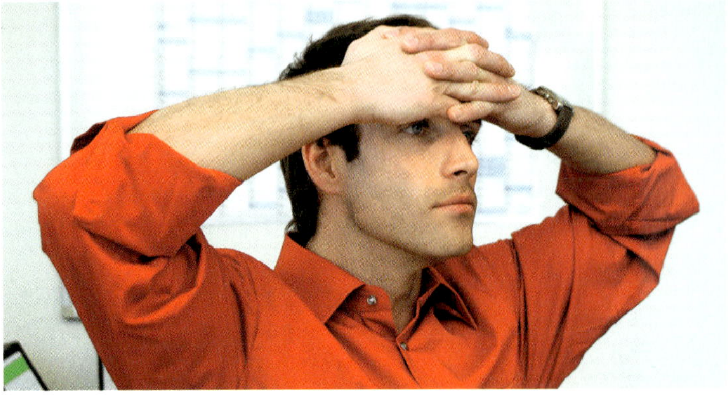

Zur Stärkung der vorderen Halsmuskulatur werden beide Hände gefaltet und vor dem Kopf mit den Handinnenflächen auf die Stirn gelegt. Der Kopf wird leicht nach vorne geneigt und in die Handinnenfläche gedrückt, während die Hände den Kopf leicht zurückdrücken. Wichtig ist, dass es dabei zu keiner Bewegung kommt. Die Anspannung, die durch Druck und Gegendruck entsteht, wird nach 15 Sekunden wieder gelöst.

Übung für die hintere Halsmuskulatur

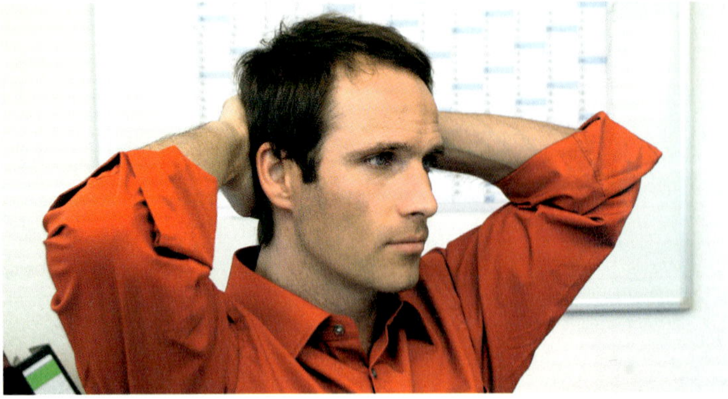

Bei der Übung für die hinteren Halsmuskel werden die gefalteten Hände an den Hinterkopf gelegt und leicht gegen den Kopf gedrückt, während mit dem Kopf ein leichter Gegendruck in die Handinnenflächen erzeugt wird.

Übung für die seitliche Halsmuskulatur

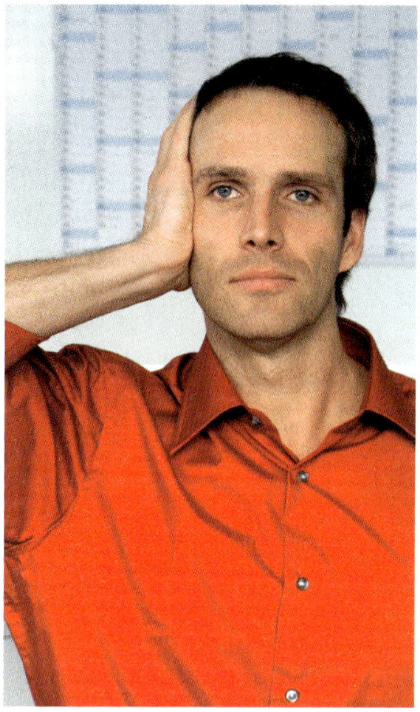

Um die seitlichen Halsmuskeln zu stärken, wird der Kopf zunächst nach links gedreht und die rechte Hand mit der Innenfläche an die rechte Schläfe gelegt. Danach wird der Kopf leicht gegen die Handinnenfläche gedrückt und dadurch langsam wieder in die Ausgangsposition zurückgebracht. Anschließend erfolgt die gleiche Übung in umgekehrter Richtung: Der Kopf wird nach rechts gedreht, während die linke Hand an die linke Schläfe gelegt und der Kopf ebenfalls mit einer langsamen Bewegung wieder in die Ausgangsposition zurückgeführt wird.

Aufbissschienen zum Schutz der Zähne

Viele Menschen pressen, wenn sie angespannt sind, unbewusst die Zähne aufeinander oder knirschen nachts mit den Zähnen. Die Folgen äußern sich meist mit Schmerzen im Bereich der Kiefergelenke, die morgens nach dem Aufwachen besonders stark sind. Ob der Bruxismus, wie das Zähneknirschen und -pressen in der Zahnmedizin genannt wird, außer Muskelverspannungen im Hals- und Nackenbereich auch Kopfschmerzen vom Spannungstyp hervorrufen kann, ist bislang noch nicht eindeutig geklärt.

Durch die ständigen Fehlregulationen können sich die Zähne abreiben und im Extremfall sogar lockern. Um dies zu verhindern, verordnen Zahnärzte häufig eine Aufbissschiene aus dünnem Kunststoff, die individuell an die Zähne angepasst wird. Diese schützt die Zähne effektiv. In der Behandlung gegen Kopfschmerzen ist eine Aufbissschiene jedoch nur eine Maßnahme von mehreren. Mit ihr allein lassen sich Kopfschmerzen in der Regel nicht lindern, da sie nicht an der Ursache, sondern an der letzten Stelle der Fehlregulationen eingreifen.

Die Behandlung mit Medikamenten

Bei der medikamentösen Therapie von Spannungskopfschmerzen muss (wie bei der Migräne → Seite 27) zwischen episodischen und chronischen Schmerzen unterschieden werden. In den folgenden Abschnitten werden die geeigneten Wirkstoffe zur Behandlung und Vorbeugung vorgestellt. Ausführliche Informationen zu den Gegenanzeigen, Nebenwirkungen und Wechselwirkungen der einzelnen Präparate finden sich auf → Seite 151 ff.

Die Therapie bei akuten Kopfschmerzen

Treten Spannungskopfschmerzen nur gelegentlich auf und halten nicht lange an, sind die folgenden Arzneimittel unter Einhaltung der Dosierungsvorschriften geeignet.

Pfefferminzöl

Zunächst lohnt sich ein Versuch mit Pfefferminzöl, einem pflanzlichen Mittel, das äußerlich angewendet wird. Als Arzneimittelwirkstoff sollte ein standardisiertes ätherisches Öl angewendet werden, das aus den blühenden Teilen der Pfefferminze gewonnen wird. Es wird in alkoholischer Lösung großflächig auf die Stirn- und Schläfenhaut oder auf den Nacken aufgetragen. Die Anwendung kann im Abstand von jeweils 15 Minuten wiederholt werden, bis die Schmerzen abgeklungen sind.

Kontrollierte Studien weisen darauf hin, dass sich die äußerliche Behandlung mit Pfefferminzöl in ihrer Wirksamkeit nur unwesentlich von der Anwendung von 1 000 Milligramm Azetylsalizylsäure oder Parazetamol unterscheidet. Da Pfefferminzöl mit keinen unerwünschten Wirkungen für Magen, Leber oder Nieren verbunden ist, stellt es eine gute Alternative zu den folgenden Medikamenten dar.

Azetylsalizylsäure (ASS)

Azetylsalizylsäure (→ Seite 153) sollte wegen der besseren Verträglichkeit am besten als Brausetablette genommen werden. Die Dosierung beträgt zwischen 500 und 1 000 Milligramm. Eine Höchstdosis von 1 500 Milligramm pro Tag darf auf keinen Fall überschritten werden. Kinder unter 12 Jahren dürfen kein ASS nehmen (→ Seite 156), insbesondere dann nicht, wenn sie unter einer Virusinfektion leiden (Erkältungskrankheiten, Windpocken etc.).

Parazetamol

Parazetamol (→ Seite 157) wird in der Regel gut vertragen, ist aber möglicherweise nicht ganz so wirksam wie Azetylsalizylsäure. Auch hier beträgt die Dosis zwischen 500 und 1 000 Milligramm, die Höchstdosis ebenfalls 1 500 Milligramm pro Tag.

! Vorsicht bei der Einnahme von Schmerzmitteln

Schmerzmittel dürfen Sie an maximal zehn Tagen pro Monat in der empfohlenen Dosierung einnehmen. Treten an den übrigen 20 Tagen Kopfschmerzen auf, müssen Sie auf schmerzstillende Medikamente verzichten, da sich sonst ein medikamentenbedingter Dauerkopfschmerz (→ Seite 101) entwickeln kann. Nehmen Sie nie Kombinationsmittel ein, die mehrere Schmerzhemmer oder weitere Substanzen enthalten. Diese Mischpräparate wirken nicht besser als die oben genannten Monopräparate, und sie bergen hohe Risiken (→ Seite 64).

Ibuprofen

Das Antirheumatikum Ibuprofen (→ Seite 160) ist auch bei Spannungskopfschmerzen geeignet und hat eine ähnlich schmerzlindernde Wirkung wie Azetylsalizylsäure. Als Einzeldosis werden 200 bis 600 Milligramm empfohlen, als tägliche Maximaldosis 2,4 Gramm. Für das Präparat *Dolormin* wird als Einzeldosis 400 Milligramm, als Tagesgesamtdosis 1 200 Milligramm angegeben.

Naproxen

Naproxen (→ Seite 160) ist ebenfalls ein Mittel gegen Rheuma und hat bei Spannungskopfschmerzen einen ähnlich schmerzlindernden Effekt wie Ibuprofen. Die empfohlene Dosis ist maximal zweimal 250 bis 500 Milligramm pro Tag.

Die vorbeugende Behandlung mit Medikamenten

Patienten, die an chronischen Spannungskopfschmerzen leiden, sollten wegen der erhöhten Gefahr eines Schmerzmittelmissbrauchs grundsätzlich keine Schmerzpräparate nehmen. Wer länger als drei Monate jeden zweiten Tag oder gar täglich Kopfschmerzen hat, braucht unbedingt eine ärztlich verordnete und kontrollierte Therapie.

Antidepressiva

Da chronische Kopfschmerzen oft mit Depressionen einhergehen, kann eine vorbeugende Langzeitbehandlung mit Antidepressiva (also Medikamenten gegen Depressionen) sinnvoll sein.

Als Mittel der ersten Wahl gelten hier die so genannten trizyklischen Antidepressiva (→ Seite 173).

Zu dieser Arzneimittelgruppe gehören zum Beispiel Amitriptylin (enthalten unter anderem in *Amineurin* und *Saroten*) oder Amitriptylinoxid (in *Amioxid-neuraxpharm* und *Equilibrin*). Diese Substanzen haben einen gewissen schmerzdämpfenden Effekt und die Substanz selbst besitzt kein Suchtpotential wie zum Beispiel das stark wirkende Schmerzmittel Kodein. Mehrere Studien zeigen, dass durch die vorbeugende Behandlung mit Amitriptylin die Häufigkeit und die Dauer von Spannungskopfschmerzen zurückgehen.

Die Einnahme richtet sich nach der ärztlichen Verordnung. In der Regel erfolgt eine einschleichende Dosierung von 25 Milligramm in der ersten Woche am Abend, die in der zweiten Woche auf 50 Milligramm am Abend und ab der dritten Woche auf 75 Milligramm am Abend gesteigert wird. Die Therapie dauert üblicherweise drei bis sechs Monate. Mit einer Besserung der Kopfschmerzen ist frühestens nach zwei Wochen zu rechnen. Stellt sich kein ausreichender Erfolg ein, sollte nach sechs bis acht Wochen ein anderes Antidepressivum versucht werden, zum Beispiel Doxepin (enthalten unter anderem in *Doxepin-neuraxpharm*, *Aponal*, *Doxepin-ratiopharm*) oder Imipramin (enthalten in *Imipramin-neuraxpharm* und in *Tofranil*).

! Wichtig: Eine ganzheitliche Therapie

Medikamente allein reichen nicht aus, um Spannungskopfschmerzen vorzubeugen. Die Behandlung mit Medikamenten muss immer durch verhaltensmedizinische oder verhaltenstherapeutische Maßnahmen (→ Seite 90) ergänzt werden.

Botulinum-Toxin A

Immer wieder wird auch die Anwendung von Botulinum-Toxin als Mittel zur Behandlung von Spannungskopfschmerzen empfohlen. Abgesehen davon, dass Botulinum-Toxin für dieses spezifische Krankheitsbild keine Zulassung hat, ist es für eine Anwendungsempfehlung zu früh. Bisher konnte in Studien noch nicht ausreichend nachgewiesen werden, dass mit dieser Therapie ein Nutzen verbunden ist. Zudem sollte mehr über denkbare Risiken bekannt sein, bevor es zu einer Empfehlung kommen kann.

Therapien gegen Spannungskopfschmerzen – eine Übersicht

Episodische Schmerzen

Verfahren ohne Medikamente	• Entspannungsübungen, zum Beispiel die progressive Muskelentspannung nach Jacobson (→ Seite 54) • Stressbewältigungstraining (→ Seite 58) • Transkutane elektrische Nervenstimulation (TENS → Seite 182) • Biofeedback (→ Seite 91) • Wärmeanwendungen und Massagen (→ Seite 93)
Pflanzliche Mittel	• Pfefferminzöl (→ Seite 96)
Behandlung mit Medikamenten	• Azetylsalizylsäure (→ Seite 96, 153) • Parazetamol (→ Seite 97, 157) • Ibuprofen (→ Seite 97, 160) • Naproxen (→ Seite 97, 160)

Chronische Schmerzen

Verfahren ohne Medikamente	• Entspannungsübungen (→ Seite 54, 90) • Stressbewältigungstraining (→ Seite 58) • TENS (→ Seite 92, 182) • Biofeedback (→ Seite 91) • Wärmeanwendungen und Massagen (→ Seite 93)
Behandlung mit Medikamenten	• Keine regelmäßige Einnahme von Schmerzmitteln! • Antidepressiva zur Vorbeugung: Amitriptylin (→ Seite 97, 98) Doxepin (→ Seite 98) Imipramin (→ Seite 98)

Die folgenden Substanzen gelten generell bei Spannungskopfschmerzen als **wenig geeignet**:

- Koffein
- Kodein
- Beruhigungsmittel (zum Beispiel Benzodiazepine)
- Betarezeptorenblocker (→ Seite 170)
- Ergotamin (→ Seite 170)
- Opioide (Opium-/Morphiumhaltige Schmerzmittel).

Bei Akupunktur (→ Seite 180) ist der therapeutische Effekt nicht ausreichend nachgewiesen.

Kopfschmerzen durch übermäßigen Schmerzmittelgebrauch

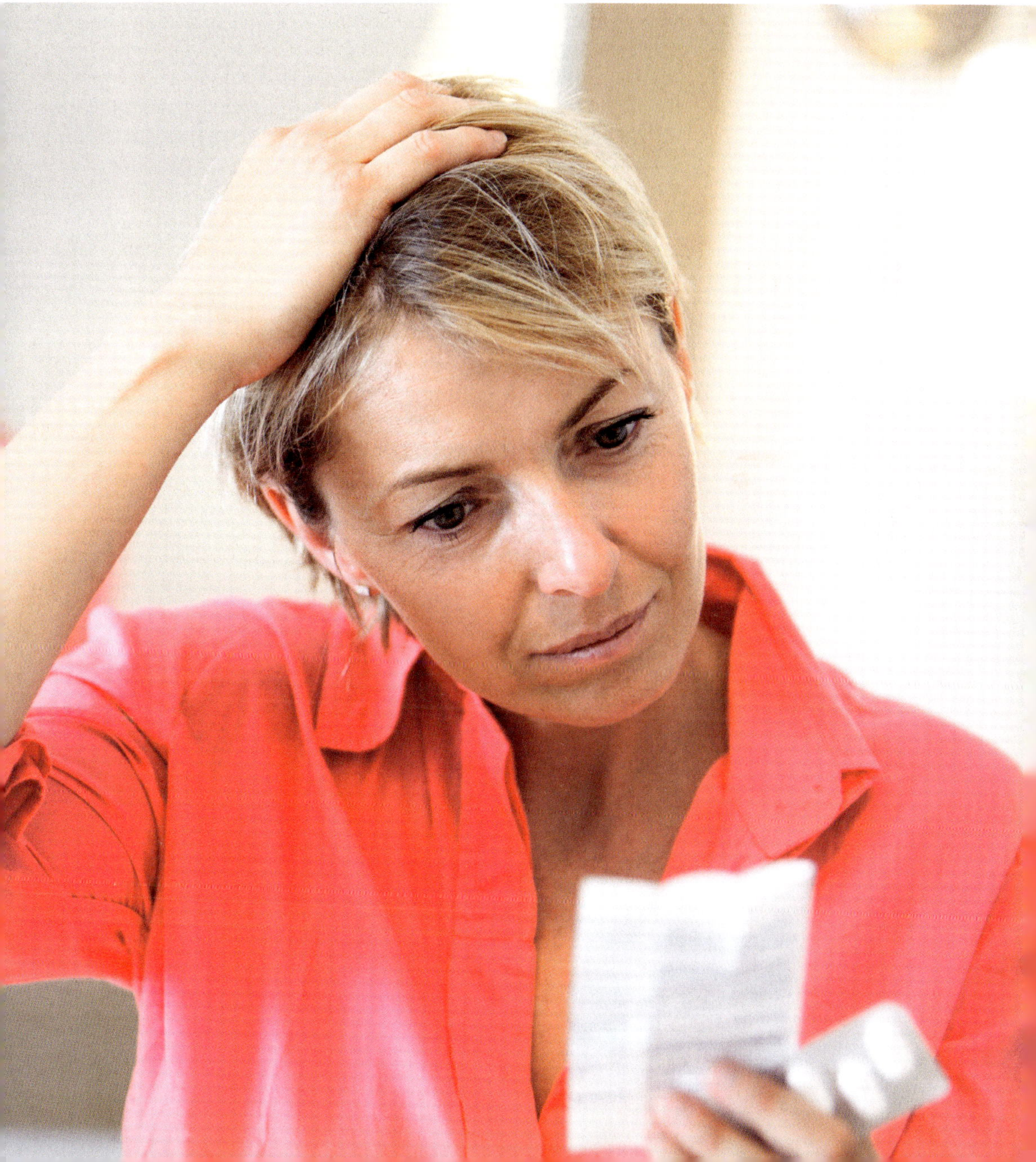

Die Zahlen sind alarmierend: Rund 2,4 Millionen Menschen leiden in Deutschland an täglichen Kopfschmerzen. Legt man die Verkaufszahlen für Schmerzmittel zugrunde, greift ein Prozent der Bevölkerung täglich zu schmerzstillenden Medikamenten – und dies bis zu zehnmal pro Tag. Ein Teufelskreis – denn der hohe Gebrauch von Migräne- und anderen Schmerzmitteln erzeugt gerade das, was Kopfschmerzgeplagte unter allen Umständen vermeiden wollen: den häufig oder gar täglich auftretenden Schmerz. Wer regelmäßig an mehr als zehn Tagen im Monat Schmerzmittel einnimmt, läuft Gefahr, sich einen medikamenteninduzierten Kopfschmerz, wie er in der Medizin genannt wird, zuzuziehen. Der kann nicht nur das Leben zur Qual machen und zu erheblichen Beeinträchtigungen im Alltag führen, sondern auch zu Erwerbsunfähigkeit und Frühverrentung.

Bei der Entstehung von Schmerzmittel-Kopfschmerzen ist der regelmäßige Konsum von Schmerzhemmern entscheidend, nicht die jeweilige Dosis. Wer an mehr als zehn Tagen im Monat zum Beispiel „nur" eine Tablette Azetylsalizylsäure (abgekürzt ASS, zum Beispiel *ASS-ratiopharm* → Seite 153) oder ein Parazetamol-Zäpfchen (→ Seite 157) oder ein Migränemittel aus der Gruppe der Triptane (→ Seite 164) nimmt, trägt ein hohes Risiko für schmerzmittelbedingte Kopfschmerzen. Kommt es dagegen zu langen Perioden, in denen keine Schmerzhemmer genommen werden, ist es eher unwahrscheinlich, dass sich diese spezielle Kopfschmerzform entwickelt.

ASS für Herzpatienten

Azetylsalizylsäure (ASS) ist vor allem als Schmerzmittel bekannt und wird häufig mit dem Namen *Aspirin* verbunden. Um Schmerzen zu lindern, sind Mengen um 500 bis 1 000 Milligramm als Einzeldosis beziehungsweise bis zu 3 Gramm am Tag nötig. Diese Mengen können auf Dauer und regelmäßig eingenommen, wie bei anderen Schmerzmitteln, zu einem Dauerkopfschmerz führen.

Auch Herzpatienten werden häufig mit ASS behandelt. Es soll erneute Gefäßverschlüsse verhindern, zum Beispiel nach einem Herzinfarkt oder einem Schlaganfall. Dafür werden pro Tag nur 100 bis 300 Milligramm eingesetzt. Mit diesen geringen Dosierungen ist nicht die Gefahr eines Dauerkopfschmerzes zu erwarten. Patienten, die ASS als Dauermedikation zur Vermeidung erneuter Gefäßverschlüsse einnehmen, sollten allerdings Kopfschmerzen möglichst nicht mit ASS behandeln, sondern Pfefferminzöl (äußerlich → Seite 96) oder Parazetamol vorziehen.

Klinische Beobachtungen lassen den Schluss zu, dass prinzipiell jedes Arzneimittel, das in der Akuttherapie gegen Kopfschmerzen wirksam ist, bei falscher Anwendung, das heißt bei regelmäßiger Einnahme an zwei bis drei Tagen pro Woche, selbst (Dauer)Kopfschmerzen erzeugen kann. Diese sind häufig dadurch gekennzeichnet, dass sowohl die typischen Anzeichen einer Migräne als auch die von Spannungskopfschmerzen auftreten können. Die unterschiedlichen Symptome dieser beiden Kopfschmerzarten können innerhalb eines Tages wechseln, sodass eine völlig neue Kopfschmerzart entsteht.

Der schleichende Weg in die Vergiftung

Viele der Krankengeschichten ähneln sich. Die meisten Patienten litten früher zunächst unter episodisch auftretenden Migräneattacken, manche auch unter Spannungskopfschmerzen. Im Laufe der Zeit nahmen die Beschwerden zu, die Kopfschmerzen meldeten sich immer häufiger – und wurden ebenso oft mit Medikamenten betäubt. Der unbedachte Griff zur Tablette steht fast immer am Anfang einer „Medikamentenkarriere", die schwerwiegende Folgen haben kann.

Wie entstehen die Schmerzen?

Schmerzmittelbedingte Kopfschmerzen lassen sich auf zwei Hauptfaktoren zurückführen:

- auf die ständige Angst der Patienten vor der nächsten Schmerzattacke und
- auf Veränderungen im Schmerzwahrnehmungsapparat.

Wer immer wieder von heftigen Kopfschmerzen geplagt wird, weiß nur zu gut, wie stark sie die Arbeits- und Leistungsfähigkeit in Beruf, Haushalt und Familie beeinträchtigen können. Aus Angst, den beruflichen und familiären Herausforderungen nicht gewachsen zu sein und natürlich aus Angst vor den Schmerzen selbst, tragen viele Menschen Schmerzmittel immer bei sich und greifen oft schon beim leichtesten Verdacht auf Kopfschmerzen zur Tablette. Eine schwierige Situation. Denn einerseits wirken die meisten Schmerzhemmer tatsächlich am besten, wenn sie möglichst früh eingenommen werden. Andererseits ist es gerade der allzu schnelle Griff zur Tablette, der auf direktem Weg zu medikamentenbedingten Dauerkopfschmerzen führen kann.

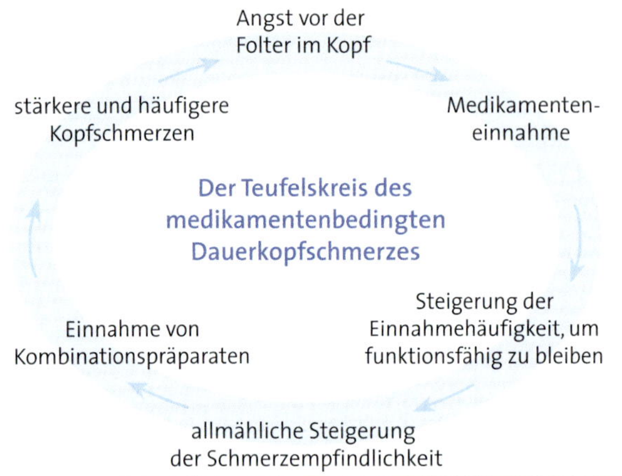

Die Wirkung von Kopfschmerzmitteln kommt durch die Bindung der jeweiligen Arzneistoffe an bestimmte Rezeptoren im Gehirn zustande. Werden immer mehr Substanzen eingenommen, reduzieren diese Rezeptoren ihre Empfindlichkeit, damit sie sich an die erhöhte Zufuhr gewöhnen können. Allerdings regulieren die Rezeptoren auch die Schmerzempfindlichkeit. Die häufige Medikamenteneinnahme bewirkt, dass die körpereigenen Schmerzfilter nicht mehr richtig gesteuert werden, sodass Schmerzinformationen ungehindert in das Gehirn einströmen und vom Bewusstsein aufgenommen werden. Klingt die Wirkung der Schmerzhemmer ab, entsteht ein Absetzkopfschmerz, der erneut mit Schmerzmitteln bekämpft wird. Damit schließt sich der Teufelskreis – und schmerzmittelbedingte Kopfschmerzen entstehen.

Kombinationsmittel – am häufigsten beteiligt

Die Risiken von Kombinationspräparaten, also von Arzneimitteln, die mehrere Wirkstoffe enthalten, wurden schon mehrfach beschrieben. Da sie bei der Entstehung schmerzmittelbedingter Kopfschmerzen eine entscheidende Rolle spielen, wird an dieser Stelle noch einmal vor dem Konsum bestimmter Mischpräparate gewarnt.

Nach einer Auswertung von Patientendaten der Neurologischen Universitätsklinik Kiel gelten Migräne- und andere Schmerzmittel, die zusätzlich Koffein enthalten, als die häufigsten Verursacher für Dauerkopfschmerzen. Die anregende Wirkung von Koffein führt offenbar dazu, dass die Medikamente – bewusst oder unbewusst – öfter als unbedingt notwendig genommen werden. Koffein kann also in Wechselwirkung mit einem Schmerzmittel fatale Wirkungen erzielen, die Dosierung wird oft gesteigert, und je mehr Wirkstoffe man einnimmt, desto höher ist die Wahrscheinlichkeit, dass sich ein medikamentenbedingter Kopfschmerz entwickelt.

Doch nicht nur das. Am Ende einer jahrelangen häufigen oder gar regelmäßigen Einnahme von Kombinationspräparaten droht noch Schlimmeres: Es kann zu einem stark erhöhten Blutdruck in den Arterien kommen, der wiederum häufig Kopfschmerzen auslöst, zu Geschwüren und Blutungen im oberen Magen-Darm-Trakt mit Blutarmut (Anämie) und schließlich zur Entwicklung von Nierenbecken- und Harnwegstumoren. Außerdem kann sich eine unheilbare Funktionsstörung der Niere (eine so genannte Analgetika-Nephropathie) entwickeln. In Deutschland gibt es zirka 54 000 Dialysepatienten. Es wird geschätzt, dass zwischen 5 und 10 Prozent aller Dialysepatienten aufgrund eines Schmerzmittelmissbrauchs zur künstlichen Blutwäsche und damit zu einem Leben an der Maschine, zur Dialyse, verdammt sind.

Frau L., 58 Jahre
Sie ist geschieden und Mutter von zwei Kindern. Sie arbeitete zehn Jahre als Sekretärin in einem Kleinbetrieb – und bewältigte nach ihren Angaben dort halbtags das Arbeitsaufkommen für eine ganze Stelle. In ihrer Ehe fühlte sich Frau L. jahrelang sehr unglücklich.
„Eigentlich wusste ich in all den Jahren gar nicht, wo es schlimmer war: zu Hause oder in der Firma. Mit meinem Mann gab es nur noch Streit oder völligen Rückzug, bei der Arbeit wusste ich nicht, wo mir der Kopf stand, weil jeden Tag tausend Dinge auf mich einprasselten, die ich völlig allein bewältigen musste. Ich hab' meinen Chef öfters gebeten, doch zumindest stundenweise noch jemand für das Büro einzustellen, weil ich die Arbeit beim besten Willen nicht mehr schaffen konnte. Aber auf dem Ohr war er taub. Er meinte nur, wenn es mir nicht passen würde, müsste er sich eben nach jemand Neuem umschauend. Das wollte ich auf keinen Fall. Ich brauchte die Arbeit, um mich von den Streitereien mit meinem Mann abzulenken, aber auch, weil ich nicht auf ein eigenes Einkommen verzichten wollte.

Am Anfang hielten sich die Kopfschmerzen noch ganz und gar in Grenzen. Ich glaube, sie kamen nicht öfters als einmal die Woche. Oft übrigens am Wochenende. Das waren dann richtige Migräneanfälle, wahnsinnige Schmerzen in der linken Schläfe und dazu Übelkeit und Erbrechen. Ohne die Migränetabletten hätte ich das gar nicht durchgestanden. Später kamen die Schmerzen immer häufiger unter der Woche, immer dann, wenn es im Büro besonders hektisch zuging. Wenn ich spürte, wie sie langsam vom Nacken in den Hinterkopf zogen, nahm ich schnell ein oder zwei Tabletten – und weg waren sie. Jedenfalls in der ersten Zeit.

Aber irgendwann hatte ich das Gefühl, dass die Tabletten nicht mehr richtig halfen, und deshalb nahm ich sicherheitshalber gleich drei oder vier. In den letzten Jahren wachte ich meistens schon morgens mit starken Kopfschmerzen auf und musste bereits vor dem Frühstück ein Zäpfchen nehmen – sonst wäre ich gar nicht mehr hochgekommen. Am schlimmsten war diese Angst vor dem kommenden Tag. Ich war in ständiger Anspannung, dass ich die Arbeit nicht mehr packen würde. Und dazu noch die Anforderungen im Haushalt, die Kinder, die mich brauchten, die dauernden Zerwürfnisse mit meinem Mann. Wenn gar nichts mehr ging und ich am liebsten mit dem Kopf gegen die Wand gerannt wäre, verpasste mir mein Hausarzt Schmerzspritzen… Aber er war es auch, der eines Tages sagte, dass es so nicht mehr weitergehen könne. Ich habe mich lange gegen die Einweisung in die Klinik, die er mir dringend empfohlen hat, gewehrt. Nun bin ich sehr froh, dass ich dort den Entzug und eine stationäre Psychotherapie gemacht habe. Die Entgiftung war grauenvoll – ich konnte nicht mehr schlafen, musste mich dauernd übergeben, hatte wahnsinnige Kopfschmerzen und Herzrasen. Ich dachte, das stehst du niemals durch. Aber ich hab's geschafft und bin stolz auf mich. Wer weiß, ob ich sonst heute noch am Leben wäre…"

Die Behandlung von Dauerkopfschmerzen

Es gibt nur einen erfolgversprechenden Weg: Wer unter schmerzmittelbedingten Dauerkopfschmerzen leidet, muss die Mittel vollständig absetzen und eine Medikamentenpause über zwei bis acht Wochen einhalten. Eine ärztlich kontrollierte Medikamentenpause bietet die einzige Möglichkeit, diese Kopfschmerzform wieder loszuwerden. Dies setzt jedoch eine hohe Motivation voraus. Da es außerordentlich schwer ist, von sich aus eine jahre- oder gar jahrzehntelange Schmerzmitteleinnahme zu beenden, helfen gute Vorsätze oder Appelle an die Vernunft der Patienten in der Regel nicht weiter. Die Weigerung eines Arztes, bisher eingenommene Medikamente weiter zu verschreiben, führt häufig dazu, dass Patienten den Arzt wechseln. Viele Menschen neigen dazu, die gravierenden Dauerschäden (insbesondere die schweren Nieren-, Leber-, Magen-Darm- und Herz-Kreislauf-Störungen), die sie sich mit dem ständigen Konsum von Schmerzmitteln zuziehen können, zu verdrängen.

Langjährige Erfahrungen zeigen, dass die ambulante Medikamentenpause in den meisten Fällen nicht zum Erfolg führt. Sie sollte deshalb nach Möglichkeit immer stationär erfolgen. Leider gibt es in Deutschland bislang nur wenige spezialisierte Kopfschmerzkliniken, die optimale Voraussetzungen für diese Art der Behandlung bieten (Kontakte → Seite 205).

Was passiert während einer Medikamentenpause?

Am Tag nach der Einweisung in die Klinik müssen alle Kopfschmerzmedikamente abgesetzt werden. Dadurch kommt es bereits nach einigen Stunden zu mittelstarken bis starken Absetzkopfschmerzen (Reboundkopfschmerzen). Zusätzlich können Begleitsymptome auftreten, vor allem Übelkeit, Brechreiz, Erbrechen, Fieber, Schwindelgefühle, Herz- und Pulsrasen, Angstzustände, manchmal auch Halluzinationen. Diese Beschwerden dauern durchschnittlich sieben bis zehn Tage an und gehen nach spätestens 14 Tagen deutlich zurück.

Durch ärztliche Maßnahmen lassen sich die Begleitstörungen mindern – zum Beispiel mit Medikamenten gegen Übelkeit und Erbrechen oder durch die Gabe von schwach wirksamen Neuro-

Was Sie für eine Medikamentenpause beachten müssen

- Führen Sie eine Medikamentenpause niemals auf eigene Faust, sondern immer unter ärztlicher Kontrolle durch.
- Notieren Sie vor der Medikamentenpause regelmäßig in einem Kopfschmerzkalender (→ Seite 204), wie oft und in welcher Dosis Sie – sowohl freiverkäufliche als auch rezeptpflichtige – Schmerzmittel einnehmen.
- Schmerzmittel müssen Sie immer abrupt absetzen und nicht langsam reduzieren. Ein langsames Absetzen führt meist zu keiner nennenswerten Besserung der Kopfschmerzen. Außerdem wird die Medikamentenpause auf diese Weise nur unnötig verlängert.
- Bei zirka 80 Prozent der Patienten kommt es während der Medikamentenpause zu einem Umstellungskopfschmerz, der in der Regel sieben bis zehn Tage, in Extremfällen bis zu drei Wochen dauern kann. Die dabei auftretenden Schmerzsymptome ähneln meistens denen einer ausgeprägten Migräneattacke (→ Seite 29). Sie können durch bestimmte ärztliche Maßnahmen gemildert werden (→ Seite 107, 108).

leptika (Arzneimittel, die üblicherweise gegen Psychosen eingesetzt werden). Damit die Patienten die schwierige Umstellungsphase durchhalten, muss der Arzt sie vor Beginn der Behandlung ausführlich über die möglichen Beschwerden informieren, die während der Medikamentenpause auftreten können.

Die Dauer des stationären Aufenthalts hängt vom Schweregrad der Umstellungssymptome ab und beträgt in der Regel zwischen 5 und 14 Tagen. Haben die Patienten außer Schmerzhemmern noch regelmäßig Beruhigungsmittel – zum Beispiel vom Benzodiazepin-Typ (→ Seite 84) – eingenommen, müssen diese langsam, das heißt über einige Wochen hinweg allmählich reduziert und schließlich ganz abgesetzt werden. Beim abrupten Absetzen dieser Substanzen kann es zu einem Medikamentendelirium oder zu epileptischen Anfällen kommen.

Eine Langzeituntersuchung an der Schmerzklinik Kiel offenbart eine hohe Erfolgsquote: 96 Prozent der Patienten, die wegen schmerzmittelbedingter Kopfschmerzen eingeliefert worden waren, haben die Klinik ohne Dauerkopfschmerzen wieder verlassen.

! Greifen Sie nur in Ausnahmefällen zu Schmerzmitteln

- Mittel gegen Kopfschmerzen und Migräne dürfen Sie nur an maximal zehn Tagen im Monat anwenden.
- Verwenden Sie ausschließlich Medikamente, die nur einen Wirkstoff enthalten (Monopräparate und keine Kombinationspräparate).
- Denken Sie daran, dass es wirksame und erprobte nichtmedikamentöse Behandlungsmethoden gegen Kopfschmerzen gibt (→ Seite 52, 57, 90), die nicht gesundheitsschädlich sind.

Wie geht es nach der Medikamentenpause weiter?

Nach einer Medikamentenpause machen viele Patienten zunächst eine völlig überraschende und ungemein wohltuende Erfahrung: Sie haben zum ersten Mal seit langer Zeit, häufig seit Jahren, endlich keine Kopfschmerzen mehr. Dann müssen sie sich bewusst machen, dass diese immense Erleichterung einzig und allein auf den Verzicht auf Schmerzmittel zurückzuführen ist.

Damit nicht innerhalb kürzester Zeit der alte Teufelskreis von neuem beginnt, müssen nun die ursächlichen Kopfschmerzen behandelt werden, die einst zu dem übermäßigen Schmerzmittelgebrauch geführt haben. Denn diese primären Kopfschmerzen – fast immer handelt es sich um Migräne oder um Spannungskopfschmerzen – bestehen ja weiter und dürfen bei der nächsten Attacke nicht wieder mit dem vorschnellen Griff zur Tablette bekämpft werden. Die – ärztlich angeleitete – vorbeugende Behandlung gegen Migräne (→ Seite 57) und Spannungskopfschmerzen (→ Seite 90) hat deshalb oberste Priorität.

Clusterkopfschmerzen

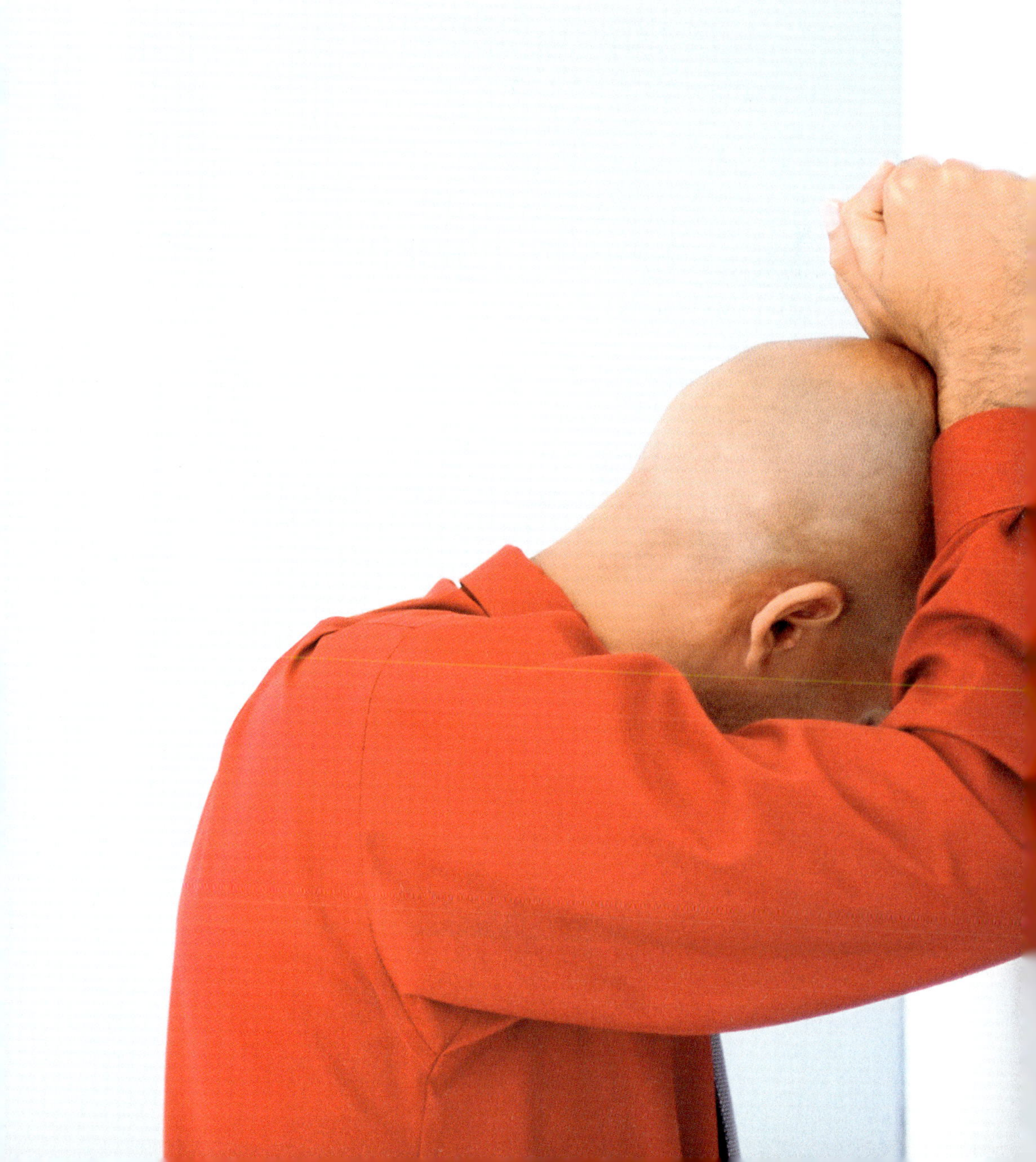

Das Wort „Cluster“ stammt aus dem Englischen. Es bedeutet so viel wie „Bündel“ oder „Haufen“ und weist damit auf die periodisch gehäuft auftretenden Anfälle dieser Kopfschmerzform hin. Clusterkopfschmerzen sind – im Gegensatz zu Migräne und Spannungskopfschmerzen – eine relativ seltene Kopfschmerzart. Verschiedenen Studien zufolge kommt sie nur bei zirka 0,9 Prozent der Gesamtbevölkerung vor. Ein weiterer Unterschied zu anderen primären Kopfschmerzerkrankungen liegt in der geschlechtsspezifischen Verteilung: Männer sind deutlich häufiger betroffen als Frauen – und machen zwischen 70 und 90 Prozent der Patienten aus, die an Clusterkopfschmerzen leiden.

Die Krankheit kann in jedem Lebensalter ausbrechen, beginnt jedoch häufig erst im dritten Lebensjahrzehnt. Nach ärztlichen Beobachtungen sind die Patienten im Durchschnitt 28 bis 30 Jahre alt, wenn sich ein Clusterkopfschmerz erstmalig bemerkbar macht. Allerdings kann er auch noch in wesentlich höherem Alter zum ersten Mal auftreten. Bei Kindern und Jugendlichen kommt er dagegen nur sehr selten vor.

Episodische und chronische Schmerzen

Bei der episodischen Form, die am weitesten verbreitet ist, kommt es in einem Zeitraum von vier bis zwölf Wochen, der so genannten „Clusterperiode“ oder „Clusterepisode“, zu täglichen Schmerzattacken. Diese dauern durchschnittlich 30 bis 45 Minuten, manchmal jedoch bis zu drei Stunden an. Die Schmerzen treten gehäuft zu bestimmten Tageszeiten auf: insbesondere nachts zwischen 1 und 3 Uhr, nachmittags zwischen 13 und 15 Uhr und abends gegen 21 Uhr. Manche Menschen haben während der „Clusterperiode“ nur jeden zweiten Tag einen Schmerzanfall, bei anderen sind es drei bis vier, in seltenen Extremfällen sogar bis zu acht Attacken pro Tag. Nach dem Ende einer „Clusterepisode“ folgt eine völlig schmerzfreie Phase. Diese dauert mindestens 14 Tage, erstreckt sich aber häufig auf einen Zeitraum von sechs Monaten bis zu zwei Jahren.

Bei der chronischen Form können die Attacken nach einem ursprünglich episodischen Verlauf zunehmend häufiger auftreten oder aber von Anfang an täglich vorhanden sein. Bei den meisten Patienten bilden sich jahreszeitliche Schwerpunkte, wobei im Frühjahr und im Herbst die Schmerzphasen am ausgeprägtesten sind. Vermutlich liegt das daran, dass während dieser Zeit die Immunabwehr oft durch bestimmte Wetterlagen geschwächt ist, was den Ausbruch der Schmerzen begünstigt.

Symptome

Wie äußern sich die Schmerzen?

Charakteristisch für Clusterkopfschmerzen sind bohrend-brennende Schmerzen, die streng einseitig auftreten und sich immer auf derselben Kopfseite – und niemals gleichzeitig auf beiden Seiten – äußern. Die Betroffenen erleben die Schmerzen als unerträglich stark, manchmal als regelrecht vernichtend. Nicht selten haben sie das Gefühl, als ob ihnen „eine glühende Nadel oder ein glühendes Messer durch das Auge gestoßen" oder ihnen „ein Auge herausgedrückt" würde.

Die Attacken beginnen mit akuten einseitigen Schmerzen. Oft wecken sie die Betroffenen nachts aus dem Tiefschlaf oder überraschen sie tagsüber während einer Erholungspause. Bei über 90 Prozent melden sich die Schmerzen zuerst im Bereich der Augen: hinter, über oder neben den Augen. Von dort aus können sie innerhalb weniger Minuten in die Stirn- und Schläfengegend, aber auch zum Kiefer, in den Rachen, in Ohren und Wangen, manchmal sogar bis in den Schulter-Nackenbereich ausstrahlen. Einige Patienten bemerken vor der eigentlichen Schmerzattacke bestimmte Vorboten wie zum Beispiel ein Brennen oder Missempfindungen in der betroffenen Gesichtshälfte. Auf dem Höhepunkt der Attacke sind die Schmerzen so intensiv, dass die Patienten keine Ruhe mehr finden und unruhig auf und ab gehen. Sie können nicht stillsitzen, sondern laufen herum oder schaukeln mit dem Oberkörper hin und her. Andere schlagen mit der Hand gegen das schmerzende Auge oder rennen mit dem Kopf regelrecht gegen die Wand. Der ausgeprägte Bewegungsdrang während der Schmerzen kennzeichnet einen deutlichen Unterschied zum akuten Migräneanfall, der praktisch immer zu einem starken Bedürfnis nach Rückzug und Ruhe führt.

Begleitsymptome

Am häufigsten kommt es zu Tränenfluss am betroffenen Auge oder zu einer deutlichen Augenrötung. Ein hängendes Augenlid oder eine Pupillenverengung kann ebenfalls mit der Schmerzattacke einhergehen, gelegentlich aber auch während der schmerzfreien Phase auftreten. Bei manchen Patienten läuft die Nase oder sie ist verstopft. Charakteristisch für die Begleitstörungen ist, dass sie, egal in welcher Form, stets nur auf der schmerzenden Gesichtsseite vorkommen.

Woran Sie Clusterkopfschmerzen erkennen können

Jahreszeit
Sie treten besonders im Frühjahr und im Herbst auf, dazwischen gibt es manchmal monatelang völlig schmerzfreie Phasen.

Häufigkeit der Attacken
Ein- bis achtmal innerhalb von 24 Stunden, täglich, oftmals nachts, am frühen Nachmittag und am Abend.

Dauer der Schmerzanfälle
Durchschnittlich 30 bis 180 Minuten.

Dauer einer Clusterphase
Im Durchschnitt 4 bis 12 Wochen.

Betroffene Stellen
Streng einseitig, immer dieselbe Seite, im Bereich von Augen, Stirn und Schläfe, seltener in der Ohr-, Nasen- oder Wangenregion.

Schmerzqualität
Unerträglich stark, bohrend, brennend (wie glühende Nadeln oder ein glühendes Messer im Auge).

Begleitsymptome
Typisch: tränendes Auge, Schnupfen oder verstopfte Nase.

Außerdem: Missempfindung in der betroffenen Gesichtsseite, auffallende motorische Unruhe während der Schmerzattacke; manchmal Licht- und Lärmüberempfindlichkeit, Übelkeit, Brechreiz und Erbrechen.

Auslöser
Insbesondere Alkohol, Histamin (→ Seite 114), das gefäßerweiternde Mittel Nitroglyzerin sowie Blend- oder Flackerlicht.

Herr Sch., 42 Jahre
Er ist verheiratet, Vater von zwei Kindern und Gymnasiallehrer. Sein Ehe- und Familienleben beschreibt er als gut, in seinem Beruf fühlt er sich nach seinen Angaben „trotz mancher Stressphasen ausgesprochen wohl". Dennoch leidet Herr Sch. seit ungefähr fünf Jahren an periodisch wiederkehrenden unerträglich heftigen Clusterkopfschmerzen.

„Meistens fängt es um Ostern herum an, während der Frühjahrsferien oder im Herbst. Ohne irgendeinen ersichtlichen Grund sind sie plötzlich da, diese stechenden Schmerzen über dem rechten Auge, die mich manchmal an den Rand des Wahnsinns treiben. Entweder wache ich nachts schon davon auf, oder sie kommen urplötzlich in der großen Pause oder auf dem Nachhauseweg von der Schule. Das rechte Auge tränt dann entsetzlich, und die Nase läuft ununterbrochen. Wenn es mich unterwegs erwischt, drücke ich mit beiden Händen ganz stark gegen das Auge und laufe dabei, so schnell ich kann.

Früher habe ich sofort Schmerzmittel genommen, meist ASS. Seit ein paar Jahren mache ich Inhalationen mit Sauerstoff (→ Seite 114). Das wirkt ziemlich rasch. Schon nach wenigen Minuten lassen die Schmerzen deutlich nach. Wichtig ist nur, dass man das Gerät immer bei sich trägt. Doch meistens vergesse ich es wieder, sobald die Schmerzphase vorüber ist."

Ursachen und Auslöser

Wie bei allen primären Kopfschmerzformen muss auch hier zwischen Ursachen und Auslösern der Erkrankung unterschieden werden.

Ursachen

Lange Zeit war über die Ursachen von Clusterkopfschmerzen nur wenig bekannt. Das änderte sich erst, nachdem bei Patienten während der akuten Schmerzphase Untersuchungen der Blutgefäße hinter dem Auge durchgeführt wurden. Diese Untersuchungen lieferten Hinweise darauf, dass Clusterphasen durch eine Entzündung der Venen hinter dem Auge hervorgerufen werden. In diesem Venengeflecht wird normalerweise das venöse Blut aus dem Kopf gesammelt und anschließend zum Herzen geleitet. Kommt es zu einer verstärkten Ansammlung von Entzündungsstoffen, quellen die Gefäße auf, und das Blut kann nicht abtransportiert werden. Durch das Aufquellen wird ein Druck auf die dort befindlichen Nerven erzeugt, der wiederum die plötzlichen Schmerzen und Begleitsymptome wie Augenrötung, Lidschwellung oder laufende Nase hervorruft. Nach 30 bis 180 Minuten klingt die Entzündung wieder ab, und die Schmerzen verschwinden.

Viele Betroffene nehmen am Beginn einer Clusterattacke sofort ein Schmerzmittel ein. Sind die Schmerzen nach ein oder zwei Stunden verschwunden, führen sie dies auf das Medikament zurück. Tatsächlich handelt es sich aber um einen völlig normalen Spontanverlauf. Das heißt, die Schmerzen klingen auch ohne Medikamente nach einer Dauer von 30 bis 180 Minuten von allein wieder ab.

Dass Männer häufiger als Frauen von Clusterkopfschmerzen betroffen sind, wird mit ihren gröberen Kopfstrukturen erklärt, in denen sich diese Venengeflechte immer wieder lokal entzünden und stauen.

Für die Theorie der entzündlich erweiterten und aufgequollenen Blutgefäße spricht, dass Clusterkopfschmerzen durch gefäßerweiternde Substanzen wie Alkohol und bestimmte Medikamente (→ unten) ausgelöst werden, während umgekehrt gefäßverengende Stoffe wie zum Beispiel Sauerstoff (→ unten) oder Sumatriptan (→ Seite 67) die Schmerzattacken schnell beenden können.

Auslöser

Als einer der wichtigsten Auslöser von Clusterkopfschmerzen gilt Alkohol. Darüber hinaus gibt es noch eine Reihe weiterer Substanzen, die zum Ausbruch einer Clusterperiode führen können. Dazu zählen insbesondere Histamin (ein Stoff, der zum Beispiel bei Allergien aus den Mastzellen ausgeschüttet wird) sowie bestimmte Arzneimittel, vor allem Nitroglyzerin (ein Mittel gegen Herzkrankheiten). Als weitere Auslöser gelten Nikotin, Blendlicht sowie bestimmte Wetterlagen (besonders im Frühjahr und im Herbst), in denen die Immunabwehr gehemmt ist.

Die Behandlung

Bei akuten Schmerzattacken werden andere Mittel eingesetzt als zur vorbeugenden Behandlung. Bei Sonneneinstrahlung sollten die Patienten während einer Clusterphase immer eine Sonnenbrille tragen.

Sauerstoff – die Therapie der ersten Wahl

Zur Akutbehandlung eignet sich in erster Linie 100-prozentiger Sauerstoff. Dabei werden 10 Liter Sauerstoff zehn Minuten lang über eine Atemmaske inhaliert. Das entsprechende Sauerstoffgerät – eine kleine tragbare Stahlflasche, in der sich der Sauerstoff befindet, und eine dazugehörige Atemmaske – wird vom Arzt verordnet. Die Krankenkassen übernehmen dafür die Kosten.
In den meisten Fällen tritt bereits nach zehn Minuten eine deutliche Besserung ein. Sauerstoff sollte bereits beim ersten Anzeichen einer Clusterkopfschmerzattacke inhaliert werden. Deshalb ist es wichtig, dass die Patienten das Gerät während einer Clusterphase möglichst immer bei sich tragen. Bei frühzeitiger Anwendung stellt diese Behandlung eine nebenwirkungsfreie Möglichkeit dar, die Schmerzattacke zu unterbrechen.

Medikamente in der Akutbehandlung

Ein gut wirkendes Mittel gegen akute Schmerzen ist der Wirkstoff Sumatriptan (→ Seite 67). Er wirkt am besten, wenn er (wie bei der Migränetherapie) mit einem Autoinjektor unter die Haut gespritzt wird (→ Seite 67). Die Dosierung beträgt 6 Milligramm, höhere Dosierungen erzielen keine bessere Wirksamkeit. Nach ärztlichen Beobachtungen sind über 74 Prozent der Schmerzattacken innerhalb von 15 Minuten beendet.

Bislang ist noch nicht hinreichend geklärt, wie oft Sumatriptan pro Tag eingesetzt werden darf. Ob es vertretbar ist, die empfohlene Höchstdosis von zweimal 6 Milligramm pro Tag zu überschreiten, lässt sich nur im Einzelfall und nach Rücksprache mit dem behandelnden Arzt klären. Auf keinen Fall darf die Maximaldosis auf eigene Faust gesteigert werden.

Aus Langzeitstudien geht hervor, dass die Wirksamkeit von Sumatriptan bei der Therapie akuter Clusterkopfschmerzen im Laufe der Zeit nicht nachlässt. Außerdem gibt es keine Hinweise auf weitere als die bereits bekannten unerwünschten Wirkungen (→ Seite 165).

In einzelnen Fällen können auch Lokalanästhetika wie zum Beispiel Lidokain akute Schmerzen lindern. Dies gilt jedoch nur, wenn sie als Nasenspray angewendet werden. Diese Anwendung ist aber nicht systematisch untersucht und kommt nur als Therapieversuch infrage.

! Greifen Sie bei Clusterkopfschmerzen nicht zu Schmerzmitteln!

Azetylsalizylsäure, Parazetamol, Ibuprofen und andere Schmerzmittel, die gegen Migräne oder Spannungskopfschmerzen helfen, haben bei Clusterkopfschmerzen keine schmerzlindernde Wirkung. Nehmen Sie deshalb keine Schmerzmittel ein, denn sie bergen unterschiedliche Risiken und sind nicht zur Behandlung von Clusterkopfschmerzen geeignet.

Das Gleiche gilt auch für Triptane (→ Seite 164) – außer Sumatriptan (→ Seite 67) – sowie für opioidhaltige Medikamente wie zum Beispiel Morphin oder Tramadol. Letztere können viele unerwünschte Wirkungen haben und zur Abhängigkeit führen.

Vorbeugende Maßnahmen

Da Clusterkopfschmerzen nicht durch Stress, körperliche Fehlhaltungen, seelische Anspannung, Schlaf- oder Erholungsmangel ausgelöst werden, können verhaltensmedizinische und verhaltenstherapeutische Maßnahmen den Ausbruch der Attacken nicht verhindern.

Eine vorbeugende Behandlung ist nur mit Medikamenten möglich. Sie sollte wegen der starken Beeinträchtigungen, die mit Clusterkopfschmerzen einhergehen, immer durchgeführt werden. Dabei haben sich nach den Leitlinien der Deutschen Gesellschaft für Neurologie die folgenden Arzneimittel bewährt, auch wenn nicht alle für diesen Anwendungsbereich auf der Basis klinischer Studien zugelassen wurden (→ Kasten unten).

Verapamil – zur Vorbeugung die erste Wahl

Der Kalziumantagonist Verapamil (→ Seite 176, enthalten zum Beispiel in *Isoptin*, *Verapamil-ratiopharm*, *Verahexal*) gilt in einer Dosierung von zweimal 240 Milligramm pro Tag als Mittel der ersten Wahl, sowohl bei der Prophylaxe episodischer als auch chronischer Clusterkopfschmerzen. Das Arzneimittel sollte zweimal täglich im Abstand von zwölf Stunden in Form einer Tablette eingenommen werden, die den Wirkstoff langsam freisetzt. In einer Studie zeigte sich bei 69 Prozent der Patienten eine deutliche Besserung der Beschwerden.

Off-label-Gebrauch

Bei Verapamil zum Beispiel hat sich (wie bei einigen anderen Wirkstoffen, die in diesem Buch besprochen werden) im Rahmen der Anwendung gezeigt, dass sie neben ihrem Haupteinsatzgebiet, für das sie zugelassen sind, auch bei anderen Erkrankungen hilfreich sein können.
Off-label-Gebrauch heißt: Diese Medikamente werden angewendet, obwohl die Zulassung für ein solches weiteres Einsatzgebiet (noch) nicht vorliegt. Dies kann daran liegen, dass die Hersteller den Aufwand der Zulassungsprozedur scheuen oder daran, dass über den Antrag noch nicht entschieden wurde. Problematisch ist dies, weil ohne Studien, die für die Zulassung nötig sind, die wissenschaftliche Absicherung für den Nutzen dieser Wirkstoffe bei diesem Einsatzgebiet nicht fundiert ist. Oft gibt es nur einige oder wenige positive Studien mit kleineren Fallzahlen. Darüber hinaus werden die Kosten für Arzneimittel im Rahmen eines Off-label-Gebrauchs deshalb auch nicht ohne weiteres von den gesetzlichen Krankenkassen bezahlt.

Weitere Medikamente

Kortikosteroide

Kortikosteroide sind Medikamente, die in der Umgangssprache meist als „Kortison" bezeichnet werden. Dabei handelt es sich um synthetisch abgewandelte Stoffe, die in den Nebennierenrinden des menschlichen Organismus produziert werden (am bekanntesten ist das „Kortisol"). Sie kommen bei der Bekämpfung von Entzündungen zum Einsatz.

Bislang liegen zwar noch keine kontrollierten Studien über die vorbeugende Wirkung von Kortikosteroiden bei Clusterkopfschmerzen vor. Da diese jedoch wahrscheinlich durch entzündliche Veränderungen hervorgerufen werden, wird der Einsatz von Kortikosteroiden in der Fachwelt als Substanz der zweiten Wahl empfohlen.

Allerdings stützen sich die Angaben zu Dauer und Dosierung der Behandlung nur auf Erfahrungswerte. Danach soll während der ersten drei Tage in jeweils zwei über den Tag verteilten Dosen 100 Milligramm Prednison (zum Beispiel in *Decortin*) oder Prednisolon (zum Beispiel in *Decortin-H*, *Prednisolon Jenapharm*, *Prednilsolon-ratiopharm*) genommen werden. Am vierten Tag wird die abendliche Dosis um 10 Milligramm reduziert. Anschließend erfolgt alle vier Tage eine weitere Reduzierung um 10 Milligramm bis auf den Stand von 0 Milligramm. Die Einnahme erfolgt nach den Mahlzeiten.

Aus den wenigen Untersuchungen, die bislang über die vorbeugende Behandlung mit Kortikosteroiden vorliegen, geht hervor, dass die Wirksamkeit bei episodischen Clusterkopfschmerzen zwischen 50 und 70 Prozent beträgt, bei chronischen Clusterkopfschmerzen dagegen nur zirka 40 Prozent.

Da kortisonhaltige Arzneimittel eine Reihe unerwünschter (Langzeit)Wirkungen haben können, sollten sie bei chronischen Clusterkopfschmerzen nur zurückhaltend und zeitlich begrenzt eingesetzt werden. Die zuvor genannte Substanz Verapamil ist auf jeden Fall vorzuziehen, da sie mit weniger unerwünschten Wirkungen verbunden ist. Ebenso wie Verapamil sind Kortikosteroide nicht zur vorbeugenden Behandlung von Clusterkopfschmerzen zugelassen. Es handelt sich also auch hier um einen Off-label-Gebrauch (→ Kasten links).

Lithium

Lithium ist ein Wirkstoff, der zur vorbeugenden Behandlung von Depressionen eingesetzt wird, vor allem dann, wenn eine manische Erkrankung vorliegt oder wenn depressive mit manischen Phasen abwechseln.

Die genaue Wirkweise von Lithium (enthalten zu Beispiel in *Hypnorex*, *Quilonum*) bei der vorbeugenden Therapie von Clusterkopfschmerzen ist bislang noch nicht geklärt. Vergleichsstudien zufolge hat sich das Mittel jedoch ähnlich gut bewährt wie Verapamil. Allerdings tritt die Wirkung bei Verapamil schneller ein, und es kommt zu weniger unerwünschten Wirkungen als bei Lithium. Letzteres gilt deshalb – ebenso wie Kortikosteroide – als Mittel der zweiten Wahl.

Die Behandlung muss immer von einem erfahrenen Neurologen durchgeführt werden. Vom ersten bis zum dritten Therapietag wird täglich am Morgen eine Tablette mit 400 Milligramm Lithium genommen. Ab dem vierten Tag wird die Dosis auf täglich zwei Tabletten zu 400 Milligramm gesteigert.

In einigen Studien zeigte sich, dass bis zu 70 Prozent der behandelten Patienten von der vorbeugenden Behandlung mit Lithium profitieren können. Allerdings scheint die Wirksamkeit bei chronischen Clusterkopfschmerzen höher zu sein als bei episodischen Schmerzen. Nach der Therapie mit Lithium kann die chronische Verlaufsform jedoch in eine episodische Form übergehen, die durch (lange) schmerzfreie Phasen gekennzeichnet ist.

! Nicht geeignete Behandlungsmethoden bei Clusterkopfschmerzen

Bei Clusterkopfschmerzen nicht geeignet sind neben Kopfschmerz- und Migränemitteln (→ Seite 153, 157, 160, 164) auch:

- Betarezeptorenblocker
- Carbamazepin
- Antidepressiva
- MAO-Hemmer
- Biofeedback
- Akupunktur
- Neuraltherapie
- physikalische Therapien
- operative Maßnahmen
- sämtliche Formen der Psychotherapie

Lokalanästhetika kommen allenfalls als Therapieversuch infrage.

Kopfschmerzen als Symptom einer anderen Erkrankung

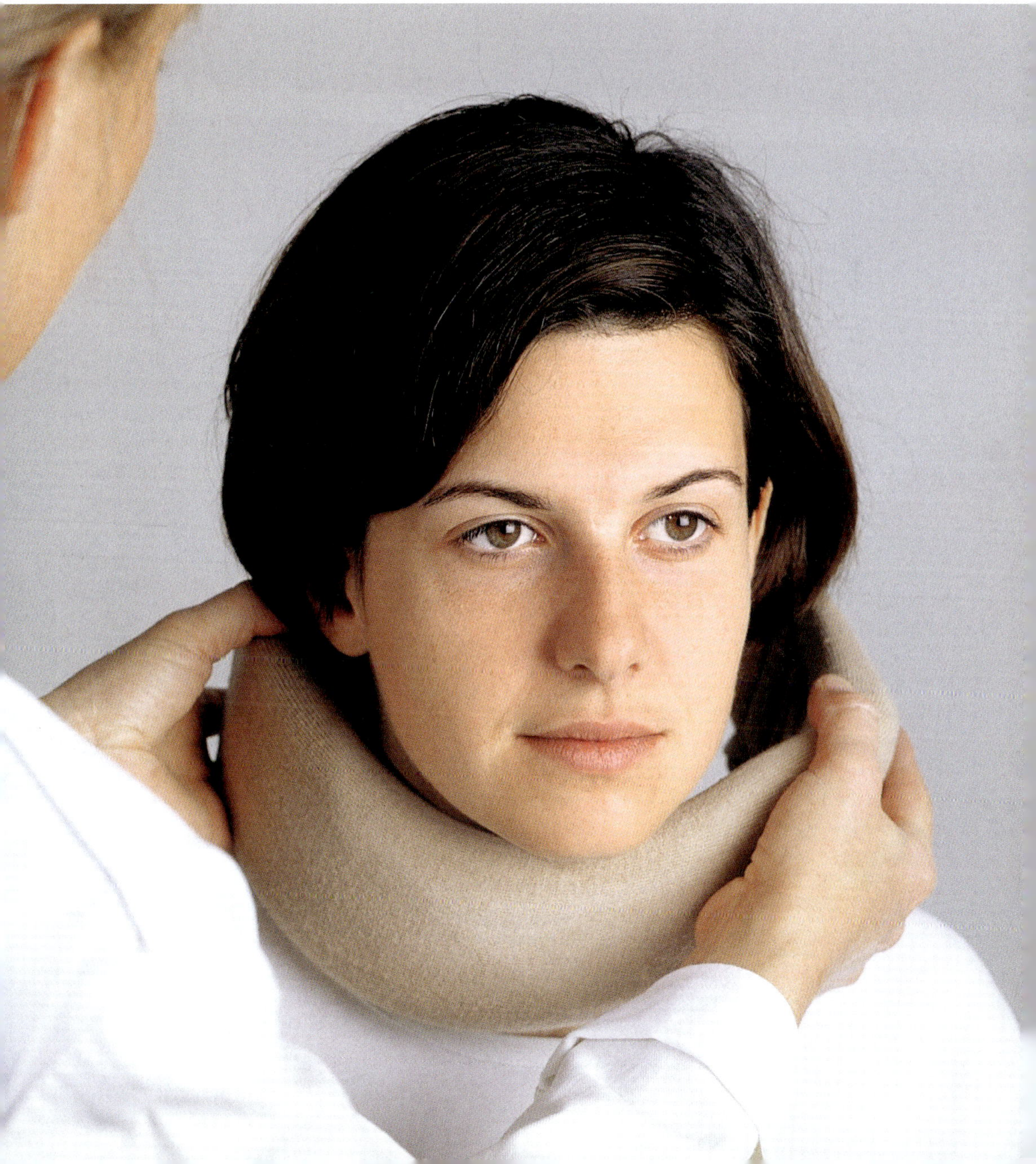

Eine Reihe von Erkrankungen können Kopfschmerzen verursachen. Diese so genannten sekundären oder symptomatischen Kopfschmerzen machen jedoch weniger als zehn Prozent aller Kopfschmerzfälle aus. Sie entstehen vor allem durch:

- Erkrankungen im Kopfbereich,
- Erkrankungen der Gesichts- und Kopfstrukturen,
- Kopf- und Gesichtsneuralgien,
- Allgemeinerkrankungen,
- innere Erkrankungen,
- Einwirkung verschiedener Substanzen.

Erkrankungen im Kopfbereich

Kopfschmerzen nach einem Unfall

Kopfschmerzen treten häufig nach bestimmten Traumata auf: vor allem nach Schädelverletzungen, Schädelprellungen, Blutergüssen im Schädelbereich, Gehirnerschütterungen oder nach Verletzungen der Halswirbelsäule.

Zwischen der Art und Schwere eines bestimmten Hirntraumas und der Dauer und Intensität der darauffolgenden Kopfschmerzen besteht jedoch nicht immer ein direkter Zusammenhang. Manche Menschen entwickeln zum Beispiel nach einer Gehirnerschütterung einen Spannungskopfschmerz. Bei anderen kommt es nach dem traumatischen Ereignis mehrmals in der Woche zu migräneartigen Attacken. Häufig werden auch Übelkeit, Erbrechen oder Sehstörungen beobachtet. Einige Betroffene klagen zusätzlich über Schlafstörungen, über extreme Wetterfühligkeit oder über depressive Verstimmungen, die noch lange nach dem jeweiligen Trauma anhalten können.

Treten nach einem Unfall Kopfschmerzen auf, sind unbedingt neurologische Untersuchungen erforderlich. Erst nach genauer Abklärung eventuell entstandener organischer Schäden kann eine gezielte Therapie in die Wege geleitet werden. Stellt sich bei der Diagnose heraus, dass infolge des Traumas beispielsweise Kopfschmerzen vom Spannungstyp oder

! Keine längerfristige Selbstbehandlung

Sekundäre Kopfschmerzen dürfen Sie selbst nicht längerfristig mit Medikamenten betäuben. Zum einen können die Schmerzen ein Signal für eine ernsthafte Erkrankung sein, die dringend einer ärztlichen Behandlung bedarf. Zum anderen laufen Sie mit der häufigen Einnahme von Schmerzmitteln Gefahr, sich einen medikamentenbedingten Dauerkopfschmerz (→ Seite 101) zuzuziehen. Bei symptomatischen Kopfschmerzen muss deshalb immer die Grunderkrankung behandelt werden.

migräneartige Beschwerden ausgelöst wurden, gelten für die Behandlung die jeweiligen Richtlinien aus den vorangegangenen Kapiteln.

Blutgefäßstörungen im Gehirn

Kopfschmerzen können durch unterschiedliche Blutgefäßstörungen im Gehirn entstehen. Dazu zählen zum Beispiel der Schlaganfall sowie Blutungen innerhalb des Gehirns. Die durch Blutungen ausgelösten Schmerzen sind meistens sehr heftig. Der Schmerz sitzt häufig im Hinterkopf, strahlt von dort in den Nacken und zwischen die Schulterblätter aus und kann von Übelkeit und Erbrechen begleitet sein.

Weitere Störungen des Gehirns

Entzündungen der Gefäße und Verschlüsse von Blutgefäßen können Kopfschmerzen auslösen. Bei einer Entzündung der Hirnhäute (Meningitis) kommt es innerhalb weniger Stunden zu andauernden, sehr starken Schmerzen im Hinterkopf- und Nackenbereich. Sie werden von der typischen Nackensteifigkeit, von Fieber und häufig auch von Übelkeit und Erbrechen begleitet. Diese Erkrankung ist lebensgefährlich und muss sofort ärztlich behandelt werden.

Eine Veränderung des Hirndrucks löst ebenfalls häufig Kopfschmerzen aus. Das Gleiche gilt für Punktionen im Bereich der Lendenwirbel (Lumbalpunktionen). Im Anschluss daran können Kopfschmerzen auftreten, die im Liegen nachlassen, während sie beim aufrechten Gehen oft sehr intensiv werden und von Übelkeit und Erbrechen begleitet sind.

Hirntumor

Viele Menschen, die unter chronischen Kopfschmerzen leiden, befürchten einen Hirntumor als Ursache ihrer Beschwerden. Diese Sorge ist fast immer unbegründet, denn Hirntumore kommen zum Glück nur sehr selten vor. Nach ärztlichen Beobachtungen treten sie pro Jahr bei etwa 6 bis 10 von 100 000 Menschen auf. Allerdings verursachen Hirntumore in mindestens 75 Prozent aller Fälle Kopfschmerzen. Diese sind in der Regel von neurologischen Ausfallerscheinungen begleitet, zum Beispiel von Seh-, Gefühls-, Gedächtnis- und Konzentrationsstörungen, Schwindel, Muskelschwäche und Wesensveränderungen. Tägliche Übelkeit und Erbrechen sind ein weiterer wichtiger Hinweis auf einen Hirntumor. Treten solche Symptome auf, ist umgehend eine ärztliche Abklärung erforderlich (→ Seite 18).

Erkrankungen von Gesichts- und Kopfstrukturen

Zahlreiche Erkrankungen, die im Bereich des Schädels, der Augen, der Zähne oder von Hals-Nasen-Ohren auftreten, können Kopfschmerzen verursachen.

Augenerkrankungen

Funktionsstörungen der Augen können zu erheblichen Kopfschmerzen führen. Das gilt insbesondere für den „Grünen Star": Der akute Glaukomanfall, bei dem es zu einem Überdruck im Auge kommt, ist häufig von sehr heftigen Kopfschmerzen begleitet. Die Betroffenen haben das Gefühl, als würde der Augapfel platzen und pressen deshalb immer wieder die Hand oder die Finger fest gegen die Augen.

Kurz- oder Weitsichtigkeit sowie Verkrümmungen der Hornhaut (Astigmatismus), aber auch Überlastung der Augen beim Lesen, Handarbeiten, Autofahren, am Bildschirm oder im Kino können ebenfalls Kopfschmerzen auslösen. Manchmal sind sie auch auf eine nicht mehr passende Brille zurückzuführen.

Erkrankungen von Hals-Nasen-Ohren und im Bereich von Zähnen und Kiefer

Bei einer Stirnhöhlenentzündung kommt es häufig über der Stirn zu einer erhöhten Druck- und Klopfempfindlichkeit und sehr heftigen Kopfschmerzen, die in die Augenregion ausstrahlen. Auch die Entzündung der Nasennebenhöhlen kann Kopfschmerzen hervorrufen. Bei der Kieferhöhlenentzündung überwiegt ein Wangenschmerz, der meist im Liegen zunimmt.

Erkrankungen im Zahnapparat, Fehlstellungen des Kiefergelenks, aber auch Eiterherde (zum Beispiel eitrige Mandeln) führen häufig zu Schmerzen, die in die Schläfe, in den Unterkiefer und sogar in den Hinterkopf ausstrahlen können.

Wer nachts mit den Zähnen knirscht, hat morgens und tagsüber oft Verspannungen im Kiefergelenksbereich. In diesem Fall kann eine vom Zahnarzt oder Kieferorthopäden verordnete Aufbissschiene (→ Seite 95) Abhilfe schaffen.

Halswirbelsäule

Erkrankungen der Halswirbelsäule, die durch eine Bewegungs- oder Funktionsstörung der Gelenke und Bänder der Halswirbelsäule gekennzeichnet sind, gehen häufig mit Kopfschmerzen einher.

Kopf- und Gesichtsneuralgien

Neuralgien sind anfallsartige starke Schmerzen, die im Ausbreitungsgebiet eines Nervs auftreten. Die Schmerzen können auf entzündliche Prozesse hinweisen (zum Beispiel auf eine Entzündung der Sehnerven) oder auf andere Schädigungen der betroffenen Nerven, auf Verwachsungen, gelegentlich auch auf multiple Sklerose (MS) oder auf Tumore im Kopfbereich.

Trigeminusneuralgie

Am verbreitetsten ist die Trigeminusneuralgie, die insbesondere im mittleren bis höheren Lebensalter auftritt. Der Trigeminus ist ein Gehirnnerv mit drei Ästen: einem Augen-, Oberkiefer- und Unterkieferast.

Symptome und Ursachen

Ein typisches Zeichen für eine Trigeminusneuralgie ist der oft nur wenige Sekunden, höchstens aber zwei Minuten anhaltende, mit unerträglicher Heftigkeit einsetzende Schmerz, der von so genannten Triggerzonen (zum Beispiel an den Lippen, in der Nasengegend, an den Zähnen oder am Zahnfleisch) ausgeht.
Er kann durch verschiedene Reize wie Waschen, Zähneputzen, Rasieren, Rauchen, Kauen, Schlucken, Sprechen oder durch die leichteste Berührung in der betroffenen Gesichtshälfte ausgelöst werden, aber auch ohne ersichtlichen Grund auftreten. Die Betroffenen beschreiben den Schmerz als stromstoßartig, so als würden sie dabei „mit glühenden Nadeln“, von „einem glühenden Eisen“ oder von „einem scharfen Messer durchbohrt“. Häufig

beginnen die Anfälle mit einem Kribbeln, Brennen oder einem leichten Stechen in der betroffenen Seite, bis dann ein äußerst heftiger, stromstoßartiger Schmerz einschießt. Die Attacken enden sehr plötzlich wieder, treten aber mehrfach am Tag auf.

Eine Trigeminusneuralgie kann entstehen, wenn mit zunehmendem Alter die Isolation zwischen den einzelnen Nervenfasern nicht mehr richtig funktioniert. Diese Störung wird durch geschlängelte Blutgefäße verursacht, die permanent auf eine Trigeminusnervenwurzel drücken. Geschieht das jahre- oder jahrzehntelang, wird die Isolation um den Nerv herum zunächst irritiert und später so weit gestört, dass die Erregungen von einem Nerv zum anderen überspringen und dadurch die Trigeminusattacken auslösen.

Therapeutische Maßnahmen

Bei der Behandlung mit Medikamenten hat sich die Substanz Carbamazepin (ein Mittel gegen Epilepsien) gut bewährt.
Der Wirkstoff blockiert die Impulse im Trigeminusnerv. Seine Erfolgsquote liegt bei 70 bis 80 Prozent. Allerdings können dabei die folgenden unerwünschten Wirkungen auftreten: Einschränkung des Reaktionsvermögens, Müdigkeit, Seh- und Koordinationsstörungen, Schwindel, Unruhe, Verwirrtheit, Fieber und Hautausschläge. Diese Symptome lassen jedoch nach einer gewissen Zeit nach. Außerdem können sie durch eine entsprechend langsame Dosierung gemildert und/oder ganz verhindert werden. Sobald die Patienten jedoch Doppelbilder sehen oder über Schwindel und Übelkeit klagen, müssen sie dies dem Arzt mitteilen, der dann über die weitere Behandlung entscheidet.
Gehen die Schmerzen mit Carbamazepin nicht zurück, kann die Anwendung von Amitriptylin (ein Mittel gegen Depressionen → Seite 173) Linderung verschaffen. In einzelnen Fällen sind neurochirurgische Eingriffe erforderlich. Einige Patienten sprechen positiv auf die Transkutane elektrische Nervenstimulation (TENS → Seite 182) an.

Herpes-Zoster-Neuralgie

Bei dieser Erkrankung kommt es zu starken einseitigen, bohrenden oder brennenden Schmerzen, die vorwiegend nach einer Gürtelrose (einem von neuralgischen Schmerzen begleiteten Bläschenausschlag der Haut) auftreten. Die Schmerzen äußern sich hauptsächlich im Gesicht oder im äußeren Gehörgang. Oft werden sie stärker, wenn die Betroffenen sich zum Beispiel die Haare kämmen, manchmal schon, wenn sie nur die Augenbraue berühren.

Bei der Herpes-Zoster-Neuralgie sind schmerzstillende oder -dämpfende Arzneimittelsubstanzen wirkungslos. Diese Neuralgie muss ärztlich behandelt werden. Fast immer sind langfristige therapeutische Maßnahmen erforderlich.

Atypischer Gesichtsschmerz

Die Diagnose „atypischer Gesichtsschmerz" erfolgt dann, wenn keine andere spezifische Kopfschmerzdiagnose gestellt werden kann. Voraussetzung dafür ist, dass kein Zusammenhang zwischen den Schmerzen und einem krankhaften Prozess im Schädelinneren besteht. Nur in sehr seltenen Fällen kann diese besondere Schmerzart Ausdruck eines Tumors im Schädelbereich sein.

Der atypische Gesichtsschmerz tritt einseitig oder beidseitig auf, vor allem im Bereich der Wange, des Oberkiefers oder der Zähne, manchmal auch der Stirn, der Schläfe, der Ohren oder des Halses. Es handelt sich um einen Dauerkopfschmerz, den die betroffenen Patienten als dumpf, brennend, bohrend oder krampfartig beschreiben. Die Beschwerden können über Stunden oder Tage anhalten, werden aber nur selten so stark, dass es zur Arbeitsunfähigkeit kommt.

Viele Menschen wenden sich erst an Zahn- oder Hals-Nasen-Ohren-Ärzte, da sie in diesem Bereich die Ursache ihrer Beschwerden vermuten. Manche bestehen auf Eingriffen an den Zähnen oder Kieferhöhlen, um die Schmerzen loszuwerden. Da operative Maßnahmen jeglicher Art in der Regel zu einer Verschlimmerung führen, sollten sie möglichst vermieden werden. Außerdem führen weder Schmerzmittel noch Nervenblockaden zu einem therapeutischen Erfolg.

Therapieempfehlungen beim atypischen Gesichtsschmerz

Die Behandlung lehnt sich an die Therapie chronischer Spannungskopfschmerzen (→ Seite 97) an:

Maßnahmen ohne Medikamente

- Örtliche Kälte- oder Wärmeanwendungen (zum Beispiel Eisbeutel oder Wärmflaschen),
- Verhaltenstherapie (→ Seite 92), da viele Patienten psychische Auffälligkeiten wie Angst und Depressionen zeigen,
- EMG-Biofeedback (→ Seite 91),
- Transkutane elektrische Nervenstimulation (→ Seite 182).

Medikamente

- Nehmen Sie keine Schmerzmittel ein!
- Lassen Sie sich von Ihrem Arzt über den möglichen Einsatz niedrig dosierter trizyklischer Antidepressiva mit der Arzneimittelsubstanz Amitriptylin beraten.

Innere Erkrankungen

Bei Leistungsschwäche des Herzens (Herzinsuffizienz) oder einer Herzbeutelentzündung kann es zu erheblichen Kopfschmerzen kommen. Des weiteren tauchen sie bei akuten Nierenentzündungen, bei Blutarmut, bei Schilddrüsenunter- oder Schilddrüsenüberfunktion auf.

Allgemeinerkrankungen

Fieberhafte Infektionen, Erkältungskrankheiten, Grippe oder Magen-Darm-Infektionen sind häufig von Kopfschmerzen begleitet.

Ein erhöhter Blutdruck (Hypertonie) führt oft zu Kopfschmerzen. Rund die Hälfte aller Bluthochdruckpatienten klagen über häufige Schmerzattacken, die denen der Migräne ähneln. Bei einer Therapie mit blutdrucksenkenden und muskelentspannenden Maßnahmen gehen die Kopfschmerzen in der Regel zurück. Starke und länger anhaltende Kopfschmerzen von Bluthochdruckpatienten müssen immer ärztlich abgeklärt werden, da sie auch auf kleine Blutungen im Inneren des Gehirns hinweisen können.

Bei Menschen mit sehr niedrigem Blutdruck kommt es gelegentlich zu einem dumpfen Kopfdruck, der mit Schwindel einhergehen kann.

Kopfschmerzen sind darüber hinaus ein häufiges Begleitsymptom bei Stoffwechselerkrankungen (zum Beispiel bei Diabetes). Die so genannte Schlafapnoe (extrem lautes Schnarchen und Atemstillstände während des Schlafs) kann ebenfalls Kopfschmerzen auslösen, da während der Atemstillstände der Blutkreislauf nur mangelhaft mit Sauerstoff versorgt wird. Auch am Beginn einer Hämodialyse (Blutwäsche) kann es zu Kopfschmerzen kommen.

Übrigens: Auch Diäten und Fastenkuren führen oftmals zu Kopfschmerzen.

Weitere Auslöser

Medikamente

Es gibt eine ganze Reihe von Arzneistoffen, deren Einnahme Kopfschmerzen auslösen können (→ Seite 50). Die wichtige Rolle, die Schmerzhemmer dabei spielen und welche Behandlung in diesen Fällen helfen kann, wird im Kapitel „Kopfschmerzen durch übermäßigen Schmerzmittelgebrauch" (→ Seite 101) ausführlicher beschrieben.

Nahrungsmittel

Viele Menschen entwickeln Kopfschmerzen nach dem Verzehr bestimmter Nahrungsmittel. Die wesentlichen Auslöser sind:

- Nahrungsmittelzusatzstoffe aller Art wie zum Beispiel Farb- und Konservierungsstoffe, Verdickungsmittel und Emulgatoren.
- Tyraminhaltige Nahrung: Tyramin ist in verschiedenen Käse- und Rotweinsorten (vor allem in Chianti) und in Schokolade enthalten.
- Hot Dogs, Würstchen oder andere gekochte Fleischprodukte.
- Der Gewürzverstärker Natriumglutamat, der sich in verschiedenen chinesischen Speisen befindet. Bei manchen Menschen tritt nach dem Verzehr solcher Speisen ein Krankheitssyndrom auf, das sich in Kopfschmerzen, Druck- oder Engegefühl im Gesicht, in Schwindel, Durchfällen, Übelkeit und Bauchkrämpfen äußert.
- Auch nach dem Genuss von Eiscreme oder dem raschen Trinken eisgekühlter Getränke reagieren einige Menschen (insbesondere Migräniker → Seite 48) mit Kopfschmerzen. Die Schmerzen entwickeln sich zirka 25 bis 60 Sekunden nach dem Verzehr und halten in der Regel nur einige Sekunden oder Minuten an.

Genussmittel

Der Konsum von Alkohol, Nikotin oder Kaffee kann bei sehr empfindlichen Menschen Kopfschmerzen hervorrufen. Besonders gefährdet sind Menschen mit Migräne (→ Seite 48).

Schadstoffe in Innenräumen

Schadstoffe in Innenräumen können (ebenso wie Alkohol, Nikotin, Koffein und Arzneimittelsubstanzen) zu Vergiftungskopfschmerzen, den so genannten toxischen Kopfschmerzen, führen. Dazu zählt unter anderem Kohlenmonoxid, das sich durch schlecht ziehende Öfen in Altbauwohnungen verbreitet und Kopfschmerzen, Ohrensausen und Schwindelgefühle hervorrufen kann. Organische Lösemittel, die sich in unterschiedlichen Farben und Lacken (etwa in Türen, Fensterrahmen, Fußböden oder Holzdecken) befinden, können ebenfalls Kopfschmerzen auslösen. Das Gleiche gilt für Blei, das in Altbauten über

Bleirohre und bleihaltige Wasserhähne ins Trinkwasser gelangt sowie für die in bestimmten Insektenvernichtungs- und Schädlingsbekämpfungsmitteln enthaltenen Pyrethroide. Auch Klimaanlagen, Luftbefeuchter, Zigarettenrauch, das Arbeiten auf engem Raum und ganz allgemein eine schlechte Wartung der Gebäude stehen im Verdacht, Kopfschmerzen hervorzurufen.

So können Sie vorbeugen

- Sorgen Sie zu Hause und am Arbeitsplatz immer dafür, dass die Räume, in denen Sie sich aufhalten, gut gelüftet sind. Das erreichen Sie am besten durch das „Stoßlüften": Öffnen Sie mehrmals am Tag für gut fünf Minuten weit das Fenster (nicht nur die Fensterklappe!), damit es zu einem gründlichen Luftaustausch kommen kann.
- Verwenden Sie – sowohl bei Nahrungsmitteln als auch bei Kleidungsstücken, Textilien, Haushaltsstoffen und bei Ihrer gesamten Inneneinrichtung – nur Materialien, die möglichst naturbelassen sind. Achten Sie zum Beispiel darauf, dass die Lebensmittel, die Sie kaufen, keine Zusatzstoffe oder die Farben und Lacke, die Sie verwenden, keine Lösemittel enthalten, die häufig mit dem Umweltzeichen gekennzeichnet sind.
- Lassen Sie, wenn Sie einen Wasserhahn nach mehrstündiger Pause benutzen, erst etwa einen Liter Wasser ablaufen, bevor Sie Wasser zum Trinken oder Kochen entnehmen. So können Sie verhindern, dass das Wasser eine stark erhöhte Bleikonzentration durch Blei im Wasserhahn aufweist. Denn nicht nur die Bleirohre in Altbauten, auch viele Wasserhähne geben Blei ans Trinkwasser ab.
- Wenn Sie vermuten, dass Ihre Kopfschmerzen auf die Einwirkung bestimmter (Schad-)Stoffe zurückzuführen sind, sollten Sie diese Substanzen so weit wie möglich meiden. Das ist natürlich bei Lebens- und Genussmitteln leichter als bei Schadstoffen, die aus der Luft, dem Wasser oder aus Ausdünstungen in geschlossenen Räumen stammen. Giftige Substanzen, die aus Tapeten oder Teppichböden, der Decke, dem Sofa, dem Computer oder der Klimaanlage entweichen, lassen sich nicht sofort aus der Welt schaffen – vor allem nicht am Arbeitsplatz. Außerdem kann man die schädlichen Stoffe meistens weder sehen noch riechen oder schmecken (Tipps zur Bestimmung von Schadstoffen → Seite 206). Man wird in der Regel erst durch Gesundheitsbeschwerden – zum Beispiel durch Kopfschmerzen – auf sie aufmerksam.
- Treten Ihre Kopfschmerzen vorrangig am Arbeitsplatz auf, sollten Sie den Betriebsarzt informieren. Gibt es in Ihrem Unternehmen keinen ärztlichen Dienst, können Sie sich auch an den Betriebs- oder Personalrat wenden. Sie können sich auch von Ihrem Hausarzt an einen Umweltmediziner überweisen lassen. Bei Ihrer zuständigen Landesärztekammer erfahren Sie, ob und wo es in Ihrer Nähe umweltmedizinische Praxen gibt.

Kopfschmerzen bei Kindern

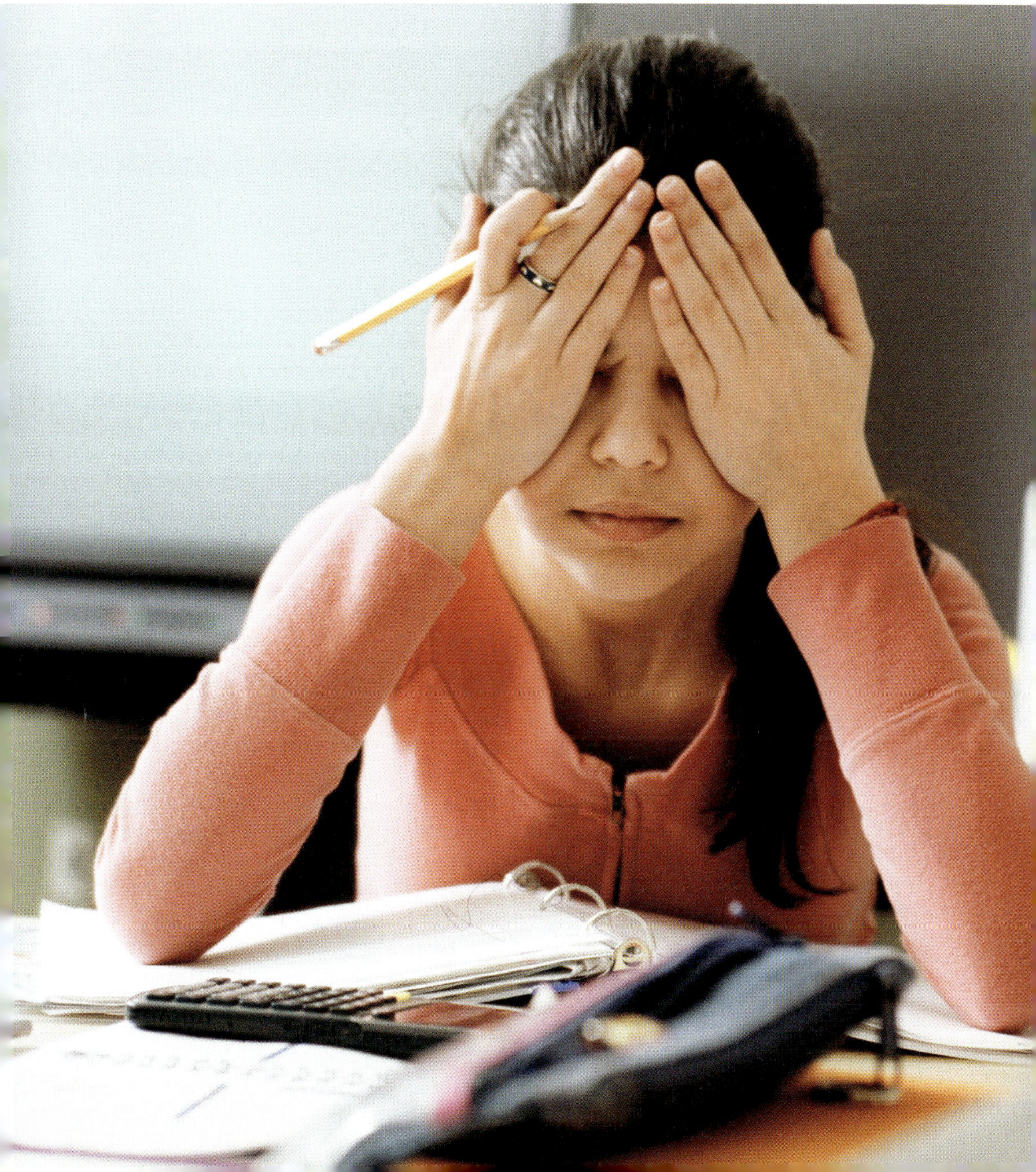

Wie in allen Industrieländern haben auch in Deutschland in den letzten 30 Jahren Kopfschmerzen bei Kindern deutlich zugenommen. Heute klagen bereits 10 bis 20 Prozent der Kinder im Vorschulalter über Kopfweh. Und am Ende der Grundschulzeit wissen fast alle Kinder, wie sich Kopfschmerzen anfühlen. Aus Untersuchungen, die bei 7 000 Schülern durchgeführt wurden, geht hervor, dass zirka 60 Prozent von ihnen Spannungskopfschmerzen (→ Seite 77) und zirka zwölf Prozent Migräne (→ Seite 27) haben. Für 20 Prozent der betroffenen Kinder sind die Kopfschmerzen mit einem starken Leidensdruck verbunden, da die Beschwerden sehr häufig, oft sogar täglich auftreten und wiederholt zu Schulausfall und Verzicht auf Freizeitaktivitäten führen. Diese chronischen Kopfschmerzen stellen eine besonders hohe therapeutische Herausforderung dar.

Im Kindesalter treten nahezu ausschließlich Spannungskopfschmerzen und Migräne auf. Clusterkopfschmerzen (→ Seite 109) entwickeln sich erst im späteren Lebensalter. Es ist aber wichtig zu wissen, dass Kopfschmerzen, die sich in der Kindheit zum ersten Mal bemerkbar machen, bei bis zu 50 Prozent der Patienten auch im Erwachsenenalter weiter bestehen. Kinder, die mehr als dreimal in der Woche Schmerzmittel einnehmen, tragen deshalb ein hohes Risiko, dass sich bei ihnen ein schmerzmittelbedingter Dauerkopfschmerz (→ Seite 101) entwickelt. Diese Gefahr besteht nicht nur bei der häufigen Einnahme verschreibungspflichtiger Mittel wie Triptanen (→ Seite 164), sondern auch bei rezeptfreien Präparaten wie zum Beispiel Ibuprofen (→ Seite 160) oder Parazetamol (→ Seite 157).

Die Ursachen – ein gestörtes Schmerzkontrollsystem

Auch bei Kindern muss zwischen Ursachen und Auslösern von Kopfschmerzen unterschieden werden.

Die Ursache der Migräne liegt – bei Kindern wie bei Erwachsenen – in einer angeborenen gestörten Reizverarbeitung im Gehirn (→ Seite 44). Kindern mit einer erblich bedingten Neigung zur Migräne fehlen bestimmte Reizfilter. Sie nehmen Reize aus der Innen- und Außenwelt schneller und intensiver auf als andere. Dadurch kommt es rasch zu einer Reizüberflutung im Gehirn, die mit einem vermehrten Verbrauch von Schmerzhemmstoffen einhergeht – und schließlich Migräneattacken hervorruft.

Bei Spannungskopfschmerzen spielen Erbfaktoren dagegen keine Rolle. Die Schmerzen entstehen, wenn die Schmerzfilter, die im Hirnstamm vermutet werden, zu weit geöffnet sind, sodass Schmerzsignale ungebremst ins Gehirn einströmen können. Ob diese Filter geöffnet oder geschlossen sind, hängt davon ab, ob das Gehirn über einen ausreichenden Vorrat an Nervenbotenstoffen (insbesondere Serotonin) verfügt (→ Seite 82).

Anhaltende psychosoziale Belastungen, Bewegungsmangel und körperliche Fehlhaltungen können zu einem verstärkten Abbau von Nervenbotenstoffen (Neurotransmittern) führen. Bei Spannungskopfschmerzen werden diese Botenstoffe langsamer und weniger abgebaut als bei Migräne.

Besondere Kopfschmerzsymptome bei Kindern

Ob Kinder während oder nach bestimmten Belastungssituationen Spannungskopfschmerzen oder Migräne bekommen, ist eine Frage der Veranlagung. Während schon Kleinkinder Migräne haben können, treten Spannungskopfschmerzen in der Regel erst ab dem Grundschulalter auf. Die Symptome, mit denen sich diese beiden Kopfschmerzformen bei Kindern äußern, ähneln denen von Erwachsenen (Spannungskopfschmerzen → Seite 79 und Migräne → Seite 29).

Bei Kindern, die an Migräne leiden, können während einer Attacke außer den bei Erwachsenen üblichen Begleitstörungen wie Übelkeit und Erbrechen, Licht- und Lärmüberempfindlichkeit noch zusätzliche Begleitsymptome vorhanden sein. Dazu zählen insbesondere:

- Herzrasen, Blässe oder Hautrötung, ausgeprägter Durst, Appetit, Harndrang oder auffallende Müdigkeit, Gähnen oder vermehrte Unruhe, Schmerzen in anderen Körperregionen, vor allem im Bauchbereich, erhöhte Temperatur.
  Bei Kleinkindern, die noch nicht sprechen können, stehen häufig Verdauungsstörungen wie Appetitlosigkeit, Übelkeit, Erbrechen, Durchfall und eine angespannte Bauchdecke im Vordergrund. Sie gelten – ebenso wie Schwindelattacken – als Vorläufer späterer Migräneanfälle.
- Die neurologischen Ausfallerscheinungen, die mit Migräne einhergehen können (→ Seite 36), äußern sich bei Kindern insbesondere in Sehstörungen. Es kann aber auch zu Lähmungen, zu Sensibilitäts- und Sprachstörungen kommen.

Die Auslöser sind vielfältig

Wie bei Erwachsenen sind auch bei Kindern unterschiedliche Auslöser für die Kopfschmerzattacken verantwortlich. Während bei ersteren beruflicher oder familiärer Dauerstress sowie chronische Fehlhaltungen am Arbeitsplatz häufig Kopfschmerzen nach sich ziehen, sind es bei Kindern entsprechende Erfahrungen in der Schule und natürlich auch in der Familie.

Umweltgifte aufspüren!

Die Stiftung Warentest bietet Analysen (kostenpflichtig) an, mit denen Sie herausfinden können, ob und wie hoch konzentriert sich giftige Substanzen zum Beispiel in Ihrer Wohnung befinden. Weitere Informationen dazu finden Sie im Serviceteil → Seite 206.

Auch eine Reihe chemischer Reizstoffe können Kopfschmerzen auslösen, wenn Kinder ihnen häufig ausgesetzt sind. Dazu zählen vor allem Autoabgase, Kohlen-, Zement-, Holz- und Mehlstaub, Formaldehyd, Lösungsmittel in Klebstoffen und Farben (auch in Bastelklebern), Insektenschutzmittel, Benzin und Ölprodukte, organische Phosphatverbindungen, Parfums und Deodorants.

Eine wichtige Auslöserrolle spielen auch allergische Reizstoffe wie Hausstaub, Allergien gegen Haare, Vogelfedern, Schimmelpilze sowie Allergien gegen bestimmte Haustiere – und nicht zuletzt gegen bestimmte Nahrungsmittel (→ Seite 140).

Übermäßiger Leistungsdruck

Aus verschiedenen wissenschaftlichen Erhebungen geht hervor, dass Kopfschmerzen nach der Einschulung deutlich an Häufigkeit und Intensität zunehmen. Das liegt zum einen an den äußerst ungünstigen Sitzpositionen, in denen die Kinder bis zu acht Stunden am Tag verharren müssen. Zum anderen aber auch an den hohen Leistungsanforderungen, denen sie heute schon sehr früh ausgesetzt sind. Diese werden nicht nur durch die Schule erzeugt, durch Lehrer, die nach den Ergebnissen der Pisa-Studien selbst unter enormem Druck stehen, oder durch ein Klassenklima, das häufig von Konkurrenz und sogar von Mobbing geprägt ist. Auch die Hoffnungen, die die Eltern mit einem besonders guten Schulabschluss verbinden, und die von den Kindern verinnerlichte elterliche Erwartungshaltung sind in vielen Fällen für den Druck verantwortlich, der Kopfschmerzen und andere Beschwerden auslösen kann.

Ein Kinderarzt schildert das Beispiel einer Familie aus der Mittelschicht. Sie besteht aus den Eltern und zwei Töchtern: der 13-jährigen Sophie und der 11 Jahre alten Sandra.

„Beide Töchter besuchen das Gymnasium. Sophie gilt als absolute Überfliegerin, weil sie von Anfang an in sämtlichen Zeugnissen ausnahmslos Einser hatte. Ihre zwei Jahre jüngere Schwester Sandra ist ebenfalls eine ausgezeichnete Schülerin, allerdings mit einem „Makel": Sie hat neben vielen Einsern stets auch ein paar Zweier. Statt sich über die guten Leistungen beider Töchter zu freuen, reden die Eltern der jüngeren ein, dass eine Zwei nicht ausreichend sei. Sandra wird permanent das Vorbild ihrer älteren Schwester vor Augen geführt, dem sie unbedingt nacheifern soll. Das Mädchen verinnerlicht den elterlichen Druck – allerdings um einen hohen Preis. Es hat seit einigen Jahren heftige Migräneanfälle, die von Übelkeit und Erbrechen begleitet sind. Die Attacken treten oft mehrmals in der Woche auf und dauern bis zu 24 Stunden an. Da Sandra, auch wenn es ihr schlecht geht, den Unterricht nicht versäumen soll, geben ihr die Eltern, sobald die Kopfschmerzen auftreten, ein Schmerzmittel.

Nach ihren eigenen Angaben ist Sandra mit ihrem Leben „sehr zufrieden". Sie schildert ihre Eltern als liebevoll und das gesamte Familienleben als ausgesprochen harmonisch, weil es keinen Streit und keine Auseinandersetzungen gebe. Für die starken Kopfschmerzen, von denen sie immer wieder heimgesucht wird, hat niemand in der Familie eine Erklärung. Der immense Leistungs- und Konkurrenzdruck, dem die Elfjährige ausgesetzt ist, ist weder ihr selbst noch den Eltern bewusst. Sandra trägt die ständige Anspannung, unter der sie steht, unbewusst aus – im Kopf."

Ungünstige Wohnbedingungen

Auch das Wohnumfeld, in dem viele Kinder heute aufwachsen, gilt als Auslöser von Kopfschmerzen. Denn die Wohnbedingungen sind besonders in den Großstädten durch zahlreiche stressauslösende Faktoren (Stressoren) gekennzeichnet: die ständige Zunahme des Verkehrslärms, Wohnen in hellhörigen Häusern, in Wohnblocks mit wenig Grünanlagen.

Während die Kinder noch vor drei Jahrzehnten auf der Straße spielen und sich dort austoben konnten, ist ihr Lebensumfeld heute deutlich eingeschränkt. Sie können nicht einfach losrennen, sondern müssen ständig auf die Risiken achten, die im innerstädtischen Verkehr und praktisch an jeder Straßenecke lauern. Das bedeutet, dass sie ihre körperlichen Bewegungen und Impulse permanent kontrollieren müssen, um nicht in Gefahr zu geraten. Doch das fordert einen hohen Preis: Der Erwerb der Straßensicherheit setzt die Kinder in einen ständigen Anspannungszustand, der zu Muskelverspannungen, Unruhe, Nervosität – und dadurch nicht zuletzt zu immer wiederkehrenden Kopfschmerzen führen kann.

Ein ungesunder Lebensstil

Viele Kinder haben keinen geregelten Tagesablauf. Sie kommen morgens zur Schule, ohne gefrühstückt zu haben, trinken zu wenig und nehmen oftmals am Mittag die erste Mahlzeit zu sich. Das aber ist ein ernstzunehmender Stressfaktor, der bei Kindern, ebenso wie bei Erwachsenen, Kopfschmerzen und Migräneanfälle auslösen kann.

Einseitige Ernährungsgewohnheiten, vor allem der zu häufige Genuss von Süßigkeiten, Limonade, Colagetränken und anderen Softdrinks sowie generell von Nahrungsmitteln, die Konservierungs- und Lebensmittelfarbstoffe enthalten, können ebenfalls Kopfschmerzen hervorrufen.

Ein weiteres Problem ist Bewegungsmangel: Viele Kinder sitzen oft stundenlang vor dem Fernseher oder Computer. Das verstärkt die ohnehin schon problematische Reizüberflutung und verhindert gleichzeitig den notwendigen körperlichen Ausgleich zum stundenlangen Sitzen in der Schule.

Auf der anderen Seite sind sportliche Überforderung und Freizeitstress, der durch volle Terminkalender zustande kommt, genauso schädlich. Ganz zu schweigen von Schlafmangel beziehungsweise einem unregelmäßigen Schlaf-Wach-Rhythmus, der als wichtiger Auslöser von Migräneattacken gilt (→ Seite 50).

Darüber hinaus reagieren viele Kinder mit ausgeprägten Kopfschmerzen, wenn es in der Familie immer wieder zu Konflikten kommt, wenn die Eltern Sorgen haben, ein Elternteil arbeitslos oder krank wird oder wenn die Eltern sich getrennt haben. Oft fehlt im Alltag dann auch die nötige Ruhe, um mit den Erwachsenen über diese Ängste sprechen zu können.

Eine ganzheitliche Behandlung

Gerade bei Kindern ist eine umfassende Kopfschmerztherapie, die nicht allein auf die Beseitigung von Symptomen ausgerichtet ist, sehr wichtig. Im Vordergrund der Behandlung muss das Bemühen stehen, das seelisch-körperliche Gleichgewicht des Kindes wiederherzustellen und Kopfschmerzattacken so gut wie möglich vorzubeugen. Dazu zählen in erster Linie eine gesunde Lebensführung mit entsprechender Ernährung, viel Bewegung als Ausgleich zur schulischen Arbeit, genug Zeit zur Muße, zum Spiel und zu sozialen Kontakten und vor allem ausreichend Schlaf. Darüber hinaus sollten Kinder, die häufig Kopfschmerzen haben, unbedingt ein Entspannungsverfahren wie zum Beispiel die progressive Muskelentspannung (→ Seite 54) erlernen – und dieses fest in ihren Alltag integrieren. Eine Psychotherapie kann erforderlich sein, wenn die Kinder außer an Kopfschmerzen noch an Depressionen, an Angst- oder an anderen Verhaltensstörungen leiden.

! Keine unkontrollierte Behandlung mit Schmerzmitteln

Sie dürfen Ihrem Kind auf keinen Fall ohne ärztliche Kontrolle wiederholt Schmerzpräparate (auch nicht in halber Dosis!) geben, die Sie möglicherweise selbst benutzen. Das gilt insbesondere für Kombinationsmittel, denen mehrere Wirkstoffe beigemischt sind und die schwere gesundheitliche Risiken bergen (→ Seite 64).

Was Eltern beachten sollten

Wenn Kinder häufig über Kopfschmerzen klagen, darf das nicht als lästiges Übel betrachtet werden, das sich schnell und problemlos mit einem rezeptfreien Schmerzmittel aus der Welt schaffen lässt. Kinder haben nicht einfach ab und zu Kopfschmerzen, so wie sie sich hin und wieder ein Knie aufschlagen.

Kopfschmerzen, die wiederholt auftreten, sind in jedem Fall eine ernstzunehmende Erkrankung, die sorgfältig diagnostiziert und gezielt behandelt werden muss. Die Schmerzen dürfen auf Dauer nicht einfach mit Pillen oder Zäpfchen betäubt werden.

Leidet ein Kind an immer wiederkehrenden Kopfschmerzen, sollten die Eltern dies zunächst als Signal für eine Überforderung ihres Kindes verstehen. Diese Überforderung kann sich, wie oben beschrieben, im schulischen Bereich zeigen und Ausdruck von Schul- und Versagensangst sein, von überzogenem Ehrgeiz, einem verkrampften und verspannten Arbeitsstil oder von Schwierigkeiten im Kontakt mit Lehrern oder Klassenkameraden. Oft liegen die Probleme aber auch in der eigenen Familie: In Sorgen und Nöten, mit denen sich das Kind von den Eltern allein gelassen fühlt, in ständigen Streitereien, im Konkurrenzverhalten unter Geschwistern oder schlechthin in Konflikten, die innerhalb der Familie schwelen, aber nicht offen angesprochen werden. Manche Kinder tragen so in verschiedenen Erkrankungen, zum Beispiel in Kopfschmerzen, die Probleme aus, die eigentlich die Eltern untereinander klären und bewältigen müssten.

Außerdem sollten Eltern wissen, dass die Art und Weise, wie sie mit ihren eigenen Kopfschmerzen umgehen, „vorbildhaft" auf die Kinder wirkt. Wenn Eltern nicht versuchen, den tatsächlichen Auslösern für ihre eigenen Schmerzen auf die Spur zu kommen und die Symptome stattdessen immer wieder mit Tabletten unterdrücken, werden ihre Kinder das gleiche Verhaltensmuster erlernen beziehungsweise von der Mutter oder vom Vater übernehmen.

! Den Arzt aufsuchen

Wenn Ihr Kind mehr als ein- bis zweimal im Monat unter Kopfschmerzen leidet, ist eine gründliche ärztliche Untersuchung sowie eine ärztlich überwachte Therapie erforderlich. Das gilt auch für Kleinkinder, die häufig Verdauungsbeschwerden haben, oft erbrechen oder die sich an den Kopf fassen und mit „Aua" ihre Beschwerden ausdrücken. Erster Ansprechpartner sollte der Kinderarzt sein. Er kennt Ihr Kind gut und weiß vermutlich am besten, welche Spezialisten eventuell in die Behandlung mit einbezogen werden müssen. Möglicherweise wird er eine weiterführende Untersuchung in der neurologischen Abteilung einer Kinderklinik veranlassen.

Ein „Migränetagebuch für Kinder" (Abbildung → Seite 138) inklusive Fragebogen für Eltern und Kinder kann sehr nützlich sein. Die Antworten helfen dem Arzt, so früh wie möglich mit einer gezielten Behandlung zu beginnen. Das liebevoll gestaltete Tagebuch (nach Raymund Pothmann) können Sie zum Beispiel bei der Deutschen Schmerzhilfe e. V. bestellen (Adresse → Seite 206).

Die folgenden Symptome müssen Sie umgehend durch einen Kinderneurologen (Neuropädiater) abklären lassen:

- Die Kopfschmerzen sind von Übelkeit, Brechreiz, Seh-, Sprech- oder Bewegungsstörungen begleitet.
- Das Kind hat sehr starkes, unstillbares Erbrechen.
- Das Kind verändert sich in seinem Wesen und zeigt bestimmte Auffälligkeiten. Es fängt beispielsweise an zu schielen, entwickelt Schluckstörungen, hält den Kopf schief, stolpert häufig und ist oft schläfrig.
- Es kommt zu Bewegungsstörungen und/oder Bewusstseinstrübungen.
- Der Kopfschmerzcharakter hat sich verändert: Die Schmerzen treten häufiger auf als früher, sind intensiver oder machen sich ausschließlich auf einer Körperseite bemerkbar.

Wenn Mütter und Väter ernsthaft versuchen, die Hintergründe für die Kopfschmerzen ihrer Kinder aufzuspüren, dann werden sie möglicherweise auch selbst die richtigen Lösungsansätze finden. Gelingt es ihnen nicht, ist in jedem Fall fachliche Hilfe erforderlich.

Den Arztbesuch vorbereiten

Der Arzt kann leichter die Diagnose stellen, wenn die Eltern oder die Kinder ihm möglichst genau schildern, wie sich die Schmerzen äußern, wann, wo und in welchen Situationen sie auftreten und ob sie mit Begleitstörungen wie zum Beispiel Übelkeit und Erbrechen, Licht- oder Lärmüberempfindlichkeit einhergehen. Ein Fragebogen, den sowohl das Kind als auch die Eltern ausfüllen, ist ebenso hilfreich für den Arzt wie ein speziell für Kinder entwickeltes Migränetagebuch, das die kleinen Patienten einige Wochen lang führen (→ Seite 138).

Welche Untersuchungen sind notwendig?

Am Anfang einer jeden Diagnose steht die ausführliche Erhebung der Krankengeschichte (Anamnese), die auch eine Familienanamnese einbezieht. Im Anschluss daran folgt eine gründliche körperliche Untersuchung, die insbesondere auch die neurologischen Funktionen umfasst. Hierzu gehören die Hirnnerven, die Koordination der Bewegungen sowie die Reflexe. Der Arzt muss Gleichgewichtsstörungen oder Muskelschwächen, Schielen oder Schluckstörungen, die Kopfschmerzen verursachen könnten, ausschließen. Erst wenn er sicher ist, dass keine andere Krankheit zugrunde liegt, kann er primäre Kopfschmerzen (→ Seite 16) wie zum Beispiel eine Migräne diagnostizieren.

Bildgebende Verfahren wie eine Computertomografie (CT → Seite 25) oder eine Magnetresonanztomografie (MRT → Seite 25) sind nur dann erforderlich, wenn sich die Kopfschmerzcharakteristika plötzlich ändern, wenn die Schmerzen zum Beispiel häufiger und intensiver sind als üblich oder sich nur (noch) an einer bestimmten Stelle oder Seite des Kopfes bemerkbar machen. Das Gleiche gilt, wenn zusätzlich neurologische Ausfallerscheinungen wie Seh-, Sprech-, Bewegungs- oder Sensibilitätsstörungen (Parästhesien) auftreten.

Migränetagebuch für Kinde

	Montag	Dienstag	Mittwoch
1. Was hattest du heute für einen Tag? Gib ihm ein Gesicht!	1 2 3 4 5 ☐ ☐ ☐ ☐ ☐	1 2 3 4 5 ☐ ☐ ☐ ☐ ☐	1 2 3 4 ☐ ☐ ☐ ☐
2. Hast du heute ganz, eine oder ein paar Stunden in der Schule gefehlt?	Ja ☐ Nein ☐	Ja ☐ Nein ☐	Ja ☐ Nein ☐
3. Hast du heute etwas Besonderes erlebt? a) etwas Tolles … b) etwas Unangenehmes, Ärgerliches … wenn ja, was?	Ja ☐☐ Nein ☐☐	Ja ☐☐ Nein ☐☐	Ja ☐☐ Nein ☐☐
4. Hattest du heute Kopfschmerzen?	Ja ☐ Nein ☐ ↓ Stopp	Ja ☐ Nein ☐ ↓ Stopp	Ja ☐ Nein ☐ ↓ Stopp
5. Wie stark waren deine Kopfschmerzen? (1 = sehr leicht, 10 = am stärksten) Bitte die Zahl auf dem Maßband einkreisen.	1 2 3 4 5 6 7 8 9 10	1 2 3 4 5 6 7 8 9 10	1 2 3 4 5 6 7 8 9
6. Wann hattest du heute Kopfschmerzen? Kreuze **alle** Stundenkästchen an, in denen du Kopfschmerzen hattest.	6 7 8 9 10 11 12 13 14 15 16 17 18 19 20 21 22 23 24 1 2 3 4 5	6 7 8 9 10 11 12 13 14 15 16 17 18 19 20 21 22 23 24 1 2 3 4 5	6 7 8 9 10 11 1 14 15 16 17 18 19 2 22 23 24 1 2 3 4
7. Was hast du heute wegen deiner Kopfschmerzen unterbrochen oder ausgelassen? a) Schule b) Hausaufgaben c) Spielen, Freizeit (alleine) d) Fernsehen, Computer, Kassetten, Musik hören e) Spielen, Freizeit (mit anderen) f) Sport	Ja ☐☐☐☐☐☐ Nein ☐☐☐☐☐☐	Ja ☐☐☐☐☐☐ Nein ☐☐☐☐☐☐	Ja ☐☐☐☐☐☐ Nein ☐☐☐☐☐☐
8. Wo tat es weh? Zeichne möglichst genau ein, wo deine Kopfschmerzen waren!	links rechts	links rechts	links rechts
9. War dir bei den Kopfschmerzen a) übel/schlecht? b) schwindelig? c) Musstest du erbrechen? d) Konntest du nur schwer sprechen? e) Konntest du Arme und Beine schlecht bewegen? f) Hattest du ein komisches Gefühl in der Haut?	Ja ☐☐☐☐☐☐ Nein ☐☐☐☐☐☐	Ja ☐☐☐☐☐☐ Nein ☐☐☐☐☐☐	Ja ☐☐☐☐☐☐ Nein ☐☐☐☐☐☐
10. Hast du heute ein Medikament gegen deine Kopfschmerzen genommen?	Ja ☐ Nein ☐	Ja ☐ Nein ☐	Ja ☐ Nein ☐
Jetzt ist das Migränetagebuch für heute ausgefüllt, prima! Nun klebe dir in die nebenstehende Spalte einen Aufkleber ein.			

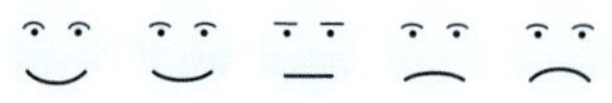

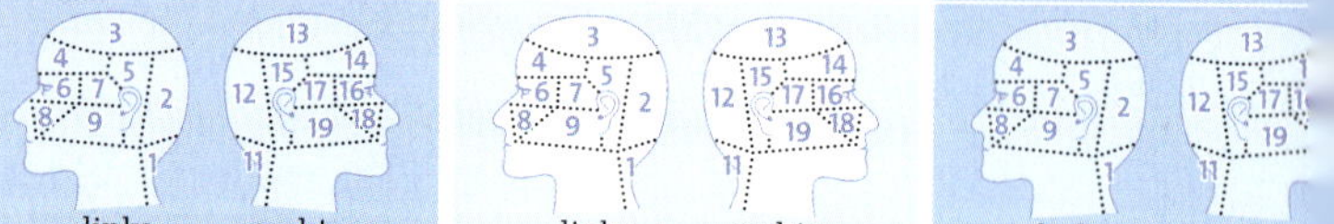

Voche vom .... bis ....

Donnerstag	Freitag	Samstag	Sonntag
2 3 4 5	1 2 3 4 5	1 2 3 4 5	1 2 3 4 5
Ja Nein	Ja Nein	Ja Nein	Ja Nein
Ja Nein	Ja Nein	Ja Nein	Ja Nein
Ja Nein	Ja Nein	Ja Nein	Ja Nein
↓ Stopp	↓ Stopp	↓ Stopp	↓ Stopp
3 4 5 6 7 8 9 10	1 2 3 4 5 6 7 8 9 10	1 2 3 4 5 6 7 8 9 10	1 2 3 4 5 6 7 8 9 10
7 8 9 10 11 12 13	6 7 8 9 10 11 12 13	6 7 8 9 10 11 12 13	6 7 8 9 10 11 12 13
5 16 17 18 19 20 21	14 15 16 17 18 19 20 21	14 15 16 17 18 19 20 21	14 15 16 17 18 19 20 21
3 24 1 2 3 4 5	22 23 24 1 2 3 4 5	22 23 24 1 2 3 4 5	22 23 24 1 2 3 4 5
Ja Nein	Ja Nein	Ja Nein	Ja Nein

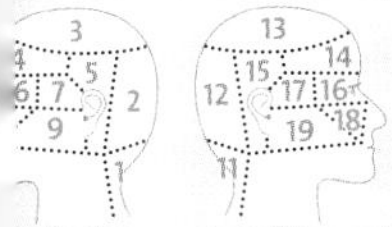

links rechts

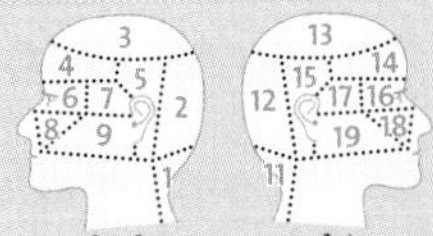

links rechts

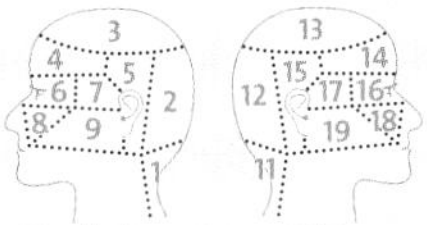

links rechts

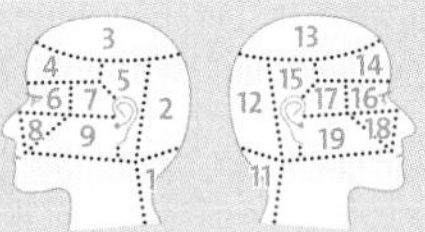

links rechts

Donnerstag	Freitag	Samstag	Sonntag
Ja Nein	Ja Nein	Ja Nein	Ja Nein
Ja Nein	Ja Nein	Ja Nein	Ja Nein

Eine ausgeglichene Lebensweise

Da Kopfschmerzen bei Kindern nur die Spitze eines Eisberges sind, unter dem sich meist viele andere Probleme verbergen, muss die gesamte Lebensweise des Kindes auf den Prüfstand.

Den Tag gut strukturieren

An erster Stelle steht die Überprüfung des Tagesablaufs. Steht das Kind rechtzeitig auf und nimmt es sich ausreichend Zeit zum Frühstücken? Hetzt es zur Schule oder hat es genügend Zeit für den Schulweg? Manche Kinder mögen morgens nichts essen. Dann ist es wichtig, darauf zu achten, dass sie spätestens in der ersten Pause ihr Frühstück zu sich nehmen. Außerdem sollten Eltern den Kindern etwas zum Trinken mit in die Schule geben, um sicherzustellen, dass sie ausreichend Flüssigkeit, nämlich ein bis anderthalb Liter über den Tag verteilt, bekommen.

Auch am Nachmittag müssen die Eltern für ein ausgewogenes Leben ihres Kindes sorgen. Hat es genügend Zeit zum Spielen und zur Entspannung – oder jagt ein Freizeittermin den nächsten? Bleibt ihm genügend Zeit, sich mit Freunden zu verabreden?

Wenn Kinder beispielsweise drei Sportarten ausüben, ist eine davon auf jeden Fall zu viel, denn es wäre besser, das Kind konzentrierte sich auf seinen Lieblingssport. Sitzen Kinder an den Wochentagen täglich drei Stunden vor dem Fernseher oder sind sie vergleichbar lange mit Computerspielen beschäftigt, sind das ebenfalls zwei Stunden zu viel.

Kinder brauchen den körperlichen und seelischen Ausgleich zum Lernen. Wenn die Balance zwischen Anspannung und Entspannung nicht stimmt und die Kinder in ihrem Alltag nicht genügend Pausen haben, werden sie von den unterschiedlichen Anforderungen förmlich zerrieben – und Kopfschmerzen sind programmiert.

Die Ernährung umstellen – ein lohnender Versuch

Bestimmte Nahrungsmittel und Zusatzstoffe können Kopfschmerzen auslösen. Das gilt insbesondere – aber nicht ausschließlich – für Kinder, die zusätzlich Allergien haben.

Ein Beispiel von vielen ist Laktose: Zirka 15 Prozent der Bevölkerung in Deutschland vertragen keinen Milchzucker. Bei Kindern, die außer an Kopfschmerzen noch an Allergien leiden, beträgt der Anteil bis zu 30 Prozent. Beta-Lactoglobulin, das Hauptmolke-

So wird das Essen für alle ein Genuss!

- Sorgen Sie während der Mahlzeiten für eine angenehme, ruhige Atmosphäre, damit Ihr Kind das Essen (nach Möglichkeit mindestens einmal am Tag im Kreis der Familie oder mit einem Elternteil) als etwas Wohltuendes, Entspannendes erleben kann. Vermeiden Sie bei Tisch „Problemgespräche" aller Art, denn sie können den Appetit verderben und Konflikte auslösen.
- Nehmen Sie das Essen zu festen Zeiten ein. Das gilt bei Kindern auch für Zwischenmahlzeiten am Vormittag und am Nachmittag. Reservieren Sie immer genug Zeit dafür. Für die Hauptmahlzeit sollten es mindestens 30 Minuten sein.
- Bei Jugendlichen kann es manchmal von Vorteil sein, das Frühstück aufzuteilen (als erstes und zweites Frühstück), wobei es ihnen selbst überlassen bleibt, wann sie frühstücken.
- Kinder sollten nur so lange essen, bis sie satt sind, auch wenn der Teller noch nicht leer gegessen ist. Die alte Regel „Es wird gegessen, was auf den Tisch kommt", ist problematisch. Wichtig ist dagegen, dass Kinder die Nahrungsmittel gleichmäßig über den Tag verteilt einnehmen.
- Ihr Kind sollte keine Mahlzeit auslassen, denn der plötzliche Abfall des Blutzuckerspiegels kann Migräneattacken auslösen. Mit drei festen Hauptmahlzeiten und zwei oder drei fest eingeplanten Zwischenmahlzeiten im Verlauf des Tages lässt sich ein konstanter Blutzuckerspiegel erreichen.
- Außerhalb dieser Haupt- und Zwischenmahlzeiten sollten Naschereien die Ausnahme sein.
- Achten Sie darauf, dass Ihr Kind ausreichend Flüssigkeit zu sich nimmt: Ein bis anderthalb Liter über den Tag verteilt, am besten in Form von Mineralwasser und Kräutertees.
- Empfehlenswert ist eine abwechslungsreiche und möglichst naturbelassene Kost mit viel frischem Obst und Gemüse (am besten der Saison entsprechend), Vollkornprodukten (zum Beispiel Vollkornbrot und Vollkornnudeln), wenig Fleisch- und Wurstwaren und ein- bis zweimal die Woche Fisch.

protein der Kuhmilch steht im Verdacht, Darmentzündungen hervorzurufen. Da bei Kindern mit solchen Darmentzündungen gehäuft Migräneanfälle beobachtet wurden, wird ein Zusammenhang zwischen Kuhmilchallergien und Migräneattacken vermutet.

Als gesichert gilt, dass die Substanz Aspartam, die häufig in Lightgetränken enthalten ist, zu einem starken Absinken von Serotonin (ein Botenstoff in den Gehirnzellen) führt – und damit zu Kopfschmerzen und Migräne.

Weitere Stoffe, die Kopfschmerzen auslösen können, sind zum Beispiel:

- Tyramin, das in vielen Käsesorten, in Rohwurst, Leber oder Sauerkraut enthalten ist,
- Vanillin, das zahlreichen Fertignahrungsmitteln als Aromaverstärker beigefügt wird,
- Glutamat, das insbesondere in chinesischen Gewürzen vorkommt, sowie
- viele Farb- und Konservierungsstoffe, Verdickungsmittel und Emulgatoren, speziell Carrageen, die in der Regel durch „E"-Nummern auf den Verpackungen gekennzeichnet sind.

Die Auslöser meiden

Finden Sie zusammen mit Ihrem Kind heraus, ob solche Nahrungsmittel oder Zusatzstoffe bei ihm Migräneanfälle auslösen und streichen Sie die individuellen Auslöser vom Speiseplan. Dies ist leichter, wenn es sich um Zusatzstoffe wie Aspartam oder Vanillin handelt. Schwieriger wird es bei einem Grundnahrungsmittel und Haupt-Kalziumlieferanten wie Milch. Hier sollten Sie eine Ernährungsumstellung unbedingt mit Ihrem Arzt besprechen, damit es nicht zu Mangelerscheinungen kommt oder Ihr Kind die Lust am Essen verliert.

Aus wissenschaftlichen Studien, die vor einigen Jahren in Großbritannien durchgeführt wurden, geht hervor, dass 90 Prozent der Migränekinder bereits innerhalb eines Monats von einer strikten Ernährungsumstellung profitieren. Es kommt jedoch im Alltag in der Regel nicht auf eine strenge, einschränkende Diät an, sondern auf eine bewusstere, regelmäßige Ernährungsweise, die schmerzauslösende Faktoren (die so genannten Trigger) vermeidet (→ Seite 48). Nach neueren deutschen Untersuchungen kann hierdurch bei etwa 60 Prozent der Kinder mit einer anhaltenden Besserung der Kopfschmerzen gerechnet werden.

Verhaltensmedizinische Maßnahmen

Migräneattacken lassen sich bei Kindern oft durch Ruhe und Reizabschirmung lindern, mit dem nachfolgenden Nachtschlaf hören sie häufig ganz auf. Dagegen hilft Kindern mit Spannungskopfschmerzen oft Bewegung im Freien: ein Spaziergang, Radfahren oder das leichte Training ihres Lieblingssports.

Regelmäßige Entspannungsübungen (→ Seite 53), der Einsatz der transkutanen Nervenstimulation (TENS → Seite 182) oder von Biofeedback (→ Seite 91) und Verhaltens- oder Familientherapie haben sich sowohl bei akuten Schmerzen als auch in der vorbeugenden Behandlung als sehr hilfreich erwiesen. Stationäre Therapien in psychosomatischen Kliniken sind in schwerwiegenden

Fällen erforderlich, etwa dann, wenn die Kinder immer wieder in die Krankheit flüchten, schon lange die Schule versäumen oder seit längerer Zeit regelmäßig Schmerzmittel einnehmen.

Entspannungsverfahren

Jedes Kind, das unter häufigen Kopfschmerzen leidet, sollte unbedingt ein Entspannungsverfahren erlernen – zum Beispiel die progressive Muskelentspannung, autogenes Training oder Yoga. Allerdings wurden bei Kindern, die wegen Kopfschmerzen in Behandlung sind (wie bei Erwachsenen), die besten Ergebnisse mit der progressiven Muskelentspannung nach Jacobson (→ Seite 54) erzielt.

Auch für Kinder ist es wichtig, dass sie das Training zunächst unter fachlicher Anleitung (zum Beispiel bei einem Kinderarzt, einem Kindertherapeuten oder in von den Krankenkassen oder Gesundheitszentren angebotenen Kursen) üben und später regelmäßig zu Hause anwenden. Oft reichen schon wenige Minuten pro Tag aus, damit sich Muskulatur und Nervensystem entspannen und die Kopfschmerzattacken zurückgehen. Vorteilhaft ist es, wenn das Kind die täglichen Übungen zu einem festen Zeitpunkt einplant und sich am besten im Anschluss daran mit einer kleinen Freude dafür belohnt, dass es das Training durchgeführt hat.

Kinderyoga

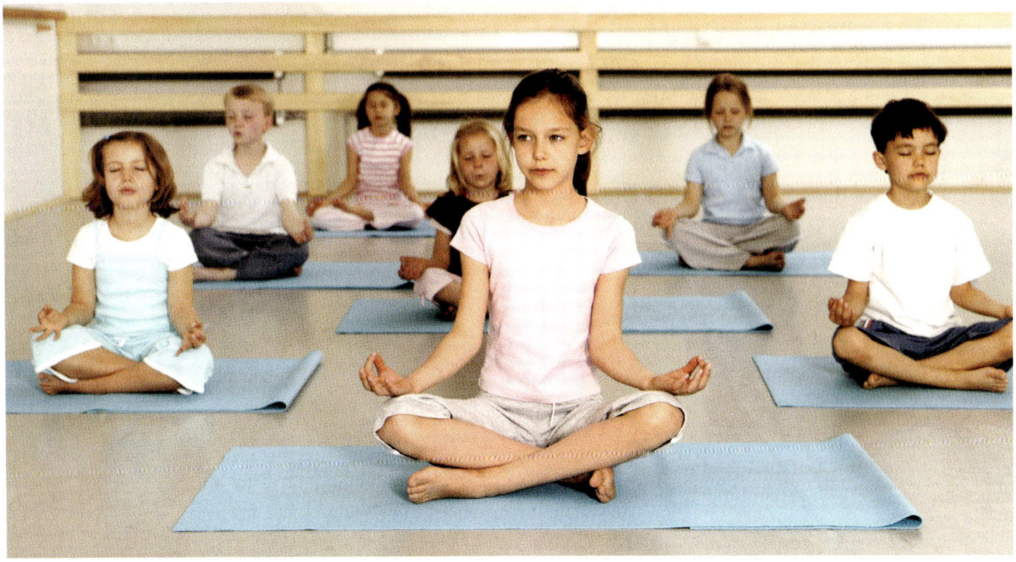

Psychotherapien

Ärztliche Erfahrungen zeigen, dass bei zirka 10 bis 15 Prozent der Kinder, die an chronischen Kopfschmerzen leiden, eine psychotherapeutische Behandlung ratsam ist. Viele von ihnen haben außer Kopfschmerzen noch andere Beschwerden. Oft können sie die alltäglichen Anforderungen in Schule und Familie nur mit Mühe verarbeiten und reagieren mit Angst, Bauchschmerzen, Schlafstörungen oder depressiver Verstimmung.

In Verhaltenstherapien können Kinder spezielle Techniken erlernen, die gegen akute Schmerzen helfen und sich gleichzeitig zur vorbeugenden Behandlung gegen Kopfschmerzen eignen. Dabei geht es im Wesentlichen um die folgenden Bausteine:

- Die Kinder werden ausführlich über Hintergründe und Entstehung von Kopfschmerzen informiert.
- Sie führen ein genaues Kopfschmerztagebuch (→ Seite 138) und lernen dadurch ihre individuellen Schmerzauslöser kennen.
- Sie erlernen ein Entspannungsverfahren (→ Seite 53, 143), das auch bei akuten Beschwerden als Schmerzbewältigungsstrategie eingesetzt werden kann.
- Sie erkennen den Zusammenhang zwischen Stresssituationen und der körperlichen Reaktion.
- Sie erfahren, wie Stressbewältigung funktioniert (zum Beispiel durch das Erkennen negativer Gedanken, Gedankenstopp, die Umwandlung negativer in positive Gedanken, gedankliche Schmerzkontrolle, Selbstsicherheit und Problemlösestrategien, Kasten → Seite 145).
- Zusammen mit ihren Eltern bekommen sie Informationen über einen effektiveren Umgang mit Schmerzen, aber auch über geeignete Maßnahmen, um Schmerzen vorzubeugen (zum Beispiel durch gesündere Lebensführung → Seite 140), den Abbau von Schonhaltungen oder den Verzicht auf überzogene Leistungsansprüche (→ Seite 132).

Die richtigen Experten finden

Leider gibt es bislang in Deutschland nur wenige Kinderärzte und Kindertherapeuten, die spezielle Kopfschmerzprogramme für Kinder und Jugendliche anbieten. Erfahrene Experten findet man meistens über die Kinder- und Hausärzte oder über Mundpropaganda. Sie können sich aber auch bei Ihrer Krankenkasse nach zugelassenen ärztlichen oder psychologischen Kindertherapeuten erkundigen oder in Gesundheitszentren und Volkshochschulen nachfragen, ob und wo an Ihrem Wohnort Entspannungs- beziehungsweise Stressbewältigungsverfahren für Kinder oder Jugendliche angeboten werden.

Eine gute Anlaufstelle ist die Techniker Krankenkasse (TK), denn sie führt deutschlandweit (meist in größeren Städten) ein Kopfschmerzgruppenprogramm für Kinder durch. Eine Nachfrage bei der TK lohnt sich auch für Nichtmitglieder. Die Adresse einer Geschäftsstelle in Ihrer Nähe finden Sie im örtlichen Telefonbuch.

Je nachdem, in welchem Bereich der Kinderarzt die Ursache der Beschwerden vermutet, wird er den Eltern eine familientherapeutische Maßnahme oder eine Verhaltenstherapie empfehlen. In der Regel geht es dabei immer um lösungsorientierte Kurzzeittherapien, deren Kosten von den gesetzlichen Krankenkassen getragen werden (→ Seite 61, 92).

Bunte statt schwarze Gedanken

Die Methode des Gedankenstopps sollte am besten unter fachlicher Anleitung erlernt werden. Da es jedoch eine Zeit lang dauern kann, bis Eltern einen entsprechenden Therapieplatz für ihr Kind finden, können sie vorher schon gemeinsam mit ihm üben, wie sich dunkle durch bunte Gedanken ersetzen lassen. Viele Kinder haben zum Beispiel, wenn Klassenarbeiten bevorstehen, Angst vor schlechten Noten. Oft sind sie schon am Tag davor sehr angespannt, können abends nicht einschlafen und wachen am darauffolgenden Morgen mit Kopfschmerzen auf. Die folgenden fünf Schritte können ihnen helfen, den Kreislauf von Angst – Anspannung – Kopfschmerzen zu durchbrechen.

1. Die Kinder achten darauf, in welchen Situationen schwarze Gedanken besonders oft auftreten (zum Beispiel abends im Bett: „Ich muss immer an die Klassenarbeit denken und kann nicht schlafen").
2. Sie nehmen bewusst die körperliche Anspannung und die angstvollen Gefühle wahr, die durch solche Gedanken ausgelöst werden.
3. Sie wenden den Gedankenstopp an, indem sie vor ihrem inneren Auge ein riesiges rotes Stopp-Schild errichten und laut „Stopp" sagen. Wichtig ist, dass sie sich dabei ans Knie fassen oder mit den Fingern schnipsen, um das Abschalten innerlich zu verankern. Die Methode funktioniert auch in Anwesenheit anderer Menschen, zum Beispiel in öffentlichen Verkehrsmitteln. Das Wort „Stopp" wird dann nur ganz leise ausgesprochen, sodass es niemand hört.
4. Die negativen, schwarzen Gedanken werden in positive, bunte Gedanken verwandelt, die es in jeder unangenehmen Situation auch gibt (zum Beispiel die Vorfreude auf einen Wochenendausflug mit den Eltern, auf ein spannendes Buch, das Treffen mit Freunden oder der Lieblingssport am Nachmittag).
5. Die Kinder klopfen sich im Geist auf die Schulter und belohnen sich dafür, dass sie sich um positives Denken bemüht haben – auch, wenn der Erfolg sich nicht sofort, sondern erst später (nach regelmäßigem Üben) einstellt.

Empfehlungen nach dem Buch „Kopfschmerztherapie mit Kindern und Jugendlichen – Ein Trainingsprogramm", von Heide Denecke und Birgit Kröner-Herwig.

Die Behandlung mit Medikamenten

Grundsätzlich sollten Kinder, die häufig Kopfschmerzen haben, erst nach Rücksprache mit dem behandelnden Arzt mit schmerzstillenden Arzneimitteln behandelt werden (→ Seite 151). Infrage kommen ausschließlich Monopräparate, die nur einen Wirkstoff enthalten, und keine Kombinationsmittel, denen mehrere Wirkstoffe beigemischt sind und die erhebliche Risiken bergen (→ Seite 64).

Mittel zur Akutbehandlung

Der Wirkstoff Parazetamol (→ Seite 157) reicht für leichtere bis mittelstarke Kopfschmerzen aus und ist für Kinder mit Spannungskopfschmerzen geeignet. (Dosierungsvorschriften → Seite 159.)

Wenn sich ein Migräneanfall abzeichnet, empfiehlt es sich, Kindern möglichst frühzeitig schmerzstillende Säfte oder Zäpfchen zu verabreichen. Das gilt insbesondere für Migräneattacken, die häufig mit Übelkeit und Erbrechen einhergehen. Ibuprofen ist von allen „einfachen" Akutschmerzmitteln bei Migräne am besten untersucht und besitzt oft Vorteile gegenüber Parazetamol. Es gehört zur Gruppe der nichtsteroidalen Antirheumatika (NSAR → Seite 160). Auch Ibuprofen dürfen Kinder nur unter ärztlicher Kontrolle einnehmen. Das gleiche gilt für Diclofenac und Naproxen, die auch zur Gruppe der NSAR gehören. (Dosierungsvorschriften → Seite 163, 164).

! ASS für Kinder unter 12 Jahren meiden

Kinder unter zwölf Jahren sollten wegen möglicher schwerwiegender Nebenwirkungen grundsätzlich keine Präparate bekommen, die ASS (Azetylsalizylsäure → Seite 156) enthalten. Eine Ausnahme besteht nur in sehr seltenen Fällen, wenn Parazetamol und Ibuprofen nicht geholfen haben und auch dann nur, wenn nicht gleichzeitig ein Virusinfekt vorliegt.

Haben Kinder Migräneanfälle, die von Übelkeit oder Erbrechen begleitet sind, sollten sie bei den ersten Anzeichen für eine Attacke zunächst ein Mittel gegen Brechreiz bekommen.

Für Kinder ab sechs Jahren eignet sich der Wirkstoff Domperidon (zum Beispiel in *Motilium*, *Domperidon Hexal*, *Domperidon STADA* → Seite 168). Kindern wird ein Tropfen pro Kilogramm Körpergewicht verabreicht.

Bei Kindern unter zwei Jahren sollte Metoclopramid (zum Beispiel in *MCP-ratiopharm*, *Paspertin* → Seite 168) nicht angewendet werden.

Anschließend kann ein Schmerzmittel geschluckt oder als Zäpfchen eingeführt werden. Ebenfalls geeignet ist Diphenhydramin.

Hierbei handelt es sich um einen Wirkstoff, der üblicherweise bei Allergien eingesetzt wird. Die Substanz, die zum Beispiel in *Vomex A* enthalten ist, bremst Nervenschaltungen, die bestimmte Impulse – unter anderem vom Gleichgewichtsorgan im Innenohr – zum Brechzentrum weiterleiten. Sie wird deshalb auch gegen Übelkeit und Erbrechen verwendet. Migränekranke Kinder sollten vorzugsweise Zäpfchen bekommen. (Speziell für Kinder gibt es als Zäpfchen *Vomex A Kinder-Suppositorien* mit 40 Milligramm Wirkstoff.) Grundsätzlich gilt die folgende Dosierungsvorschrift: Kinder bekommen ein bis zwei Milligramm des Wirkstoffs pro Kilogramm Körpergewicht. Ein sechsjähriges Kind mit 20 Kilogramm Körpergewicht erhält folglich maximal 20 bis 40 Milligramm pro Tag.

Arzneimittel aus der Gruppe der Triptane (→ Seite 164), mit denen schwere Migräneanfälle behandelt werden, sind für Kinder nicht zugelassen. Eine Ausnahme besteht für das Präparat *Imigran Nasal*, das Kinder ab zwölf Jahren – streng nach ärztlicher Vorschrift – als Nasenspray verwenden dürfen.

Medikamente zur vorbeugenden Behandlung der Migräne

Da bei Kindern häufiger schwere unerwünschte Wirkungen auftreten als bei Erwachsenen, wenn sie vorbeugende Arzneimittel gegen Migräneanfälle einnehmen, sollten diese möglichst vermieden und nur in Ausnahmefällen, das heißt unter den folgenden Voraussetzungen verordnet werden:

- Das Kind hat mehr als zwei- bis dreimal im Monat Migräne.
- Die Attacken dauern länger als zwei Tage.
- Sie sind von andauernden neurologischen Ausfallerscheinungen (insbesondere von Lähmungen) begleitet.
- Schmerzmittel führen zu keiner wesentlichen Besserung der Beschwerden.

Bei der vorbeugenden Behandlung mit Medikamenten geht es nicht um schmerzstillende Präparate, sondern um Arzneimittelsubstanzen, die auch Erwachsene zur Prophylaxe bekommen. Dabei handelt es sich vor allem um Betarezeptorenblocker. Diese Arzneimittel sind zwar auch für Kinder zugelassen. Dennoch sollten sie bei ihnen nur in seltenen Fällen eingesetzt werden. Die Mittel der ersten Wahl sind auch hier die Betablocker Propranolol (→ Seite 170) und Metoprolol (→ Seite 170). Bei Metoprolol reicht eine einmalige abendliche Dosis pro Tag.

Die Mittel müssen über einen Zeitraum von mindestens drei Monaten regelmäßig eingenommen werden, bevor sie ihre Wirkung entfalten. In aller Regel hält der Migräne vorbeugende Effekt nach dem Absetzen der Medikamente über mehrere Monate an. Treten die Anfälle anschließend wieder auf, lohnt es sich, das jeweilige Präparat noch einmal sechs Monate lang anzuwenden.

Kalziumantagonisten sind nur teilweise für die Migräneprophylaxe geeignet. Flunarizin (zum Beispiel *Sibelium*) ist bei Kindern die Substanz mit der besten Wirksamkeit, und es gibt hierüber die meisten Untersuchungen. Auch die Verträglichkeit ist relativ gut. Vor allem zu Beginn der Behandlung macht das Medikament müde. Aber wenn eine Tablette abends eingenommen wird, ist die Müdigkeit kein Problem. Allerdings sollten sehr übergewichtige Kinder das Mittel nicht bekommen, weil sie davon deutlich zunehmen können. Insgesamt liegen bei diesem Mittel für die Anwendung bei Kindern aber noch keine ausreichenden Erfahrungen vor. Der Arzt muss daher besonders sorgfältig prüfen, ob er Flunarizin einsetzt – die Haftung bei unerwünschten Wirkungen liegt andernfalls ausschließlich beim Arzt, da das Medikament nicht für die vorbeugende Behandlung von Migräne bei Kindern zugelassen ist.

Es gibt noch eine Reihe weiterer Wirkstoffe, die auch bei Kindern möglicherweise Migräneanfällen vorbeugen können. Dazu gehören zum Beispiel bestimmte Mittel gegen Depressionen (mit den Wirkstoffen Amitriptylin oder Fluoxetin) sowie ein pflanzliches Mittel mit Pestwurzextrakt (enthalten in dem Präparat *Petadolex*). Allerdings ist die therapeutische Wirksamkeit dieser Substanzen bei Kindern bislang nicht oder noch nicht ausreichend belegt. Für keine der genannten Substanzen wird eine Indikation für den vorbeugenden Einsatz bei Migräne im Kindesalter beansprucht. Bei *Petadolex* wird zusätzlich das Risiko einer Leberschädigung diskutiert.

Medikamente zur vorbeugenden Behandlung von Spannungskopfschmerzen

Bei Kindern ist die vorbeugende Behandlung von Spannungskopfschmerzen mit Medikamenten schwieriger als die der Migräne, da es keine speziellen Arzneimittel dafür gibt. In Einzelfällen konnte jedoch mit der vorübergehenden Gabe eines niedrig dosierten Antidepressivums mit der Substanz Amitriptylin (enthalten zum Beispiel in den Präparaten *Amitriptylin-neuraxpharm, Saroten, Amineurin*) eine Linderung erzielt werden.

Dabei erhalten speziell Kinder mit Einschlafstörungen über einen Zeitraum von drei Monaten abends jeweils 5 bis 10 Milligramm. Die Aufdosierung kann auch in Tropfenform (in Wasser) erfolgen, wobei von einem auf fünf Tropfen täglich gesteigert wird, bis verstärkte Müdigkeit eine Stunde nach der Einnahme auftritt.

Bei Kindern, die gleichzeitig Migräne und Spannungsschmerzen haben, wird immer wieder auf die Möglichkeit hingewiesen, ein Mittel mit Pestwurzextrakt (enthalten in dem Präparat *Petadolex* → Seite 148) im Rahmen einer drei- bis viermonatigen „Kur" anzuwenden. Dieses Mittel wurde zwar im Rahmen einer offenen klinischen Studie (offen bedeutet in diesem Fall, dass keine Vergleichsgruppe zur Kontrolle behandelt wurde) bei Kindern und Jugendlichen eingesetzt, für eine allgemeine Anwendungsempfehlung liegen jedoch keine ausreichend gesicherten Ergebnisse über den Nutzen vor. Hinzu kommt, dass für diese Mittel die Indikation „Migränevorbeugung" nicht angegeben ist. Insofern gehört dieses Mittel (noch) nicht zu den sicheren Therapiemöglichkeiten bei Kindern und Jugendlichen, die unter Migräne und Spannungskopfschmerzen leiden.

Verhaltensänderungen sind wichtiger als Medikamente

Mittel zur vorbeugenden Behandlung von Kopfschmerzen können niemals notwendige Verhaltensänderungen ersetzen: Ausgewogene Ernährung, körperlicher und seelischer Ausgleich zum Schulalltag, genügend Zeit zur Muße und Erholung, Entspannungs- und Stressbewältigungsverfahren sind weitaus wichtiger und erzielen in aller Regel bessere und nachhaltigere Effekte als Medikamente.

Ungesunde Ernährung und unregelmäßige Mahlzeiten, überhöhte Leistungsanforderungen, Bewegungsmangel, stundenlanges Fernsehen oder endlose Computerspiele wirken sich dagegen äußerst ungünstig auf Kinder aus, die ohnehin schon von Kopfschmerzen geplagt sind.

Auf keinen Fall dürfen Kinder regelmäßig Schmerzmittel einnehmen. Das bedeutet: Die altersentsprechende Einzeldosis eines Monopräparats darf nicht länger als zwei Tage hintereinander, nicht öfter als dreimal am Tag und nicht öfter als an zehn Tagen im Monat verabreicht werden. (Die so genannte 2-3-10-Regel.) Schmerzmittel helfen bei der Lösung der Probleme, die den Kopfschmerzen zugrunde liegen, nicht weiter und steigern die Gefahr, dass sich bereits in jungen Jahren ein medikamentenbedingter Dauerkopfschmerz (→ Seite 101) entwickelt, der schwerwiegende Folgen für die Gesundheit des Kindes haben kann.

Medikamente gegen Kopfschmerzen

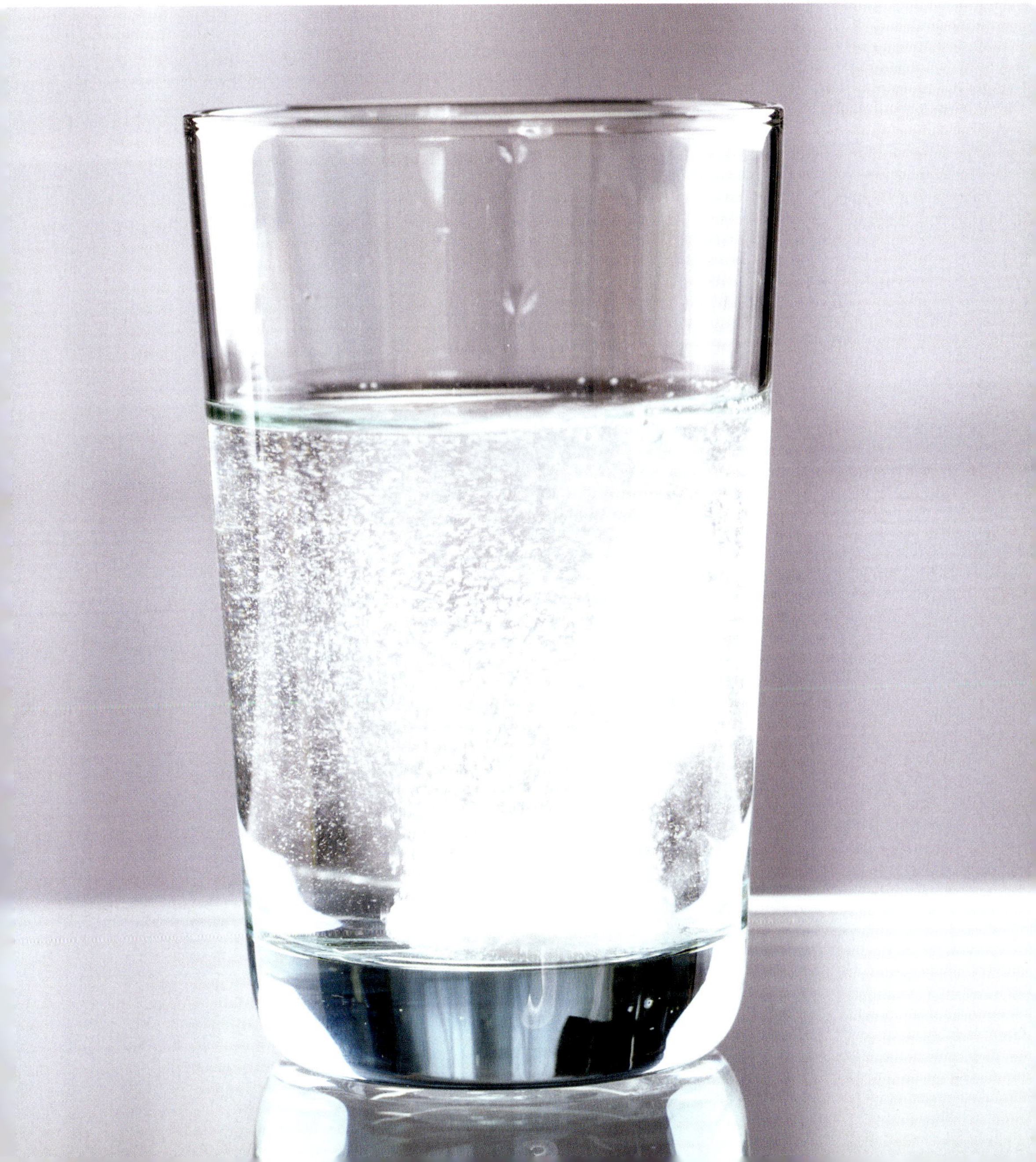

Dieses Kapitel gibt einen Überblick über die Gegenanzeigen, Wechselwirkungen und Nebenwirkungen der Arzneistoffe, die für die Behandlung der verschiedenen Kopfschmerzformen geeignet sind. Sie gelten als Mittel der ersten Wahl zur Behandlung akuter Schmerzen oder zur vorbeugenden Therapie von Kopfschmerzen. (Informationen zu Medikamenten gegen Übelkeit bei Migräne → Seite 168.)

Den genauen Behandlungsplan für die unterschiedlichen Kopfschmerzformen (Welche Mittel sind jeweils geeignet? Welche zusätzlichen Maßnahmen können helfen?) finden Sie in den entsprechenden Kapiteln (Migräne → Seite 27, Spannungskopfschmerzen → Seite 77, Clusterkopfschmerzen → Seite 109 und Kopfschmerzen bei Kindern → Seite 129).

Eine Übersicht der meistverkauften oder -verschriebenen Kopfschmerzpräparate samt ihrer Bewertung finden Sie in der Tabelle auf Seite 186 ff.

TIPP

Ein Preisvergleich hilft sparen

Mittel gegen Migräne kann der Arzt verschreiben, Mittel gegen Spannungskopfschmerzen nur in schweren Fällen. Wenn Sie Medikamente ohne Rezept in der Apotheke kaufen, lohnt es sich nachzufragen, ob der gewünschte Wirkstoff auch in preiswerten Nachahmerprodukten (so genannten Generika) enthalten ist. Das kann den Geldbeutel schonen.

Einen Preisvergleich der wichtigsten Kopfschmerzpräparate finden Sie auf der Homepage der Stiftung Warentest unter *www-medikamente-im-test.de* in der Rubrik „Medikamente selbst gekauft", „Schmerzen und Fieber". Gebühr pro Abruf 2 Euro.

Arzneimittel zur Behandlung akuter Schmerzen

Wie bereits erwähnt, dürfen Schmerzmittel aller Art stets nur kurzfristig und auf keinen Fall an mehr als zehn Tagen im Monat eingenommen werden, da sich sonst ein medikamentenbedingter Dauerkopfschmerz (→ Seite 101) entwickeln kann. Achten Sie außerdem beim Kauf von rezeptfreien Schmerzmitteln immer darauf, dass das jeweilige Präparat nur einen der im Folgenden genannten Schmerzhemmer und keine weiteren Wirkstoffe wie zum Beispiel Koffein enthält (→ Seite 64, 104).

Azetylsalizylsäure (ASS)

Azetylsalizylsäure (zum Beispiel in *ASS-ratiopharm*, *ASS Hexal*, *ASS STADA*) wirkt schmerzhemmend, fiebersenkend, in höherer Dosierung auch entzündungshemmend. Die Anwendungsgebiete in der Selbstmedikation sind leichte bis mäßig starke Schmerzen sowie Fieber. Der Wirkstoff eignet sich zur Behandlung von Migräne (→ Seite 27) und Spannungskopfschmerzen (→ Seite 77), jedoch nur bei Erwachsenen und nicht bei Kindern (→ Seite 146).

Gegenanzeigen

Unter den folgenden Bedingungen dürfen Sie ASS nicht einnehmen oder nur, nachdem Ihr Arzt die Risiken und den erwarteten Nutzen der Behandlung sorgfältig gegeneinander abgewogen hat:

- Bei Magen- oder Zwölffingerdarmgeschwüren,
- bei einer Neigung zu Blutungen und bei der Einnahme blutverdünnender Medikamente (bei erhöhter Thrombosegefahr),
- bei Nierenschäden,
- bei Leberfunktionsstörungen,
- bei Bronchialasthma, Nasenpolypen oder einer Neigung zu Allergien,
- bei einem zu hohen Harnsäurespiegel (hier kann ASS einen Gichtanfall auslösen).

Wechselwirkungen mit Medikamenten

- Wenn Sie ASS gleichzeitig mit Medikamenten gegen Rheuma und Gelenkbeschwerden (NSAR → Seite 160) einnehmen, steigt das Risiko für Magenschäden.

- Kortisonhaltige Mittel (Kortikosteroide → Seite 117) können (in Tabletten- und Spritzenform) ebenfalls die schädliche Wirkung von ASS auf den Magen verstärken. Damit steigt das Risiko für Blutungen.
- Das Arzneimittel Methotrexat, das bei entzündlichem Rheuma und bei Krebs eingesetzt wird, kann bei gleichzeitiger Einnahme von ASS wesentlich stärker wirken.
- Auch Lithium, das gegen Depressionen, aber auch in der Therapie von Clusterkopfschmerzen (→ Seite 118) verordnet wird, kann zusammen mit ASS eine stärkere Wirkung entfalten.
- Die Wirkung von Sulfonylharnstoff-Tabletten, mit denen Typ-2-Diabetes behandelt wird, kann durch ASS ebenfalls verstärkt werden. Dies kann Unterzuckerungen auslösen.
- Wer ASS nicht nur gelegentlich, sondern häufig einnimmt und gleichzeitig Mittel gegen Epilepsie (Phenytoin und Valproinsäure) verwendet, riskiert eine verstärkte Wirkung dieser Mittel. Dann sollte der Arzt die Konzentration des Mittels gegen Epilepsie im Blut bestimmen und eventuell die Dosierung verringern.
- Die Wirkung blutdrucksenkender Mittel kann durch ASS vermindert werden.

Wechselwirkungen mit Speisen und Getränken

Die schädliche Wirkung von ASS auf den Magen wird durch hohen Tabletten- oder regelmäßigen Alkoholkonsum verstärkt. Damit steigt das Risiko für Blutungen und für Magen- und Zwölffingerdarmgeschwüre.

Unerwünschte Wirkungen

- Es kann zu Aufstoßen, Übelkeit, Magenschmerzen oder Durchfall kommen. In der Regel verschwinden diese Symptome wieder, wenn Sie das Mittel absetzen. Halten die Beschwerden jedoch an, ist eine Magenspiegelung erforderlich, um festzustellen, ob sich ein Magengeschwür gebildet hat.
- Da der häufige Gebrauch von ASS zu Blutungen der Magenschleimhaut führen kann, besteht die Gefahr, dass sich eine Blutarmut entwickelt. Erste Anzeichen sind Blässe und Müdigkeit. Mit einer Blutuntersuchung kann der Arzt erkennen, ob eine Blutarmut vorliegt.
- Da sich durch ASS die Zeit, bis das Blut gerinnt, verlängern kann, können kleine Verletzungen länger als üblich bluten. Dies gilt auch im Zusammenhang mit der Menstruation.

Kleine rote Punkte in der Haut können auf Einblutungen hindeuten, die ärztlich abgeklärt werden müssen.

- Wenn es zu Hautrötungen, Hautjucken und zu zusätzlichen Bläschen auf der Haut kommt, handelt es sich möglicherweise um eine allergische Reaktion auf ASS. Dann müssen Sie einen Arzt aufsuchen.

Sofort zum Arzt!

- Wenn nach der Einnahme von Azetylsalizylsäure starker Hautausschlag, Juckreiz, Herzrasen, Atemnot, Schwäche und Schwindel auftreten, müssen Sie unverzüglich den Notarzt rufen, da es sich um eine lebensbedrohliche Allergie handeln kann. Von solch einer ausgeprägten Überempfindlichkeit sind insbesondere Menschen betroffen, die unter Nasenpolypen, Nesselsucht oder Asthma leiden und die auf Alkohol, Farbstoffe oder Lebensmittelzusätze allergisch reagieren. Sie sollten deshalb vorsichtshalber kein ASS, sondern eher ein anderes Schmerzmittel, am besten Parazetamol (→ Seite 157), nehmen.
- Wenn Sie Blut erbrechen oder einen schwarz gefärbten Stuhlgang haben, müssen Sie ebenfalls sofort den Notarzt rufen, da es sich um eine akute Magenblutung handeln kann.
- Länger andauernde grippeartige Beschwerden mit Halsschmerzen, Fieber, Müdigkeit und Abgeschlagenheit können ein Anzeichen für eine Blutbildungsstörung sein. Dann muss der Arzt das Blutbild kontrollieren.
- Eingeschränkte Hörfähigkeit, Ohrgeräusche, Bewusstseinsstörungen oder Verwirrtheitszustände können darauf hinweisen, dass Sie ASS zu hoch dosiert haben. Suchen Sie dann umgehend einen Arzt auf.
- Bei Nierenschmerzen, Blut im Urin oder einer plötzlich verringerten Urinmenge besteht der Verdacht, dass durch die regelmäßige Einnahme von ASS eine so genannte Schmerzmittel-Niere entstanden ist, die zum Nierenversagen führen kann. Es ist bislang noch nicht geklärt, ab welcher Menge ASS solche Nierenschäden ausgelöst werden können. Die Gefahr steigt allerdings mit der Einnahme von Mitteln, in denen außer ASS noch weitere Schmerzhemmer enthalten sind (Kombinationsmittel → Seite 64).

Anwendung bei Erwachsenen

Bei Erwachsenen sind 500 bis 1000 Milligramm ASS erforderlich, um Spannungskopfschmerzen oder Migräne zu lindern. Am besten verträglich für den Magen sind Brausetabletten oder Tabletten, die in Wasser aufgelöst werden. Es empfiehlt sich, die Tabletten während einer Mahlzeit zu nehmen und dazu mindestens ein Glas Wasser zu trinken. Falls erforderlich, sollten Männer eine zweite Dosis frühestens nach vier bis sechs Stunden nehmen, Frauen, die die Antibabypille nicht nehmen, dagegen erst nach sechs bis zehn Stunden. Weitere Hinweise für Frauen finden sich im unteren Abschnitt.

! Vorsicht bei der Anwendung von ASS

Die Tageshöchstdosis von ASS beträgt 4 Gramm. Eine Einzeldosis von 8 bis 10 Gramm kann möglicherweise tödlich sein. Erste Anzeichen einer Vergiftung machen sich meist mit Schwindel und Ohrensausen bemerkbar.

ASS kann die Zeit, bis das Blut gerinnt, erheblich verlängern. Sie dürfen es deshalb während der letzten drei Tage vor einer Zahnbehandlung oder einer geplanten Operation nicht einnehmen.

Kinder unter 12 Jahren

Sie sollten besser nicht mit Mitteln behandelt werden, die Azetylsalizylsäure enthalten. Kinder dürfen überhaupt keine ASS-haltigen Präparate bekommen, wenn sie einen Virusinfekt wie zum Beispiel Grippe oder Windpocken haben. Dann besteht die Gefahr, dass ASS ein Reye-Syndrom auslöst, das zu schweren Leber- und Hirnschäden führen und tödlich verlaufen kann, wenn es nicht behandelt wird.

Der Einsatz von ASS ist bei Kindern unter 12 Jahren nur in Einzelfällen vertretbar, etwa bei schweren Krankheiten wie dem Kawasaki-Syndrom, einer entzündlichen Erkrankung des Lymphsystems im frühen Kindesalter. Hier kann die Anwendung von ASS auch bei jüngeren Kindern erforderlich sein, um in niedriger Dauerdosis einem Verschluss der Herzkranzgefäße vorzubeugen.

Frauen

Da Frauen ASS langsamer als Männer ausscheiden, sollten sie eine zweite Dosis frühestens nach sechs bis zehn Stunden einnehmen. Davon ausgenommen sind lediglich Frauen, die die Antibabypille verwenden. Sie dürfen die zweite Dosis im Abstand von vier bis acht Stunden nehmen.

Während der Menstruation sollten Frauen Mittel wie Ibuprofen oder Naproxen (→ Seite 160) vorziehen, da sich durch ASS die Blutgerinnungszeit verlängern kann.

Schwangerschaft und Stillzeit

Wegen der Gefahr von Blutungen dürfen während der gesamten Dauer der Schwangerschaft keine ASS-haltigen Mittel eingenommen werden. Außerdem kann die Substanz, wenn sie im letzten Drittel der Schwangerschaft genommen wird, zu einer Wehenhemmung und damit zu einer Verzögerung der Geburt führen. Beim Kind kann sich die Verbindung zwischen Haupt- und Lungenschlagader vorzeitig schließen und damit den Kreislauf des Kindes überlasten.

Frauen, die stillen, sollten ebenfalls auf die Einnahme von ASS verzichten.

Ältere Menschen

Azetylsalizylsäure wird mit zunehmendem Alter verzögert ausgeschieden. Daher sollten Patienten über 60 Jahre generell nur eine geringere als die oben angegebene Dosis nehmen. Andernfalls ist mit vermehrten und schwereren unerwünschten Wirkungen zu rechnen.

Parazetamol

Der Wirkstoff Parazetamol (zum Beispiel in *Paracetamol-ratiopharm*, *Paracetamol AL*, *ben-u-ron*) wirkt schmerzhemmend und fiebersenkend, jedoch kaum entzündungshemmend. Es kann in der Selbstmedikation bei leichter Migräne (→ Seite 163) sowie bei Spannungskopfschmerzen angewendet werden.

Gegenanzeigen

Wenn Sie auf die Konservierungsmittel Parabene allergisch reagieren, dürfen Sie Präparate wie *ben-u-ron Saft* und *Captin Sirup* nicht anwenden. Fragen Sie bei anderen flüssigen Parazetamol-haltigen Mitteln in der Apotheke nach, ob sie Parabene enthalten.

Sie sollten Parazetamol nur mit Vorsicht und nur unter ärztlicher Aufsicht anwenden

- bei Leberfunktionsstörungen beispielsweise infolge von chronischem Alkoholkonsum oder von Leberentzündungen,
- bei Nierenfunktionsstörungen.

Wechselwirkungen mit Medikamenten

Es gibt bestimmte Arzneimittel, die die Leber für die giftige Wirkung von Parazetamol empfindlicher machen. Dazu gehören:

Phenobarbital, Phenytoin und Carbamazepin (bei Epilepsie) sowie Isoniazid und Rifampizin (bei Tuberkulose).

Wechselwirkung mit Speisen und Getränken

Die Leber von Menschen, die häufig mehr als drei Gläser eines alkoholhaltigen Getränks pro Tag trinken, kann für die Giftwirkung von Parazetamol deutlich empfindlicher sein. Sie sollten deshalb sicherheitshalber ein anderes Schmerzmittel wählen.

Unerwünschte Wirkungen

- Am häufigsten kommen Magenschmerzen, Aufstoßen, Übelkeit und Durchfall vor. Diese Symptome sind jedoch harmlos und gehen zurück, sobald das Mittel abgesetzt wird.
- Hautrötungen, Hautjucken und zusätzliche Bläschenbildung können ein Hinweis auf eine allergische Reaktion sein, die ärztlich abgeklärt werden muss.
- Das Mittel kann Leberschäden auslösen. Bei Übelkeit, Erbrechen, bei dunkel gefärbtem Urin oder auffallend hellem Stuhl sollten Sie einen Arzt rufen.
- In manchen flüssigen Parazetamol-haltigen Mitteln (wie etwa in *ben-u-ron Saft, Captin Sirup*) sind Parabene enthalten. Diese Konservierungsmittel können Allergien auslösen.

Sofort zum Arzt!

- Parazetamol kann schwere Leberschäden und Gelbsucht hervorrufen. Wenn sich die Haut gelb färbt und zusätzlich am ganzen Körper ein starker Juckreiz auftritt, müssen Sie sofort einen Arzt aufsuchen.
- Das Gleiche gilt bei anhaltenden Nierenschmerzen, einer plötzlich verringerten Urinmenge oder wenn sich Blut im Urin befindet. Dann besteht der Verdacht, dass die längere oder regelmäßige Einnahme des Mittels eine „Schmerzmittel-Niere" ausgelöst hat, die zu Nierenversagen führen kann. Die Gefahr dafür steigt, wenn Sie dauerhaft Kombinationsmittel (→ Seite 64) nehmen, in denen sich neben Parazetamol noch andere Schmerzhemmer befinden oder wenn Sie die Höchstdosis überschreiten.
- Bei starkem Hautausschlag, Juckreiz, Herzrasen, Atemnot, Schwäche und Schwindel müssen Sie sofort den Notarzt rufen, da es sich um eine lebensbedrohliche allergische Reaktion auf Parazetamol handeln kann. ▸

- Tritt Fieber mit Halsschmerzen und Schüttelfrost auf, müssen Sie ebenfalls sofort den Arzt benachrichtigen. Die Symptome können auf eine Blutbildungsstörung hinweisen, bei der vor allem die Zahl der weißen Blutkörperchen abnimmt. Diese sind sehr wichtig für die Abwehr von Infektionskrankheiten.

! Vorsicht bei der Anwendung von Parazetamol

Bei Parazetamol kann es leicht zu einer Überdosierung kommen. Die Tageshöchstdosis von 4 Gramm kann, auf einmal genommen, bereits die Leber schädigen, die doppelte Menge kann lebensgefährlich sein. Wer Parazetamol über längere Zeit in hoher Dosierung anwendet, riskiert ebenfalls Leber- und Nierenschäden. Darüber hinaus kann das Mittel bei einer gestörten Leberfunktion (zum Beispiel bei Alkoholmissbrauch oder Leberentzündungen) stärker als bei gesunden Menschen wirken. Eine Dosis, die sonst ungefährlich ist, löst dann Vergiftungserscheinungen aus. Eine Schilddrüsenüberfunktion kann die Wirkung von Parazetamol abschwächen.

Anwendung bei Erwachsenen

Erwachsene nehmen bei Spannungskopfschmerzen oder Migräne alle vier bis sechs Stunden 500 bis 1 000 Milligramm ein. Zu jeder Tablette sollten Sie ein Glas Wasser trinken. Parazetamol gibt es auch als Brausetabletten und als Zäpfchen. Die Höchstdosis liegt bei 4 Gramm am Tag und darf nicht überschritten werden.

Kinder unter 14 Jahren

Kinder sollten Parazetamol nicht als Tabletten, sondern besser als Saft, Tropfen oder Zäpfchen bekommen. Die Wirkung von Zäpfchen kann allerdings beeinträchtigt sein, weil die Arzneimittelsubstanz nicht völlig ins Blut übertritt und das Einführen eines Zäpfchens Stuhlgang auslösen kann. Bekommt das Kind Parazetamol als Saft (zum Beispiel *ben-u-ron* oder entsprechende Generika-Zubereitungen) , sollten Sie unbedingt nach den Angaben im Beipackzettel dosieren und dafür den Messlöffel benutzen, der zur Packung gehört. Nur so ist eine exakte Dosierung möglich.

Bei Parazetamol-Zäpfchen gelten die folgenden Dosierungsvorschriften:

- bei Säuglingen von 7 bis 10 Kilogramm sind es 125 Milligramm, jedoch nicht mehr als 500 Milligramm am Tag,
- bei Kleinkindern bis 15 Kilogramm sind es 250 Milligramm, jedoch nicht mehr als 750 Milligramm am Tag,
- Kinder bis 22 Kilogramm dürfen 250 Milligramm, jedoch nicht mehr als 1 000 Milligramm pro Tag bekommen,
- bei Schulkindern bis 30 Kilogramm sind es in der Regel zweimal täglich 500 Milligramm, jedoch nicht mehr als 1 500 Milligramm am Tag,

- Schulkinder bis 40 Kilogramm bekommen in der Regel dreimal täglich 500 Milligramm, jedoch nicht mehr als 2 000 Milligramm pro Tag.

Kinder dürfen eine erneute Dosis Parazetamol frühestens nach vier bis sechs Stunden erhalten. Die maximalen Tagesdosen dürfen nicht länger als zwei Tage eingenommen werden.

Schwangerschaft und Stillzeit

Falls eine Schmerzbehandlung unbedingt erforderlich ist, können schwangere und stillende Frauen Parazetamol anwenden. Es ist möglich, dass es während der Schwangerschaft etwas schwächer wirkt.

Ibuprofen, Diclofenac, Naproxen

Ibuprofen (zum Beispiel in *Ibuhexal*, *Ibuprofen AL*, *Ibuprofen STADA*), Diclofenac-Kalium (*Voltaren K Migräne*), und Naproxen (zum Beispiel in *naproxen von ct*, *Naproxen STADA*, *Naproxen Hexal*) wirken schmerzhemmend, entzündungshemmend, fiebersenkend und können gegen Migräne und Spannungskopfschmerzen eingesetzt werden.

Diese Wirkstoffe sind keine Kopfschmerzmittel im engeren Sinn, sondern gehören zur Gruppe der so genannten nichtsteroidalen Antirheumatika, die in erster Linie bei rheumatischen Schmerzen zum Einsatz kommen. In der Abkürzung werden sie als NSAR bezeichnet.

Gegenanzeigen

NSAR dürfen Sie nicht einnehmen, wenn Sie
- ein Magen- oder Darmgeschwür haben oder hatten,
- an Asthma leiden, weil die Mittel akute Atemnot auslösen können.

Unter folgenden Bedingungen muss der Arzt Nutzen und Risiken der Behandlung sorgfältig abwägen, den Wirkstoff niedrig dosieren und den Gesundheitszustand häufiger kontrollieren:
- Bei Magen-Darm-Beschwerden mit unklarer Ursache, wenn schon einmal eine entzündliche Darmerkrankung wie Colitis ulcerosa oder Morbus Crohn aufgetreten ist,
- bei einer Leber- oder Nierenerkrankung,
- wenn das Herz unzureichend arbeitet (Herzinsuffizienz),
- bei gestörter Blutbildung (Porphyrie),
- wenn vor kurzem eine größere Operation durchgeführt wurde.

Wechselwirkungen mit Medikamenten

- Da NSAR die Wirkung blutdrucksenkender Arzneimittel (Betablocker, ACE-Hemmer, Diuretika) abschwächen, muss der Blutdruck häufiger kontrolliert werden.
- Bei gleichzeitiger Einnahme von NSAR und ACE-Hemmern besteht ein erhöhtes Risiko für eine Nierenfunktionsstörung.
- Wer NSAR und harntreibende Mittel (Diuretika) zusammen nimmt, muss damit rechnen, dass sich die Wirkung letzterer vermindert. Außerdem wird möglicherweise die Ausscheidung von Kalium gehemmt, was dazu führen kann, dass der Kaliumgehalt des Blutes viel zu hoch ansteigt. Dies äußert sich durch starke Müdigkeit bis hin zur Apathie, durch Muskelschwäche und Herzrhythmusstörungen.
- Bei gleichzeitiger Gabe von NSAR und Glukokortikoiden beziehungsweise Kortikosteroiden (kortisonhaltige Mitteln) besteht ein deutlich erhöhtes Risiko von Magen-Darm-Geschwüren und Blutungen im Magen-Darm-Bereich.
- Das Gleiche gilt, wenn außer NSAR noch blutverdünnende Mittel (bei erhöhter Thrombosegefahr) eingenommen werden.
- Bei Patienten, die NSAR zusammen mit Lithium (gegen Depressionen oder Clusterkopfschmerzen) nehmen, besteht die Gefahr, dass der Lithiumspiegel so stark ansteigt, dass es zu erheblichen unerwünschten Wirkungen kommen kann.

Unerwünschte Wirkungen

- Diese äußern sich besonders im Magen-Darm-Bereich. NSAR lösen bei mehr als 10 Prozent der Patienten Magenbeschwerden und Durchfall aus. Diese Symptome gehen jedoch wieder zurück, sobald Sie das Mittel absetzen. Allerdings kann es unbemerkt auch zu geringfügigen Blutungen aus der Schleimhaut von Magen und Darm kommen, was in Ausnahmefällen eine Blutarmut bewirken kann.
- Bei Menschen, die an Asthma oder anderen Erkrankungen der Atemwege leiden, treten manche unerwünschte Wirkungen häufiger auf. Deshalb sollten Asthmatiker und Allergiker die erstmalige Dosis eines NSAR immer unter ärztlicher Aufsicht einnehmen.
- Wenn Sie eine Nierenfunktionsstörung oder eine Herz-Kreislauf-Erkrankung haben oder entwässernde Mittel (Diuretika) anwenden, tragen Sie ein erhöhtes Risiko, dass sich insbesondere in den Beinen Gewebewasser ansammelt (Bildung von Ödemen).

- Heftige Magenschmerzen und eine Schwarzfärbung des Stuhls erfordern rasche ärztliche Abklärung, da sie durch ein (bislang unbemerktes) Magengeschwür ausgelöst werden können.

Des weiteren ist ein baldiger Arztbesuch erforderlich, wenn
- plötzlich die Beine anschwellen,
- die Haut sich rötet, juckt und sich zusätzlich Bläschen bilden, was auf eine allergische Reaktion hinweisen kann,
- Übelkeit, Erbrechen, dunkel gefärbter Urin oder auffällig heller Stuhl auftreten, da es sich um einen Leberschaden handeln kann.

Sofort zum Arzt!

Treten nach der Anwendung von NSAR die folgenden Symptome auf, müssen Sie sofort einen Arzt aufsuchen oder einen Notarzt oder Rettungswagen rufen:

- Wenn sich ein ausgeprägter Hautausschlag zeigt, die Schleimhäute des Kehlkopfs anschwellen, Sie Atemnot bekommen, der Blutdruck abfällt (es wird Ihnen schwindlig und schwarz vor den Augen) und sich der Herzschlag stark beschleunigt. Das sind Anzeichen für einen Schock, eine lebensbedrohliche allergische Reaktion.
- Wenn Sie Blut erbrechen sowie anhaltende starke Bauchschmerzen haben, die in den Rücken ausstrahlen, kann dies auf ein Geschwür im Magen hindeuten, das die Magenwand durchbrochen hat.
- Wenn sich die Haut stark gelb färbt und sich am ganzen Körper ein heftiger Juckreiz bemerkbar macht, können das Anzeichen für eine Gelbsucht (Hepatitis) sein.

Anwendung bei Erwachsenen

Neuerdings empfehlen Experten, auch Ibuprofen, Diclofenac und Naproxen nur bei Bedarf anzuwenden. Ist ihr Gebrauch über längere Zeit nicht zu vermeiden, sollte es zumindest immer wieder Zeitabschnitte geben, in denen diese Medikamente nicht eingenommen werden. Der Grund dafür liegt in der Erfahrung, die man mit einer anderen Gruppe von schmerz- und entzündungshemmenden Medikamenten, den COX-2-Hemmern, gemacht hat. Ende 2004 wurde nachgewiesen, dass sie das Risiko für Herzinfarkte und Schlaganfälle erhöhen.

! Vorsicht bei der Anwendung von Ibuprofen, Diclofenac und Naproxen

Größere Mengen oder regelmäßiger Konsum von Alkohol können die schädliche Wirkung dieser Arzneimittel auf den Magen verstärken. Dann besteht ein erhöhtes Risiko für Magen- und Zwölffingerdarmgeschwüre und für Blutungen.

Da die NSAR ähnlich wirken wie COX-2-Hemmer, wird es mittlerweile als wahrscheinlich angesehen, dass auch sie das Risiko für Herz-Kreislauf-Erkrankungen erhöhen können. Eine Studie, die mit Naproxen durchgeführt wurde, legt diesen Verdacht zumindest nahe; für andere NSAR liegen jedoch noch keine klinischen Studien vor. Bei der Dosierung muss unbedingt die Menge beachtet werden, die der Arzt verordnet hat. Es gelten die folgenden Höchstdosen pro Tag:

- Diclofenac: 150 Milligramm bis 200 Milligramm,
- Ibuprofen: 1 200 Milligramm,
- Naproxen: 500 bis 1 000 Milligramm.

Kinder unter 14 Jahren

Ibuprofen ist neben Parazetamol bei Kindern unter 14 Jahren das Mittel der ersten Wahl. Für Diclofenac und Naproxen hingegen liegen für die Behandlung von Kindern keine ähnlich ausreichenden Daten aus wissenschaftlichen Studien vor.

Wenn Parazetamol (→ Seite 157) oder Ibuprofen nicht eingesetzt werden können, ist die Gabe von Diclofenac oder Naproxen zwar möglich, der Arzt muss aber den zu erwartenden Nutzen und die Risiken dieses Mittels im jeweiligen Einzelfall besonders sorgfältig abwägen.

Die folgenden Dosierungsangaben müssen beachtet werden:

- Ibuprofen: In Abhängigkeit von ihrem Körpergewicht können Kinder ab dem sechsten Monat bis zu dreimal täglich 7,5 bis 10 Milligramm Ibuprofen pro Kilo Körpergewicht bekommen. Bei Kindern zwischen sechs und neun Jahren darf die Einzeldosis jedoch nicht über 200 Milligramm liegen, die Tagesdosis nicht über 600 Milligramm. Die geeignete Dosierung ist nur mit einer Saftzubereitung zu erreichen.
- Diclofenac: Kinder ab sechs Jahren dürfen täglich bis zu 2 Milligramm Diclofenac pro Kilogramm Körpergewicht erhalten.
- Naproxen: Ab dem fünften Lebensjahr bekommen Kinder 10 bis 15 Milligramm pro Kilo Körpergewicht und pro Tag in zwei Einzeldosen (morgens und abends), ab dem sechsten Lebensjahr sind es bis zu 125 Milligramm Naproxen pro Tag. Kinder ab 12 Jahren erhalten eine Dosis von bis zu 250 Milligramm pro Tag (→ Seite 146).

Schwangerschaft und Stillzeit

Da bislang noch nicht bekannt ist, ob und in welcher Weise die Gabe von NSAR die Entwicklung des Kindes während der ersten beiden Schwangerschaftsdrittel beeinflusst, sollten Frauen sie während dieser Zeit sicherheitshalber nicht verwenden.

Im letzten Schwangerschaftsdrittel dürfen NSAR auf keinen Fall eingenommen werden. Es besteht sonst die Gefahr, dass das Kind einen Herzfehler bekommt und dass sich bei der Mutter Wasser im Gewebe einlagert (Entstehung von Ödemen). Außerdem können die Wehen gehemmt werden, was zu einer Verzögerung der Geburt führen kann. Nach der Geburt können sich bei Mutter und Kind verstärkt Blutungen einstellen.

Stillende Frauen dürfen NSAR kurzfristig anwenden, wenn sie die empfohlene Dosierung nicht überschreiten.

Ältere Menschen

Bei älteren Menschen sollte die Behandlung mit einer besonders niedrigen Dosierung beginnen, die nur sehr langsam und nicht bis zur Höchstdosis gesteigert wird.

Triptane

Arzneistoffe aus der Gruppe der Triptane gelten als die Mittel, die am besten zur Behandlung mittelschwerer und schwerer Migräneattacken (nicht jedoch von Spannungskopfschmerzen) geeignet sind. Die wichtigsten Triptane sind Sumatriptan (enthalten zum Beispiel in dem Präparat *Imigran*), Naratriptan (enthalten in *Naramig*), Rizatriptan (enthalten in *MAXALT*) und Zolmitriptan (enthalten in *AscoTop*). Sumatriptan kann auch bei akuten Clusterkopfschmerzen als einzig wirksames Mittel (→ Seite 115) verabreicht werden.

Seit einigen Jahren sind neue Triptane im Handel: Almotriptan (enthalten in dem Präparat *Almogran*), Eletriptan (enthalten in *Relpax*) und Frovatriptan (enthalten in *Allegro*). Alle diese Wirkstoffe müssen genau nach Vorschrift des Arztes angewendet werden. Ist eine zweite Dosis erforderlich, müssen bei den einzelnen Substanzen unbedingt bestimmte Zeitabstände und die jeweils vorgeschriebene Höchstdosis pro Tag eingehalten werden (Angaben dazu → Seite 70).

Gegenanzeigen

Wenn bei Ihnen bereits die folgenden Erkrankungen auftraten, dürfen Sie keine Triptane anwenden:

- Bluthochdruck, Angina Pectoris, Arteriosklerose der Herzkranzgefäße, Herzinfarkt,
- Durchblutungsstörungen in den Händen (Raynaud-Krankheit),
- vorübergehende Durchblutungsstörungen der Hirngefäße (TIA → Seite 39),
- Schlaganfall,
- und solange eine Migräneaura, zum Beispiel ein Flimmerskotom, andauert.

Nutzen und Risiken der Anwendung von Triptanen muss der Arzt besonders sorgfältig abwägen bei:

- Diabetes, erhöhten Blutfettwerten, Rauchen und Übergewicht,
- eingeschränkter Leber- oder Nierenfunktion.

Wechselwirkung mit Medikamenten

Triptane dürfen Sie nicht gleichzeitig mit Ergotaminpräparaten (→ Seite 71) einnehmen, die früher häufig gegen Migräne verordnet wurden. Zwischen der Einnahme von Triptanen und Ergotamin müssen mindestens 24 Stunden liegen, da sich beide Arzneistoffe in ihrer Wirkung auf die Hirngefäße so verstärken können, dass ein Schlaganfall ausgelöst wird.

MAO-Hemmer (Arzneimittel gegen Depressionen) dürfen nicht gleichzeitig mit Rizatriptan, Sumatriptan oder Zolmitriptan genommen werden, wenn die Dosis der MAO-Hemmer innerhalb von 24 Stunden 5 Milligramm überschreitet.

! Vorsicht bei der Anwendung von Rizatriptan (→ Seite 68)

Wenn Sie außer Rizatriptan zusätzlich noch den Betablocker Propranolol anwenden (entweder als vorbeugendes Mittel gegen Migräneanfälle → Seite 170 oder aufgrund von Herzproblemen), dürfen Sie am Tag nicht mehr als 10 Milligramm Rizatriptan einnehmen.

Unerwünschte Wirkungen

Wie alle Kopfschmerzmittel können auch Triptane, wenn sie über mehrere Monate hinweg an mehr als zehn Tagen im Monat eingenommen werden, Dauerkopfschmerzen auslösen (→ Seite 101).

Wenn sich die Migräneattacken häufen und die Mittel erneut angewendet werden, kann sich eine Abhängigkeit entwickeln. Deshalb müssen Sie den Arzt informieren, wenn die Anfälle zunehmen.

! Vorsicht bei der Anwendung von Triptanen

Wenn Sie sich nach der Einnahme von Triptanen müde, benommen oder schwindelig fühlen, dürfen Sie keine Fahrzeuge lenken, Maschinen bedienen und keine Arbeiten ohne sicheren Halt verrichten.

- Wer Sulfonamide nicht verträgt, kann möglicherweise auch auf die beiden Triptane Naratriptan (→ Seite 67) und Sumatriptan (→ Seite 67) allergisch reagieren.
- Nach der Einnahme von Triptanen kann es in verschiedenen Körperteilen zu einem Wärmegefühl, in den Gliedmaßen zu einem Schweregefühl und im Mund zu einem Trockenheitsgefühl kommen. Diese Symptome sind unbedenklich.

Dagegen ist eine Rücksprache mit dem Arzt erforderlich, wenn
- der Blutdruck ansteigt,
- Übelkeit, Erbrechen und Durchfall auftreten,
- sich Müdigkeit, Benommenheit, Schwindel oder Gefühlsstörungen einstellen,
- es zu Muskel- oder Gelenkschmerzen kommt,
- sich die Haut rötet, juckt und sich außerdem Bläschen auf der Haut bilden, was auf eine allergische Reaktion auf das Mittel hindeutet,
- sich Angstgefühle, Nervosität, Schlafstörungen oder Depressionen entwickeln,
- sich Hörstörungen wie Pfeifen und vermindertes Hören einstellen.

Sofort zum Arzt!

- Kommt es nach der Anwendung eines Triptans zu starkem Hautausschlag, Juckreiz, Herzrasen, Atemnot, Schwäche und Schwindel, kann es sich um eine lebensbedrohliche Allergie auf das Mittel handeln. Dann müssen Sie sofort den Notarzt rufen.
- Herzschmerzen, Engegefühle in der Brust, Herzrasen und Schwindel können Anzeichen für einen Herzinfarkt sein. Auch hier muss der Notarzt kommen. Patienten mit koronarer Herzkrankheit tragen ein besonders hohes Risiko für einen Infarkt, da Triptane die Blutgefäße verengen.
- Treten Sprachstörungen, Sehstörungen, Taubheit oder Lähmungen auf, müssen Sie ebenfalls sofort einen Arzt rufen, da möglicherweise ein Blutgefäß im Kopf verschlossen ist und ein Schlaganfall ausgelöst wurde.
- Triptane können auch Krampfanfälle auslösen, die ebenfalls eine rasche ärztliche Behandlung erforderlich machen.

Kinder und Jugendliche

Da bislang noch keine ausreichenden Erkenntnisse über die Risiken einer Anwendung bei Kindern und Jugendlichen unter 18 Jahren vorliegen, sollten sie sicherheitshalber nicht mit Triptanen behandelt werden.

Das einzige für Jugendliche ab 12 Jahren zugelassene Triptan ist Sumatriptan, aber nur als Nasenspray in Form des Präparats *Imigran Nasal 10 mg*. Sicherheit und Verträglichkeit dieses Mittels sind in ausreichendem Maße für diese Altersgruppe erforscht. Wichtig ist auch hier wie bei Erwachsenen, dass Sumatriptan bei Migräne mit Aura erst angewandt werden darf, wenn die Kopfschmerzen einsetzen.

Es gelten die gleichen Gegenanzeigen, Wechselwirkungen und Nebenwirkungen wie bei den Sumatriptan-haltigen Medikamenten für Erwachsene (→ Seite 67, 165). Darüber hinaus verursacht das Nasenspray bei jedem vierten Patient einen unangenehmen Geschmack im Mund.

Da es noch keine ausreichenden Studien über Sicherheit und Wirksamkeit des Präparats bei jüngeren Kindern gibt, sollte es bei ihnen nur in besonderen, ärztlich begründeten Fällen eingesetzt werden.

Schwangerschaft und Stillzeit

Die Risiken bei einer Anwendung während der Schwangerschaft sind noch nicht hinreichend erforscht. Daher sollten Schwangere vorsichtshalber keine Triptane nehmen. Wurden diese Arzneistoffe während der ersten beiden Schwangerschaftsmonate eingenommen, sollte der Arzt eine Ultraschallfeindiagnostik durchführen, um sicherzustellen, dass sich der Embryo normal entwickelt hat.

Frauen, die Triptane während der Stillzeit einnehmen, müssen das Stillen 24 Stunden lang unterbrechen, da die Arzneistoffe in die Muttermilch übergehen.

Ältere Menschen

Es ist noch nicht ausreichend bekannt, wie sich Triptane bei Menschen über 65 Jahren auswirken. Deshalb sollten sie diese Arzneistoffe nicht anwenden.

Mittel gegen Übelkeit bei Migräne

Wenn eine Migräneattacke mit Brechreiz und Übelkeit verbunden ist, sollten Sie vor der Einnahme einer Schmerztablette ein Medikament gegen Übelkeit nehmen (→ Seite 63). Dafür eignen sich die beiden Substanzen Domperidon (enthalten in *Motilium*, *Domperidon Hexal*, *Domperidon STADA*) und Metoclopramid (unter anderem in *MCP-ratiopharm*, *Paspertin*, *MCP AL*).

Gegenanzeigen

Domperidon und Metoclopramid dürfen Sie nicht anwenden
- bei kolikartigen Bauchschmerzen und starkem Völlegefühl (was auf einen Darmverschluss hindeuten kann),
- wenn Sie Blut erbrechen (Anzeichen für ein blutendes Magengeschwür),
- bei sehr heftigen Bauchschmerzen und Berührungsempfindlichkeit am Bauch (dahinter verbirgt sich möglicherweise ein Magen- oder Zwölffingerdarmgeschwür, das in die Bauchhöhle durchbricht).

Sofort zum Arzt!

Wenn eines der oben genannten Symptome auftritt, müssen Sie sich sofort in ärztliche Behandlung begeben.

Wer einen Tumor hat, dessen Wachstum durch das Hormon Prolaktin gefördert wird (beispielsweise Brustkrebs), darf weder Domperidon noch Metoclopramid anwenden. In diesem Fall empfiehlt sich die Einnahme des Wirkstoffs Dimenhydrinat (zum Beispiel das rezeptfreie Präparat *Vomex* in Zäpfchenform).

Epileptiker dürfen Metoclopramid nicht einnehmen.

Wechselwirkungen mit Medikamenten

Grundsätzlich gilt, dass bei gleichzeitiger Einnahme von Medikamenten, die bei der Parkinsonkrankheit verordnet werden (Anticholinergika), die Aufnahme von Domperidon und Metoclopramid beeinträchtigt und dadurch ihre Wirkung verringert wird.

Zusätzlich müssen Sie beachten, dass Metoclopramid
- die Wirkung von Digoxin (bei Herzschwäche) und Cimetidin (bei Sodbrennen) verringert,

- die Wirkung von Levodopa (bei Parkinsonkrankheit), Parazetamol (bei Schmerzen), Lithium (bei Depressionen) und Tetrazyklinen (bei Infektionen und Akne) verstärkt.

Bei der gleichzeitigen Einnahme von Metoclopramid und Neuroleptika (bei Psychosen) können die durch Neuroleptika ausgelösten Bewegungsstörungen verstärkt werden.

Unerwünschte Wirkungen

Nach der Einnahme von Domperidon und Metoclopramid kann es in seltenen Fällen zu Müdigkeit, Durchfall oder zu krampfartigen Bauchschmerzen kommen.

Bei 1 von 500 Behandelten treten (insbesondere bei Metoclopramid, seltener dagegen bei Domperidon) Bewegungsstörungen auf. Diese äußern sich in Muskelkrämpfen oder unwillkürlichen Muskelzuckungen im Gesicht, an Hals oder Nacken (Dyskinesien).

Bei Kindern, die mit Metoclopramid behandelt werden, können sich solche Bewegungsstörungen häufiger als bei Erwachsenen bemerkbar machen. In sehr seltenen Fällen (bei weniger als 1 von 10 000 Patienten) sind auch ältere Menschen davon betroffen, wenn sie die Mittel in hoher Dosierung und langfristig anwenden. Bei ihnen werden die Symptome dann oft mit der Parkinsonkrankheit verwechselt.

Sofort zum Arzt!

Wenn die genannten Bewegungsstörungen innerhalb von ein bis drei Tagen nach Beginn der Einnahme von Metoclopramid oder Domperidon auftreten und von hohem Fieber, Muskelsteifigkeit, Bewusstseinsstörungen sowie beschleunigter Atmung und Herzfrequenz begleitet sind, müssen Sie das jeweilige Mittel sofort absetzen und umgehend einen Neurologen aufsuchen. Machen sich die Symptome am Wochenende oder an Feiertagen bemerkbar, sollten Sie sich direkt ins Krankenhaus begeben. Denn möglicherweise sind die Störungen Ausdruck des so genannten malignen neuroleptischen Syndroms, das lebensbedrohlich sein kann.

Anwendung bei Erwachsenen

Erwachsene nehmen 15 bis 20 Minuten vor Einnahme eines Schmerzmittels entweder 20 Milligramm Domperidon (*Motilium*) oder 20 Milligramm Metoclopramid (zum Beispiel in *Paspertin*) als Tropfen oder als Zäpfchen ein.

Kinder unter 12 Jahren

Kinder unter zwölf Jahren dürfen offiziell – das heißt gemäß den Zulassungsbestimmungen – kein Domperidon bekommen. Kinder vertragen das Medikament jedoch offensichtlich sehr gut in einer Dosierung von 1 Tropfen (= 1 Milligramm) pro Kilogramm Körpergewicht, maximal 33 Tropfen (= 1 Milliliter).

Ansonsten empfehlen sich Mittel mit Diphenhydramin, zum Beispiel als Zäpfchen. Dabei bekommen Säuglinge bis zum Alter von einem Jahr 10 bis 20 Milligramm, Kinder bis fünf Jahre 20 bis 40 Milligramm und Kinder bis zwölf Jahre 20 bis 60 Milligramm.

Kinder unter zwei Jahren dürfen nicht mit Metoclopramid behandelt werden. Für ältere Kinder eignen sich die flüssigen Zubereitungen besser als Tabletten und Kapseln.

Schwangerschaft und Stillzeit

Domperidon darf in Schwangerschaft und Stillzeit verwendet werden, da es nur in sehr geringer Menge in die Muttermilch übergeht.

Metoclopramid sollten Frauen in den ersten drei Schwangerschaftsmonaten und während der Stillzeit nicht einnehmen.

Arzneimittel zur vorbeugenden Behandlung

Betablocker zur Migräneprophylaxe

Die Wirkung der beiden Betablocker Metoprolol (zum Beispiel in *Beloc-Zok*, *Metoprolol-ratiopharm*, *Metohexal*) und Propranolol (etwa in *Obsidan*, *Dociton*, *Propra-ratiopharm*) in der vorbeugenden Behandlung von Migräneanfällen (→ Seite 73) ist ausreichend nachgewiesen. Beide Substanzen werden als geeignet bewertet.

! Vorsicht bei der Anwendung von Betablockern

Wenn Sie sich nach der Einnahme von Betablockern wegen des niedrigeren Blutdrucks häufig schwindelig oder müde fühlen, sollten Sie keine Fahrzeuge lenken, keine Maschinen bedienen und keine Arbeiten ohne sicheren Halt verrichten.

Gegenanzeigen

Unter den folgenden Bedingungen dürfen Sie Betablocker nicht oder nur bei sorgfältiger Abwägung von Nutzen und Risiken anwenden. Das ist der Fall, wenn

- Ihr Herz bereits sehr langsam schlägt (bei Gesunden weniger als 50, bei Herzkranken weniger als 60 Schläge pro Minute) oder wenn das EKG Veränderungen zeigt, die auf ein etwas zu langsam schlagendes Herz (Bradykardie) hinweisen,
- Sie Asthma oder chronische Bronchitis haben,
- arterielle Durchblutungsstörungen festgestellt wurden, da sich diese weiter verschlechtern können,
- Sie an einer Schuppenflechte (Psoriasis) leiden, da Betablocker diese Symptome ebenfalls verschlimmern können.

Wechselwirkungen mit Medikamenten

- Werden noch andere blutdrucksenkende Arzneimittel genommen, wirken Betablocker stärker.
- Arzneimittel, die die Herzschlagfrequenz verlangsamen, dürfen nur äußerst vorsichtig zusammen mit Betablockern verwendet werden. Dazu zählen Digitalis (bei Herzschwäche), Kalziumantagonisten (bei hohem Blutdruck) wie Verapamil (→ Seite 176), Reserpin, Clonidin und Methyldopa.
- Der Kalziumantagonist Verapamil darf bei gleichzeitiger Einnahme von Betablockern auf keinen Fall gespritzt werden, da es sonst zum Herzstillstand kommen kann.
- MAO-Hemmer (Arzneimittel gegen Depressionen) dürfen nicht gleichzeitig mit Betablockern eingenommen werden, da sonst der Blutdruck stark ansteigen kann.

Unerwünschte Wirkungen

Am Beginn der Behandlung mit Metoprolol oder Propranolol kann es gelegentlich zu Kopfschmerzen, Müdigkeit oder Schwindel, zu kalten Füßen und/oder Händen oder zu Missempfindungen (zum Beispiel Kribbeln) kommen. Seltener treten Mundtrockenheit, verminderter Tränenfluss und eine entzündete Bindehaut auf. In einzelnen Fällen kann das sexuelle Verlangen und die Potenz beeinträchtigt werden.

Eine Rücksprache mit dem Arzt ist erforderlich, wenn

- es immer wieder zu Alpträumen kommt,
- der Blutdruck zu stark absinkt, was sich durch Müdigkeit, durch „Anlaufschwierigkeiten“, durch Schwarzwerden vor den Augen oder durch Ohnmacht bemerkbar machen kann,

- die Leistungsfähigkeit beeinträchtigt ist, was möglicherweise auf einen verlangsamten Herzschlag zurückzuführen ist,
- Durchblutungsstörungen in den Händen auftreten,
- Menschen, die an Atemwegserkrankungen wie Asthma oder chronischer Bronchitis leiden, noch schlechter Luft bekommen.

Sofort zum Arzt!

Wenn Sie nach der Anwendung von Betablockern wiederholt Dinge sehen oder hören, die andere nicht bemerken (Halluzinationen), sollten Sie umgehend den Arzt darüber informieren.

Kinder unter 14 Jahren

Betablocker werden schon seit langem in der Langzeitbehandlung der Migräne verwendet. Sie sind in der Regel bei Kindern besser verträglich als bei Erwachsenen. Trotzdem sollten sie nur in seltenen Fällen eingesetzt werden. Die Anwendung sollte zunächst auf drei Monate beschränkt werden, weil die Wirkung dann schon optimal ist. In der ersten und letzten Woche der Behandlung empfiehlt sich, nur die Hälfte der erforderlichen Dosis von 1 bis 2 Milligramm pro Kilogramm Körpergewicht zu geben. Am besten hat sich die abendliche Einnahme von retardiertem Metoprolol bewährt. Bei Asthma muss auf das Medikament verzichtet werden.

Diese Empfehlungen stützen sich jedoch eher auf Erfahrungen von Kopfschmerzexperten über Wirksamkeit und Nebenwirkungen bei Kindern und auf die Vergleiche zum Erwachsenenalter als auf wissenschaftliche Studien. Solche Studien zur Anwendung von Betablockern bei Kindern liegen erst ansatzweise vor.

Schwangerschaft und Stillzeit

Schwangere Frauen dürfen Metoprolol anwenden. Sie müssen es jedoch zwei bis drei Tage vor dem voraussichtlichen Geburtstermin absetzen, da sonst beim Neugeborenen der Blutdruck zu niedrig ist und das Herz zu langsam schlägt.

Frauen, die während der Einnahme vom Propranolol schwanger werden, sollten auf Metoprolol umgestellt werden.

Antidepressiva zur Vorbeugung von Migräne

Bestimmte Mittel gegen Depressionen, allen voran die so genannten trizyklischen Antidepressiva, können möglicherweise Migräneanfällen vorbeugen. Als gesichert gilt bislang jedoch nur die vorbeugende Wirkung bei Spannungskopfschmerzen, die oft auch mit Depressionen einhergehen (→ Seite 97).

Ältere Menschen

Bei älteren Menschen sollte die Dosis nur sehr langsam gesteigert werden, um das Risiko unerwünschter Wirkungen zu verringern. Außerdem kann bei ihnen durch die Anwendung von Betablockern eine Herzschwäche spürbar werden, die bislang noch keine Beschwerden verursacht hat.

Antidepressiva zur Vorbeugung von Spannungskopfschmerzen

Chronische Spannungskopfschmerzen sind häufig von Depressionen begleitet. Ist dies der Fall, kann eine Langzeitprophylaxe mit Antidepressiva sinnvoll sein.

Die Mittel der ersten Wahl sind die so genannten trizyklischen Antidepressiva, die entweder den Wirkstoff Amitriptylin (zum Beispiel in den Präparaten *Amitriptylin-neuraxpharm*, *Saroten*, *Amineurin*) oder Amitriptylinoxid (zum Beispiel in *Amioxid-neuraxpharm* oder *Equilibrin*) enthalten.

Gegenanzeigen

Trizyklische Antidepressiva dürfen Sie gar nicht oder nur mit größter Vorsicht einnehmen, wenn

- die Entleerung der Blase gestört ist,
- die Prostata erheblich vergrößert ist,
- ein unbehandeltes Engwinkelglaukom (grüner Star) vorliegt,
- der Übergang vom Magen zum Darm verengt ist,
- die Erregungsleitung des Herzens erheblich gestört ist,
- die Herzleistung vermindert ist (Herzinsuffizienz).

Wenn Sie allergisch auf Medikamente reagieren, die als Konservierungsmittel Parabene enthalten, dürfen Sie die Präparate *Amitriptylin-neuraxpharm* (als Lösung) und *Imipramin-neuraxpharm* (als Lösung) nicht verwenden.

Wechselwirkung mit Medikamenten

- Die Substanzen Imipramin und Nortriptylin dürfen überhaupt nicht, die anderen trizyklischen Antidepressiva nur mit Vorsicht zusammen mit MAO-Hemmern (ebenfalls Mittel gegen Depressionen) eingenommen werden. Bei gleichzeitiger Anwendung trizyklischer Antidepressiva mit MAO-Hemmern besteht die Gefahr, dass das potenziell lebensgefährliche Serotonin-Syndrom entsteht. Es äußert sich in Erregungszuständen, Bewusstseinstrübung, Muskelzucken und Blutdruckabfall.

- Werden trizyklische Antidepressiva zusammen mit anderen Psychopharmaka (zum Beispiel mit Beruhigungsmitteln vom Benzodiazepin-Typ) eingenommen, verstärkt sich ihre dämpfende Wirkung.
- Bei gleichzeitiger Einnahme trizyklischer Antidepressiva und blutdrucksenkender Medikamente wird die Wirkung der Blutdrucksenker erheblich verstärkt.
- Wenn Sie noch andere Medikamente verwenden, die die Botenstoffe im Nervensystem beeinflussen (zum Beispiel Anticholinergika bei der Parkinsonkrankheit), müssen Sie damit rechnen, dass sich die unerwünschten Wirkungen beider Arzneimittelsubstanzen verstärken.

Unerwünschte Wirkungen

Die folgenden Symptome sind unbedenklich und bilden sich meist rasch wieder zurück, sobald sich der Körper an das Arzneimittel gewöhnt hat:

- trockener Mund, verstopfte Nase, verstärktes Durstgefühl,
- Verstopfung, Appetitsteigerung und Gewichtszunahme,
- die Augen passen sich nicht mehr so gut den unterschiedlichen Sehabständen an, sodass das Sehen in der Nähe beeinträchtigt ist, außerdem reagieren die Augen empfindlicher auf Blendung,
- Hautausschläge,
- Schwierigkeiten beim Wasserlassen (was für Männer besonders unangenehm ist, wenn die Prostata vergrößert ist),
- innere Unruhe.

Eine Rücksprache mit dem Arzt ist erforderlich, wenn

- der Blutdruck zu stark absinkt, sodass Sie sich müde und benommen fühlen oder Ihnen schwarz vor Augen wird,
- Händezittern, Herzrasen oder starkes Schwitzen auftreten,
- Sie grippeartige Beschwerden bekommen (Halsschmerzen, Fieber, Müdigkeit und Erschöpfung), die auf eine bedrohliche Blutbildungsstörung hinweisen und umgehend behandelt werden müssen,
- es zu Leberfunktionsstörungen und in der Folge zum Stau der Gallenflüssigkeit (cholestatische Hepatose) kommt, die jedoch nur bei regelmäßigen ärztlichen Untersuchungen auffallen.

Sofort zum Arzt!

Bei einem oder mehreren der folgenden Symptome ist rasche ärztliche Hilfe erforderlich:

- Sie hatten einen Krampfanfall, sind ohnmächtig geworden oder können kein Wasser mehr lassen.
- Es kommt zu einem akuten Glaukomanfall mit heftigen Schmerzen im Bereich der Augen, weil das Kammerwasser nicht mehr abfließen kann, sodass der Augeninnendruck stark ansteigt.
- Infolge einer Darmlähmung tritt ein Darmverschluss auf.
- Sie bemerken Nervenstörungen und können zum Beispiel nicht mehr ruhig sitzen oder sich nicht mehr gezielt bewegen oder die Empfindungsfähigkeit der Nerven ist gestört, sodass Sie nur begrenzt Schmerzen wahrnehmen und den Unterschied von kalt und heiß kaum noch spüren.

Anwendung bei Erwachsenen

Die Therapie mit Antidepressiva beginnt in der Regel mit einer niedrigen Dosis, die im Laufe von Tagen oder Wochen langsam gesteigert wird, damit der Körper sich an die Arzneimittelsubstanz gewöhnen kann. Die Präparate müssen genau nach Anweisung des Arztes eingenommen werden. Allerdings dauert es mindestens zwei Wochen, bis sich ein Behandlungserfolg einstellt und chronische Spannungskopfschmerzen zurückgehen. Die Behandlungsdauer erstreckt sich üblicherweise über einen Zeitraum von drei bis sechs Monaten.

Kinder unter 14 Jahren

Obwohl trizyklische Antidepressiva für die Behandlung von chronischen Kopfschmerzen nicht ausdrücklich zugelassen sind, können sie bei Verordnung durch einen Arzt einen wichtigen Bestandteil der Therapie ausmachen. Die Dosis liegt dabei jedoch deutlich niedriger als in der Behandlung von Depressionen bei Kindern. Typischerweise werden die Mittel zum Abend gegeben, die Dosierung wird dann üblicherweise langsam gesteigert. Entsprechende Hinweise bekommen Sie von Ihrem Arzt.

! Vorsicht bei der Anwendung von Antidepressiva

Alkohol kann die Wirkung vieler Psychopharmaka verstärken. Trinken Sie deshalb während einer Therapie mit Antidepressiva sicherheitshalber nichts Alkoholisches.

Die Mittel können die Reaktionsfähigkeit beeinträchtigen. Sie sollten deshalb am Beginn der Behandlung, bei Dosiserhöhungen und bei gleichzeitiger Einnahme anderer dämpfender Substanzen (zum Beispiel Schlafmittel) keine Fahrzeuge lenken, keine Maschinen bedienen und keine Arbeiten ohne sicheren Halt verrichten.

Schwangerschaft und Stillzeit

Zum derzeitigen Zeitpunkt liegen keine Hinweise dafür vor, dass trizyklische Antidepressiva das ungeborene Kind schädigen. Diskutiert wurde diese unerwünschte Wirkung immer wieder, wohl aber zu Unrecht.

Bei der Behandlung von Frauen, bei denen eine Depression diagnostiziert wurde, sollte die Therapie fortgesetzt werden, wenn sie schwanger werden. Hier geht es aber um die Behandlung von Spannungskopfschmerzen, bei der auch andere Mittel eingesetzt werden können. Wenn also Bedenken gegen eine Einnahme in der Schwangerschaft bestehen, sollten Alternativen in Betracht gezogen werden.

Ältere Menschen

Im Alter werden trizyklische Antidepressiva langsamer abgebaut als in jüngeren Jahren. Die Mittel müssen deshalb niedriger dosiert und in zeitlich größeren Abständen eingenommen werden. Doch selbst wenn dies beachtet wird, besteht ein relativ großes Risiko für unerwünschte Wirkungen (→ Seite 174). So können manche Antidepressiva die Symptome einer Hirnleistungsstörung verstärken. Ist dies der Fall, sollten Menschen ab 60 Jahren vornehmlich mit dem Wirkstoff Imipramin (enthalten in *Imipramin-neuraxpharm* oder in *Tofranil*) oder mit Nortriptylin (in *Nortrilen*) behandelt werden, da es bei diesen Substanzen seltener zu solchen Störungen kommt.

Bei älteren Patienten treten unerwünschte Wirkungen besonders häufig am Herzen auf. Deshalb sollte der Arzt vor Behandlungsbeginn ein EKG machen und es nach zirka sechs Wochen wiederholen. Tritt während der Behandlung mit Antidepressiva eine Herzleistungsschwäche auf, muss die Therapie neu überdacht werden.

Medikamente zur Vorbeugung von Clusterkopfschmerzen

Das Mittel der ersten Wahl, um Clusterkopfschmerzen vorzubeugen, ist der Arzneistoff Verapamil (enthalten unter anderem in den Präparaten *Isoptin*, *Verapamil-ratiopharm*, *Verahexal*). Die Substanz gehört zur Gruppe der so genannten Kalziumantagonisten. Diese bewirken, dass die Blutgefäße weit gestellt werden, wodurch der Blutdruck sinkt.

Gegenanzeigen

Wer einen Herzinfarkt hatte, darf in den ersten vier Wochen nach dem Infarkt keine Kalziumantagonisten, also auch nicht die Substanz Verapamil einnehmen.

Darüber hinaus sollten Sie Verapamil bei einer bestehenden Herzschwäche oder Herzrhythmusstörungen nicht anwenden.

Wechselwirkungen mit Medikamenten

- Bei gleichzeitiger Einnahme von Kalziumantagonisten wie Verapamil mit anderen blutdrucksenkenden Mitteln verstärken sich die Wirkungen der Medikamente gegenseitig, sodass der Blutdruck stark absinken kann. Die Wirkung von Digitalis (bei Herzschwäche) und Theophyllin (bei Asthma) wird ebenfalls durch Kalziumantagonisten verstärkt.
- In Kombination mit anderen Mitteln, die den Herzschlag verlangsamen (zum Beispiel Betablocker → Seite 170), kann sich während einer Therapie mit Verapamil die Herzfrequenz so stark verlangsamen, dass ein Herzstillstand eintritt. Deshalb darf während einer Behandlung mit Verapamil auf keinen Fall gleichzeitig ein Betablocker gespritzt werden.

Wechselwirkungen mit Speisen und Getränken

Da Grapefruits die Konzentration von Kalziumantagonisten im Blut erhöhen, dürfen Sie während der Therapie mit Verapamil diese Früchte nicht essen und keinen Grapefruitsaft trinken. Das Gleiche gilt für Alkohol, da er die gefäßerweiternde Wirkung von Kalziumantagonisten verstärkt.

Unerwünschte Wirkungen

Es können Magen-Darm-Beschwerden wie Übelkeit und Bauchschmerzen auftreten.

Am häufigsten kommt es unter Verapamil zu Verstopfung (bei 6 bis 8 Prozent der Patienten) und zu Kopfschmerzen (bei 1 bis 2 Prozent).

Bei den folgenden Symptomen ist eine Rücksprache mit dem Arzt erforderlich:

- bei Herzschwäche, die sich mit Wassereinlagerungen (Ödemen), Müdigkeit, Schwäche, verminderter Leistungsfähigkeit oder Atemnot bemerkbar machen kann,
- wenn sich der Herzschlag zu stark verlangsamt,
- wenn kurze Ohnmachtsanfälle auftreten.

Sofort zum Arzt!

Bei der Einnahme von Kalziumantagonisten können besonders zu Beginn der Behandlung Angina-Pectoris-Anfälle auftreten. Außerdem kann sich eine bereits bestehende Angina Pectoris verstärken. Anzeichen dafür sind Schmerzen hinter dem Brustbein, die eventuell in die Bauch- und Rückengegend oder in den Kieferbereich ausstrahlen. Darüber hinaus können Angstgefühle, Unruhe, Atemnot, Blässe und Schweißausbrüche auftreten. Wenn sich solche Symptome erstmalig bemerkbar machen, müssen Sie unverzüglich einen Arzt benachrichtigen.

Hinweise zur Anwendung

Bevor Sie ein Arzneimittel mit dem Wirkstoff Verapamil nehmen, muss der Arzt ein EKG ableiten und die Herzfunktion prüfen.

Am Beginn der Behandlung können Schwindelgefühle und Müdigkeit auftreten. Solange diese Begleitsymptome andauern, sollten Sie keine Fahrzeuge lenken, keine Maschinen bedienen und keine Arbeiten ohne sicheren Halt verrichten.

Kinder unter 14 Jahren

Kinder bis zu sieben Jahren dürfen höchstens 80 bis 120 Milligramm Verapamil pro Tag bekommen, ältere Kinder und Jugendliche maximal 360 Milligramm pro Tag.

Frauen mit Kinderwunsch, Schwangerschaft und Stillzeit

Aus Tierversuchen liegen Hinweise vor, dass Kalziumantagonisten Fehlbildungen am Ungeborenen hervorrufen können. Bisher wurden diese Ergebnisse noch nicht für den Menschen bestätigt. Dennoch sollten Frauen, die schwanger werden wollen, sicherheitshalber keine Kalziumantagonisten einnehmen.

Während der ersten sechs Monate der Schwangerschaft sollte Verapamil nicht angewendet werden, da es bislang keine Erfahrungen damit gibt. Im letzten Drittel der Schwangerschaft muss der Arzt Nutzen und Risiken der Einnahme sehr sorgfältig prüfen.

Da Verapamil in die Muttermilch übergeht, sollten es Frauen während der Stillzeit ebenfalls nicht einnehmen.

Ältere Menschen

Um das Risiko unerwünschter Wirkungen so gering wie möglich zu halten, sollten ältere Menschen immer die niedrigstmögliche Dosis bekommen.

Komplementäre Verfahren

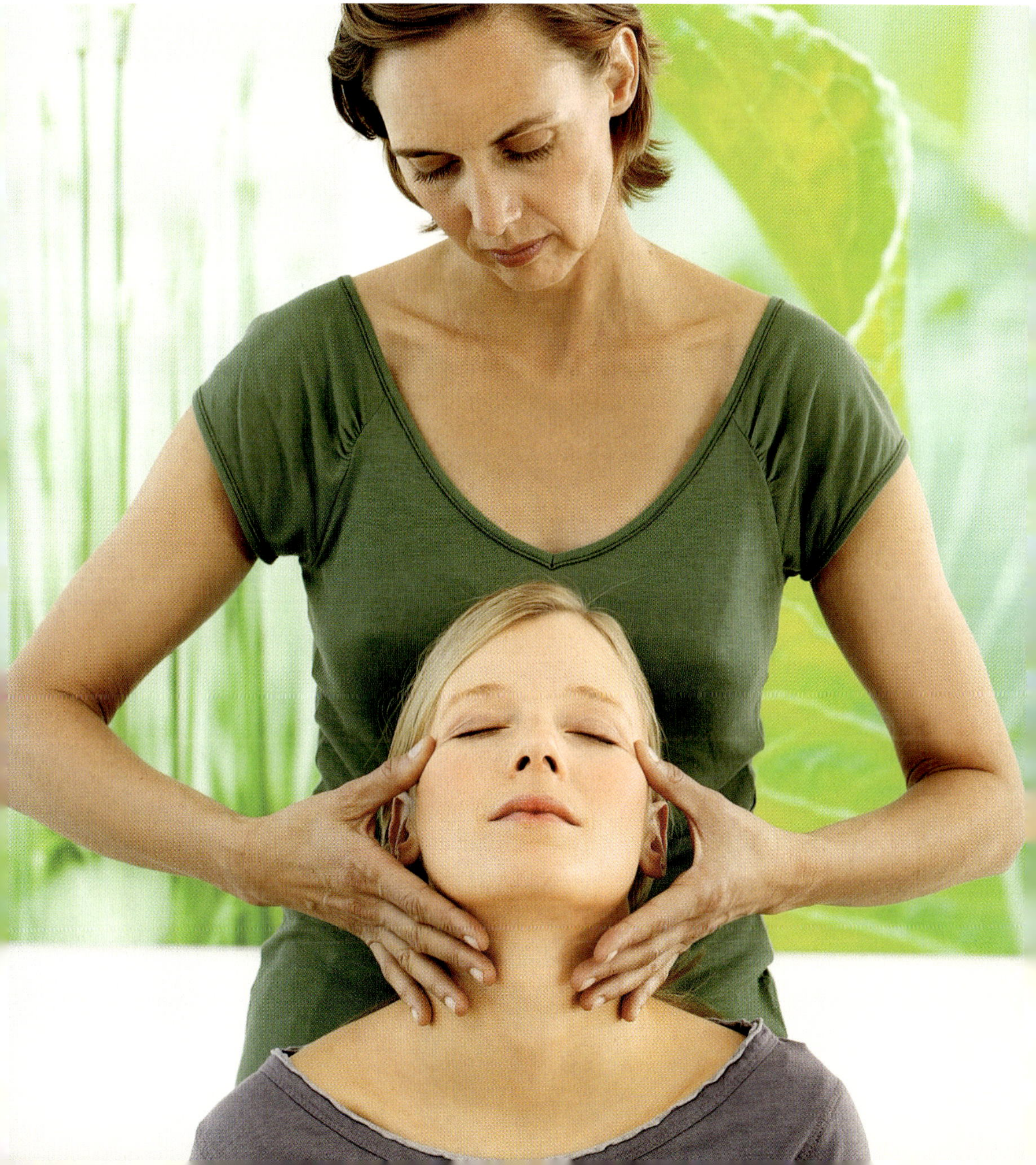

Viele Kopfschmerzpatienten erhoffen sich von Verfahren jenseits der Schulmedizin eine Besserung ihrer Beschwerden. Sie interessieren sich für Anwendungen aus der Natur- oder Volksheilkunde, die gegen Kopfschmerzen wirken sollen: Bestimmte Teemischungen, Einreibungen und Bäder, Kneipp-Kuren, diverse Diäten, verschiedene Massagetechniken bis hin zu Magnetfeldtherapien und den Einsatz von Wünschelruten.

Die Erörterung all dieser Mittel würde den Rahmen dieses Ratgebers sprengen. Für die meisten dieser „alternativen" Verfahren liegt kein wissenschaftlicher Nachweis vor, der ihre Wirksamkeit gegen Kopfschmerzen belegt. Außerdem sind einige Verfahren mit erheblichen gesundheitlichen Risiken behaftet. Ein Beispiel dafür sind potenziell gefährliche chiropraktische Techniken mit Drehmanövern, die in seltenen Fällen einen Schlaganfall auslösen können.

Es gibt Patienten, denen die nachstehend aufgeführten Behandlungsmethoden geholfen haben. Da ihre Wirksamkeit als Gesamtkonzept bislang nicht hinreichend in wissenschaftlichen Studien nachgewiesen ist, sollten sie aber allenfalls ergänzend und nicht anstelle der Therapien angewendet werden, die in den vorangegangenen Kapiteln zu Migräne (→ Seite 27), Kopfschmerzen vom Spannungstyp (→ Seite 77), Clusterkopfschmerzen (→ Seite 129) und Kopfschmerzen bei Kindern (→ Seite 109) dargestellt wurden.

Akupunktur

Die Akupunktur ist seit etwa 4 000 Jahren fester Bestandteil der traditionellen chinesischen Medizin (TCM). Sie basiert auf der Vorstellung, dass das gesamte Universum, also auch der menschliche Organismus, von den polaren Kräften Yin und Yang beherrscht wird. Yin gilt als Symbol für Kälte, Dunkelheit und Passivität, Yang verkörpert das Gegenteil davon: Wärme, Helligkeit und Aktivität.

Während sich in einem gesunden Organismus die Kräfte Yin und Yang in einem dynamischen Gleichgewicht befinden, geraten sie bei Gesundheitsstörungen aus der Balance. Nach der chinesischen Heilkunde können als Folge eines Ungleichgewichts von Yin und Yang Krankheiten entstehen, die sich durch Reizung von Akupunkturpunkten positiv beeinflussen lassen.

Wirkt Akupunktur gegen Schmerzen?

In der westlichen Welt wird die Wirkung der Akupunktur mit modernen Konzepten zur Schmerzwahrnehmung erklärt. Wissenschaftler vermuten, dass die Akupunkturpunkte auf besonderen Muskelschmerzpunkten, den so genannten Triggerpunkten, liegen oder an bestimmten Durchtrittsstellen von Nerven-, Gefäß- und Muskelendpunkten in der Haut. Die Forscher nehmen an, dass es durch die Reizung dieser empfindlichen Punkte zu Veränderungen der Signale kommt, die die Schmerzen an das Gehirn melden. Die so genannte Gate-Control-Theorie geht davon aus, dass die Nadelreize den Schmerz durch Hemmung der Nervensignal-Überträgerstoffe im Rückenmark beeinflussen. Außerdem führt die Nervenreizung durch Akupunkturnadeln zur Ausschüttung von körpereigenen schmerzlindernden Endorphinen.

Zur Wirkung von Akupunktur gegen Kopfschmerzen liegen widersprüchliche wissenschaftliche Studienergebnisse vor. Es gibt positive Hinweise, dass das Verfahren bei chronischen Schmerzen helfen kann, dabei handelt es sich aber möglicherweise um einen Placeboeffekt. Obwohl Akupunktur als wissenschaftlich belegte Therapie von Kopfschmerzen nicht ausreichend bestätigt ist, kann sich ein Versuch lohnen.

Wer die Methode ausprobieren möchte, sollte sich ausschließlich von erfahrenen Ärzten behandeln lassen. Bei sachgerechter Anwendung bestehen kaum Risiken. Es empfiehlt sich, vor Beginn der Behandlung die Kostenübernahme beziehungsweise -beteiligung mit der zuständigen Krankenkasse zu klären.

Akupressur und Shiatsu

Auch diese beiden Verfahren stammen aus der chinesischen beziehungsweise der japanischen Heilkunde. Dabei handelt es sich um eine Massage, bei der die schmerzhaft verspannten Muskelpartien mit ansteigendem und abschwellendem Druck bearbeitet werden. Das Konzept zur Wirkung von Akupressur und Shiatsu ähnelt dem der Akupunktur (→ Seite 180). Akupressur und Shiatsu eignen sich sowohl zur Selbstbehandlung als auch zur Partnermassage.

Risiken und unerwünschte Wirkungen sind kaum zu erwarten. Die gesetzlichen Krankenkassen übernehmen die Kosten für Akupressur- und Shiatsu-Behandlungen nicht.

Transkutane elektrische Nervenstimulation (TENS)

Bei der Transkutanen elektrischen Nervenstimulation werden Elektroden (Selbstklebeplättchen) auf der Haut befestigt und Nerven durch die Haut (transkutan) elektrisch stimuliert. Durch diese Behandlung werden bestimmte Nervenfasern erregt, die anschließend im Rückenmark die Weiterleitung von Schmerzen unterbinden. Außerdem setzt TENS verstärkt Serotonin und Endorphine frei, also körpereigene Stoffe, die eine schmerzhemmende Wirkung haben.

TENS-Geräte sind kleine, tragbare Elektrostimulatoren, die unabhängig vom Stromnetz arbeiten. In der Regel bewegen sich die abgegebenen Ströme in einem Bereich bis zu 60 Milliampere. Die Frequenzen können unterschiedlich eingestellt werden und liegen zwischen einem und 100 Hertz. Nach einer ärztlichen Anleitung können die Patienten sich später selbst mit Heimgeräten behandeln. Die Behandlungsdauer richtet sich nach den Anweisungen des Arztes. Sie liegt in der Regel – je nach Intensität der Beschwerden – bei zirka 30 Minuten ein- bis zweimal am Tag.

Eignet sich TENS zur Behandlung von Kopfschmerzen?

Nach klinischen Beobachtungen kann TENS bei den folgenden Kopfschmerzarten die Beschwerden lindern:

- bei Neuralgien, besonders bei der Trigeminusneuralgie (→ Seite 123),
- bei Spannungskopfschmerzen bei Erwachsenen (→ Seite 77) und vor allem bei Kindern (→ Seite 142).

Etwa 50 bis 60 Prozent der Patienten profitieren von TENS nicht nur während einer akuten Schmerzphase, sondern auch langfristig.

Die Transkutane elektrische Nervenstimulation ist eine ungefährliche und äußerst nebenwirkungsarme Methode. In seltenen Fällen kann es an der Stelle, an der die Elektroden befestigt werden, zu Hautreizungen kommen. Diese lassen sich jedoch durch ein korrektes Aufkleben der Elektrodenplättchen auf der Haut weitgehend vermeiden. Wer einen Herzschrittmacher trägt, sollte sich nicht mit TENS behandeln lassen, da dadurch der Schrittmacher negativ beeinflusst werden kann.

Eine ärztliche Behandlung mit TENS wird kassenärztlich abgerechnet und folglich von der Krankenkasse bezahlt. Nach einer Erprobungsphase in der ärztlichen Praxis kann der behandelnde Arzt den Patienten die Geräte leihweise und bei Erfolg auch endgültig verordnen.

Die therapeutische Lokalanästhesie (TLA)

Bei der therapeutischen Lokalanästhesie (sie wird auch als Neuraltherapie bezeichnet) können Schmerzen durch die Injektion eines örtlich wirksamen Betäubungsmittels (zum Beispiel Lidokain oder Prokain) ausgeschaltet werden. Das Ziel der Behandlung besteht darin, die Erregung bestimmter Nerven an ihrem Ausgangspunkt oder in ihrem gesamten Ausbreitungsbereich herabzusetzen. Die Unterbrechung schädlicher, schmerzunterhaltender Regelkreise soll durch wiederholte Anwendung zu einer Normalisierung der gestörten Nervenfunktion und damit zur Heilung führen.

Es wurden positive Wirkungen bei Neuralgien (→ Seite 123), bei Spannungskopfschmerzen (→ Seite 77), gelegentlich auch bei Migräne (→ Seite 27) beobachtet. Bislang gibt es jedoch keine wissenschaftlichen Studien über die Wirksamkeit der Neuraltherapie bei Kopfschmerzen.

Die Kosten einer TLA werden von den gesetzlichen Krankenkassen in der Regel übernommen.

! Therapeutische Lokalanästhesie ist nicht ohne Risiko

Therapeutische Lokalanästhesien sollten ausschließlich von erfahrenen Ärzten durchgeführt werden. Bei der Behandlung kann es in seltenen Fällen zu allergischen Reaktionen auf das jeweilige lokale Betäubungsmittel kommen, die bis zum allergischen Schock reichen können. Außerdem wurden bei kreislauflabilen Menschen gelegentlich Schwindelzustände, Benommenheit, Übelkeit oder eine Kollapsneigung beobachtet. Deshalb müssen vor Ort funktionsfähige, lebensrettende Einrichtungen für den Notfall sowie Liege- und Überwachungsmöglichkeiten nach der Behandlung vorhanden sein.

Hypnose

Das Wort Hypnose geht auf den griechischen Begriff „hypnos" für Schlaf zurück. Im Rahmen einer Psychotherapie versteht man darunter eine Technik, mit der ein besonders tiefer Entspannungszustand erzeugt wird.

Vor der Therapie wird das Thema vereinbart, um das es gehen soll. Während der Behandlung liegen oder sitzen die Patienten bequem in einem vor Lärm geschützten Raum. Der Hypnotiseur kann die Sitzung mit ruhiger Stimme einleiten, den Patienten auffordern, in ein Licht zu schauen oder einen bestimmten Gegenstand im Raum zu fixieren. Sobald die Tiefenentspannung erreicht ist, spricht der Therapeut das zu behandelnde Problem an. Anschließend kann er zum Beispiel formelhafte Sätze im Unterbewusstsein des Patienten verankern oder mit inneren Bildern (Visualisierungen) arbeiten.

Während einer Hypnosesitzung normalisieren sich Blutdruck, Herzleistung, Kreislauf, Stoffwechsel und das vegetative Nervensystem. Atem und Darmtätigkeit verlangsamen sich und Schmerzen lassen nach.

Hypnose wird erfolgreich bei einer Reihe körperlicher und psychosomatischer Erkrankungen angewendet – zum Beispiel bei Asthma, Ohrgeräuschen (Tinnitus), Reizdarm, bei diversen Ängsten, Unruhe und Schlafstörungen.

Was die Wirkung von Hypnose bei Kopfschmerzen angeht, liegt bislang nur eine Studie über den Einsatz bei Kindern vor, die an Migräne leiden (→ Seite 130). Die Ergebnisse dieser Studie legen nahe, dass Migräneanfälle bei Kindern zurückgehen, wenn sie sich einer Hypnosetherapie unterziehen.

Das Verfahren wird von eigens dafür in Fachgesellschaften ausgebildeten Ärzten, Psychologen und Psychotherapeuten angeboten.

Wird Hypnose im Rahmen einer ärztlichen oder psychologischen Psychotherapie (bei einem zugelassenen Therapeuten) angewendet, übernehmen die gesetzlichen Krankenkassen die Kosten. Wie lange die Behandlung dauert, hängt von den individuellen Beschwerden ab. Grundsätzlich gilt Hypnose jedoch als klassische Kurzzeittherapie, die im Allgemeinen nicht mehr als 25 Sitzungen umfasst.

Aromatherapie

Bei einer Aromatherapie werden ätherische Öle zu therapeutischen Zwecken eingesetzt: Dazu zählen Bäder, das Einnehmen der Öle, Massagen, Inhalationen und Raumbedampfungen. Allerdings gilt das Verfahren im wissenschaftlichen Sinn nur dann als Therapie, wenn die ätherischen Öle eingeatmet werden. Alle anderen Anwendungen liegen im Bereich von Esoterik, Wellness und Gesundheitspflege.

Bei der Behandlung von Kopfschmerzen gibt es bislang nur einige Hinweise auf die therapeutische Wirksamkeit von Pfefferminzöl. Kontrollierte klinische Studien legen nahe, dass ätherisches Pfefferminzöl (zum Beispiel *Euminz*) Kopfschmerzen vom Spannungstyp, die nicht chronisch sind, lindern kann (→ Seite 96). Schon 15 bis 30 Minuten, nachdem die Patienten Stirn und Schläfen großflächig mit Pfefferminzöl eingerieben hatten, gingen die Schmerzen im Vergleich mit einer Placebobehandlung zurück. Pfefferminzöl kann wiederholt angewendet werden: im Abstand von 15 Minuten bis zum Abklingen der Schmerzen.

Da Pfefferminzöl nicht verschreibungsfähig ist, muss der Patient die Kosten für das Mittel (ebenso wie die von rezeptfreien Kopfschmerzmedikamenten) selbst übernehmen.

Service

Medikamente für Sie bewertet

Im Folgenden finden Sie eine Bewertung von häufig angewendeten und in diesem Buch besprochenen rezeptfreien Mittel für die Selbstbehandlung beziehungsweise vom Arzt verschriebene Mittel.

Ausführlicher wird die zugrunde liegende Bewertungsmethodik in den Handbüchern „Medikamente“ sowie „Selbstmedikation“ der STIFTUNG WARENTEST erläutert (→ Seite 206)

Die STIFTUNG WARENTEST hat bei der Bewertung der aufgeführten Medikamente vier Stufen zugrunde gelegt.

Geeignet für die Behandlung des jeweiligen Krankheitsbilds sind Mittel, deren therapeutische Wirksamkeit bei der betreffenden Indikation ausreichend nachgewiesen ist, die ein positives Nutzen-Risiko-Verhältnis und einen hohen Erprobungsgrad aufweisen.

Auch geeignet sind Mittel, deren therapeutische Wirksamkeit ebenfalls nachgewiesen ist, die aber noch nicht so lange erprobt sind wie die als „geeignet“ bewerteten. In diese Kategorie fallen vor allem neue und weniger gut untersuchte Wirkstoffe.

Mit Einschränkung geeignet sind Mittel, die zwar therapeutisch wirksam sind, aber im Vergleich zu Standardtherapeutika ein höheres oder nicht gut einschätzbares Risiko bergen.

Wenig geeignet sind Mittel, deren therapeutische Wirksamkeit nicht ausreichend belegt ist, die nicht ausreichend dosiert sind und/oder deren therapeutische Wirksamkeit im Verhältnis zu den Risiken zu gering ist, sodass die wahrscheinlichen Risiken mehr Gewicht haben als der mögliche Nutzen. Wenig geeignet sind darüber hinaus Mittel mit mehr als einem Wirkstoff, wenn sich die Wirkstoffe nicht sinnvoll ergänzen oder keinen oder keinen zusätzlichen therapeutischen Nutzen aufweisen.

Die Abkürzung **Rp** weist darauf hin, dass das Mittel nur auf ärztliche Verordnung abgegeben werden darf.

Handelsname	Wirkstoff(e)	Bewertung
Acesal	Azetylsalizylsäure	**Geeignet** bei Spannungskopfschmerzen. **Geeignet** bei leichten bis mäßigen Migräneanfällen. **Wenig geeignet** bei Clusterkopfschmerzen. Bei Kindern: **Geeignet** bei Migräneanfällen ab 12 Jahren. Zur Anwendung von ASS unter 12 Jahren → Seite 146, 156.
Aktren	Ibuprofen	**Geeignet** bei Spannungskopfschmerzen. **Geeignet** bei leichten bis mäßigen Migräneanfällen. **Wenig geeignet** bei Clusterkopfschmerzen. Bei Kindern: **Geeignet** bei Spannungskopfschmerzen. **Geeignet** bei leichten bis mäßigen Migräneanfällen unter ärztlicher Aufsicht. Zur Anwendung von Ibuprofen bei Kindern → Seite 146, 163.
Allegro Rp	Frovatriptan	**Geeignet** bei einem mittelschweren bis schweren Migräneanfall, wenn Schmerzmittel nicht ausreichen oder nicht angewendet werden können. **Wenig geeignet** bei Clusterkopfschmerzen.
Almogran Rp	Almotriptan	**Geeignet** bei einem mittelschweren bis schweren Migräneanfall, wenn Schmerzmittel nicht ausreichen oder nicht angewendet werden können. **Wenig geeignet** bei Clusterkopfschmerzen.
AscoTop Rp	Zolmitriptan	**Geeignet** bei einem mittelschweren bis schweren Migräneanfall, wenn Schmerzmittel nicht ausreichen oder nicht angewendet werden können. **Wenig geeignet** bei Clusterkopfschmerzen.
Aspirin	Azetylsalizylsäure	**Geeignet** bei Spannungskopfschmerzen. **Geeignet** bei leichten bis mäßigen Migräneanfällen. **Wenig geeignet** bei Clusterkopfschmerzen. Bei Kindern: **Geeignet** bei Migräneanfällen ab 12 Jahren. Zur Anwendung von ASS unter 12 Jahren → Seite 146, 156.
Aspirin plus C	Azetylsalizylsäure + Vitamin C	**Auch geeignet** bei Spannungskopfschmerzen. **Auch geeignet** bei leichten bis mittelstarken Kopfschmerzen. Vitamin C trägt zwar zur Schmerzlinderung nichts bei. Brausetabletten wirken aber schnell und sorgen für die notwendige Flüssigkeit.
ASS-1A Pharma	Azetylsalizylsäure	**Geeignet** bei Spannungskopfschmerzen. **Geeignet** bei leichten bis mäßigen Migräneanfällen. **Wenig geeignet** bei Clusterkopfschmerzen. Bei Kindern: **Geeignet** bei Migräneanfällen ab 12 Jahren. Zur Anwendung von ASS unter 12 Jahren → Seite 146, 156.

Handelsname	Wirkstoff(e)	Bewertung
ASS + C-ratiopharm	Azetylsalizylsäure + Vitamin C	**Auch geeignet** bei Spannungskopfschmerzen. **Auch geeignet** bei leichten bis mittelstarken Kopfschmerzen. Vitamin C trägt zwar zur Schmerzlinderung nichts bei. Brausetabletten wirken aber schnell und sorgen für die notwendige Flüssigkeit.
ASS AL *ASS Hexal* *ASS STADA* *ASS von ct* *ASS-ratiopharm*	Azetylsalizylsäure	**Geeignet** bei Spannungskopfschmerzen. **Geeignet** bei leichten bis mäßigen Migräneanfällen. **Wenig geeignet** bei Clusterkopfschmerzen. Bei Kindern: **Geeignet** bei Migräneanfällen ab 12 Jahren. Zur Anwendung von ASS unter 12 Jahren → Seite 146, 156.
Azur compositum Rp	Kodein + Koffein + Parazetamol	**Wenig geeignet** bei mäßig starken Schmerzen. Dass die Dreifachkombination der Kombination von Parazetamol und Kodein therapeutisch überlegen ist, ist nicht ausreichend nachgewiesen. Koffein kann den Missbrauch fördern.
Beloc-Zok Rp	Metoprolol	**Geeignet** bei Migräne zur Vorbeugung. Zur Anwendung von Metoprolol bei Kindern → Seite 170 ff.
ben-u-ron *Captin*	Parazetamol	**Geeignet** bei Spannungskopfschmerzen. **Geeignet** bei leichten bis mäßigen Migräneanfällen. **Wenig geeignet** bei Clusterkopfschmerzen. Bei Kindern: **Geeignet** bei leichten bis mäßigen Migräneanfällen unter ärztlicher Aufsicht. **Geeignet** bei Spannungskopfschmerzen. Zur Anwendung von Parazetamol bei Kindern → Seite 163.
Cerucal Rp	Metoclopramid	**Geeignet** bei Übelkeit als Begleitsymptom eines leichten bis mäßigen Migräneanfalls. Bei Kindern: **Geeignet** bei Übelkeit als Begleitsymptom eines leichten bis mäßigen Migräneanfalls für Kinder ab zwei Jahren. Zur Anwendung von Metoclopramid bei Kindern → Seite 168 ff.
DELGESIC	Azetylsalizylsäure	**Geeignet** bei Spannungskopfschmerzen. **Geeignet** bei leichten bis mäßigen Migräneanfällen. **Wenig geeignet** bei Clusterkopfschmerzen. Bei Kindern: **Geeignet** bei Migräneanfällen ab 12 Jahren. Zur Anwendung von ASS unter 12 Jahren → Seite 146, 156.

Handelsname	Wirkstoff(e)	Bewertung
Dociton Rp	Propranolol	**Geeignet** bei Migräne zur Vorbeugung. Zur Anwendung von Propranolol bei Kindern → Seite 147, 172.
dolomo TN (Nacht-Tabletten) Rp	Azetylsalizylsäure + Kodein + Parazetamol	**Wenig geeignet** bei mäßig starken Schmerzen. Nicht sinnvolle Kombination. Die therapeutische Wirksamkeit der Dreifachkombination ist nicht ausreichend nachgewiesen.
dolomo TN (Tag-Tabletten) Rp	Azetylsalizylsäure + Parazetamol + Koffein	**Wenig geeignet** bei mäßig starken Schmerzen. Nicht sinnvolle Kombination. Die Kombination von ASS und Parazetamol bietet keinen zusätzlichen therapeutischen Vorteil und birgt bei Dauergebrauch die Gefahr zusätzlicher unerwünschter Wirkungen. Koffein kann den Missbrauch fördern. Geeignete Schmerzmittel mit nur einem Wirkstoff sind vorzuziehen.
DOLO-PUREN T *Dolormin*	Ibuprofen	**Geeignet** bei Spannungskopfschmerzen. **Geeignet** bei leichten bis mäßigen Migräneanfällen. **Wenig geeignet** bei Clusterkopfschmerzen. Bei Kindern: **Geeignet** bei Spannungskopfschmerzen. **Geeignet** bei leichten bis mäßigen Migräneanfällen unter ärztlicher Aufsicht. Zur Anwendung von Ibuprofen bei Kindern → Seite 146, 163.
Doppel Spalt	Azetylsalizylsäure + Koffein	**Wenig geeignet** bei Kopfschmerzen. Nicht sinnvolle Kombination. Koffein kann Missbrauch fördern. Geeignete Schmerzmittel mit nur einem Wirkstoff sind vorzuziehen.
Dysmenalgit Rp	Naproxen	**Geeignet** bei Spannungskopfschmerzen. **Geeignet** zur Kurzzeitprophylaxe der menstruellen Migräne. **Wenig geeignet** bei Clusterkopfschmerzen.
Emesan	Diphenhydramin	Bei Kindern: **Geeignet** bei Übelkeit als Begleitsymptom eines leichten bis mäßigen Migräneanfalls.
ESPRENIT Rp *EUDORLIN Migräne*	Ibuprofen	**Geeignet** bei Spannungskopfschmerzen. **Geeignet** bei leichten bis mäßigen Migräneanfällen. **Wenig geeignet** bei Clusterkopfschmerzen. Bei Kindern: **Geeignet** bei Spannungskopfschmerzen. **Geeignet** bei leichten bis mäßigen Migräneanfällen unter ärztlicher Aufsicht. Zur Anwendung von Ibuprofen bei Kindern → Seite 146, 163.
Eudorlin Schmerz-tabletten	Azetylsalizylsäure + Koffein	**Wenig geeignet** bei leichten bis mäßig starken Kopfschmerzen. Nicht sinnvolle Kombination. Koffein kann Missbrauch fördern. Geeignete Schmerzmittel mit nur einem Wirkstoff sind vorzuziehen.

Handelsname	Wirkstoff(e)	Bewertung
Euminz	Pfefferminzöl	**Mit Einschränkung geeignet** bei Spannungskopfschmerzen. Die schmerzstillende Wirksamkeit von Pfefferminzöl wurde bisher nur in einer einzigen Studie gezeigt. Weitere klinische Untersuchungen hierzu sind erforderlich.
flunarizin von ct Rp *Flunarizin ratiopharm Rp* *Flunavert Rp*	Flunarizin	**Geeignet** bei Migräne zur Vorbeugung, wenn Betablocker nicht eingesetzt werden können oder nicht ausreichend wirken.
Gastronerton Rp *Gastrosil Rp* *Gastrotranquil Rp*	Metoclopramid	**Geeignet** bei Übelkeit als Begleitsymptom eines leichten bis mäßigen Migräneanfalls. Bei Kindern: **Geeignet** bei Übelkeit als Begleitsymptom eines leichten bis mäßigen Migräneanfalls für Kinder ab zwei Jahren. Zur Anwendung von Metoclopramid bei Kindern → Seite 168 ff.
Ibu-1A Pharma akut *Ibu Abz Rp* *Ibu KD akut* *Ibubeta akut* *ibudolor* *Ibuflam Lichtenstein Rp* *Ibuhexal akut* *Ibuprofen AL Rp* *Ibuprofen Heumann*	Ibuprofen	**Geeignet** bei Spannungskopfschmerzen. **Geeignet** bei leichten bis mäßigen Migräneanfällen. **Wenig geeignet** bei Clusterkopfschmerzen. Bei Kindern: **Geeignet** bei Spannungskopfschmerzen. **Geeignet** bei leichten bis mäßigen Migräneanfällen unter ärztlicher Aufsicht. Zur Anwendung von Ibuprofen bei Kindern → Seite 146, 163.

Handelsname	Wirkstoff(e)	Bewertung
IBUPROFEN KLINGE Rp *Ibuprofen-ratiopharm akut* *ibuTAD gegen Schmerzen* *Imbun Rp*	Ibuprofen	**Geeignet** bei Spannungskopfschmerzen. **Geeignet** bei leichten bis mäßigen Migräneanfällen. **Wenig geeignet** bei Clusterkopfschmerzen. Bei Kindern: **Geeignet** bei Spannungskopfschmerzen. **Geeignet** bei leichten bis mäßigen Migräneanfällen unter ärztlicher Aufsicht. Zur Anwendung von Ibuprofen bei Kindern → Seite 146, 163.
Imigran Rp	Sumatriptan	**Geeignet** bei einem mittelschweren bis schweren Migräneanfall, wenn Schmerzmittel nicht ausreichen oder nicht angewendet werden können. **Geeignet** bei akuten Clusterkopfschmerzen.
Imigran Nasal Rp	Sumatriptan	**Geeignet** bei einem mittelschweren bis schweren Migräneanfall, wenn Schmerzmittel nicht ausreichen oder nicht angewendet werden können. **Geeignet** bei akuten Clusterkopfschmerzen. Bei Kindern: **Geeignet** bei einem mittelschweren bis schweren Migräneanfall ab 12 Jahren unter strenger ärztlicher Aufsicht.
Lopresor Rp	Metoprolol	**Geeignet** bei Migräne zur Vorbeugung. Zur Anwendung von Metoprolol bei Kindern → Seite 170 ff.
MAXALT Rp	Rizatriptan	**Geeignet** bei einem mittelschweren bis schweren Migräneanfall, wenn Schmerzmittel nicht ausreichen oder nicht angewendet werden können. **Wenig geeignet** bei Clusterkopfschmerzen.
MCP AL Rp *MCP Hexal Rp* *MCP STADA Rp* *MCP von ct Rp*	Metoclopramid	**Geeignet** bei Übelkeit als Begleitsymptom eines leichten bis mäßigen Migräneanfalls. Bei Kindern: **Geeignet** bei Übelkeit als Begleitsymptom eines leichten bis mäßigen Migräneanfalls für Kinder ab zwei Jahren. Zur Anwendung von Metoclopramid bei Kindern → Seite 168 ff.

Handelsname	Wirkstoff(e)	Bewertung
MCP-beta *Rp* *MCP-ISIS* *Rp* *MCP-ratio-pharm* *Rp*	Metoclopramid	**Geeignet** bei Übelkeit als Begleitsymptom eines leichten bis mäßigen Migräneanfalls. Bei Kindern: **Geeignet** bei Übelkeit als Begleitsymptom eines leichten bis mäßigen Migräneanfalls für Kinder ab zwei Jahren. Zur Anwendung von Metoclopramid bei Kindern → Seite 168 ff.
Meprolol *Rp* *Meto AbZ* *Rp* *Metobeta* *Rp* *Metodura* *Rp* *Meto-Hennig* *Rp* *Metohexal* *Rp* *Meto-ISIS* *Rp* *Metoprolol AL* *Rp* *Metoprolol Heumann* *Rp* *Metoprolol STADA* *Rp* *metoprolol von ct* *Rp* *Metoprolol-1A Pharma* *Rp*	Metoprolol	**Geeignet** bei Migräne zur Vorbeugung. Zur Anwendung von Metoprolol bei Kindern → Seite 170 ff.

Handelsname	Wirkstoff(e)	Bewertung
Metoprolol-ratiopharm Rp *Meto-Tablinen Rp*	Metoprolol	**Geeignet** bei Migräne zur Vorbeugung. Zur Anwendung von Metoprolol bei Kindern → Seite 170 ff.
Migraeflux orange N	Parazetamol + Dimenhydrinat	**Wenig geeignet** bei Kopfschmerzen und Migräne. Nicht sinnvolle Kombination aus einem Schmerzmittel und einem Mittel bei Übelkeit. Die zeitlich versetzte Anwendung der beiden Wirkstoffe ist sinnvoller.
Migränerton Rp	Parazetamol + Metoclopramid	**Wenig geeignet** bei Migräne. Nicht sinnvolle Kombination aus einem Schmerzmittel und einem Mittel bei Übelkeit wegen des unterschiedlichen Wirkeintritts. Die zeitlich versetzte Anwendung der beiden Einzelsubstanzen ist sinnvoller.
Migränin Ibuprofen	Ibuprofen	**Geeignet** bei Spannungskopfschmerzen. **Geeignet** bei leichten bis mäßigen Migräneanfällen. **Wenig geeignet** bei Clusterkopfschmerzen. Bei Kindern: **Geeignet** bei Spannungskopfschmerzen. **Geeignet** bei leichten bis mäßigen Migräneanfällen unter ärztlicher Aufsicht. Zur Anwendung von Ibuprofen bei Kindern → Seite 146, 163.
Motilium Rp	Domperidon	**Geeignet** bei Übelkeit als Begleitsymptom eines leichten bis mäßigen Migräneanfalls. Bei Kindern: **Geeignet** bei Übelkeit als Begleitsymptom eines leichten bis mäßigen Migräneanfalls ab 12 Jahren.
naproxen von ct Rp	Naproxen	**Geeignet** bei Spannungskopfschmerzen. **Geeignet** zur Kurzzeitprophylaxe der menstruellen Migräne. **Wenig geeignet** bei Clusterkopfschmerzen. Zur Anwendung von Naproxen bei Kindern → Seite 163.
Naramig Rp	Naratriptan (ab 1. April 2006 auch rezeptfrei)	**Geeignet** bei einem mittelschweren bis schweren Migräneanfall, wenn Schmerzmittel nicht ausreichen oder nicht angewendet werden können. **Wenig geeignet** bei Clusterkopfschmerzen.
Neuralgin *Neuranidal Schmerztabletten*	Azetylsalizylsäure + Parazetamol + Koffein	**Wenig geeignet** bei leichten bis mäßig starken Schmerzen. Nicht sinnvolle Kombination. Die Kombination von ASS und Parazetamol bietet keinen zusätzlichen klinisch relevanten therapeutischen Vorteil. Koffein kann den Missbrauch fördern. Geeignete Schmerzmittel mit nur einem Wirkstoff sind vorzuziehen.

Handelsname	Wirkstoff(e)	Bewertung
Obsidan Rp	Propranolol	**Geeignet** bei Migräne zur Vorbeugung. Zur Anwendung von Propranolol bei Kindern → Seite 170 ff.
Optalidon	Propyphenazon + Koffein	**Wenig geeignet** bei Schmerzen. Nicht sinnvolle Kombination. Der Wirkstoff Propyphenazon ist schlecht untersucht, es stehen besser zu beurteilende und geeignete Alternativen zur Verfügung. Koffein kann den Missbrauch fördern. Geeignete Schmerzmittel mit nur einem Wirkstoff sind vorzuziehen.
Paracetamol-1A Pharma *Paracetamol AL* *Paracetamol BC* *Paracetamol Heumann* *Paracetamol Hexal* *ParaCetaMol Lichtenstein* *Paracetamol STADA* *paracetamol-CT* *Paracetamol-ratiopharm*	Parazetamol	**Geeignet** bei Spannungskopfschmerzen. **Geeignet** bei leichten bis mäßigen Migräneanfällen. **Wenig geeignet** bei Clusterkopfschmerzen. Bei Kindern: **Geeignet** bei leichten bis mäßigen Migräneanfällen unter ärztlicher Aufsicht. **Geeignet** bei Spannungskopfschmerzen. Zur Anwendung von Parazetamol bei Kindern → Seite 163.
Paspertin Rp	Metoclopramid	**Geeignet** bei Übelkeit als Begleitsymptom eines leichten bis mäßigen Migräneanfalls. Bei Kindern: **Geeignet** bei Übelkeit als Begleitsymptom eines leichten bis mäßigen Migräneanfalls für Kinder ab zwei Jahren. Zur Anwendung von Metoclopramid bei Kindern → Seite 168 ff.
Petadolex	Auszug aus Pestwurzel	**Wenig geeignet** bei Migräne zur Vorbeugung. Die Indikation Migräne wird nicht vom Hersteller genannt. Die therapeutische Wirksamkeit ist noch nicht ausreichend nachgewiesen, das Risiko von bestimmten unerwünschten Wirkungen (Leberschädigung) ist nicht auszuschließen.

Handelsname	Wirkstoff(e)	Bewertung
Relpax Rp	Eletriptan	**Geeignet** bei einem mittelschweren bis schweren Migräneanfall, wenn Schmerzmittel nicht ausreichen oder nicht angewendet werden können. **Wenig geeignet** bei Clusterkopfschmerzen.
Saridon gegen Schmerzen	Parazetamol + Propyphenazon + Koffein	**Wenig geeignet** bei Schmerzen und Fieber. Nicht sinnvolle Kombination. Der Wirkstoff Propyphenazon ist schlecht untersucht, es stehen besser zu beurteilende und geeignete Alternativen zur Verfügung. Koffein kann den Missbrauch fördern. Geeignete Schmerzmittel mit nur einem Wirkstoff sind vorzuziehen.
Schmerz-Dolgit Rp	Ibuprofen	**Geeignet** bei Spannungskopfschmerzen. **Geeignet** bei leichten bis mäßigen Migräneanfällen. **Wenig geeignet** bei Clusterkopfschmerzen. Bei Kindern: **Geeignet** bei Spannungskopfschmerzen. **Geeignet** bei leichten bis mäßigen Migräneanfällen unter ärztlicher Aufsicht. Zur Anwendung von Ibuprofen bei Kindern → Seite 146, 163.
Sibelium Rp	Flunarizin	**Geeignet** bei Migräne zur Vorbeugung, wenn Betablocker nicht eingesetzt werden können oder nicht ausreichend wirken.
Spalt Liqua	Ibuprofen	**Geeignet** bei Spannungskopfschmerzen. **Geeignet** bei leichten bis mäßigen Migräneanfällen. **Wenig geeignet** bei Clusterkopfschmerzen. Bei Kindern: **Geeignet** bei Spannungskopfschmerzen. **Geeignet** bei leichten bis mäßigen Migräneanfällen unter ärztlicher Aufsicht. Zur Anwendung von Ibuprofen bei Kindern → Seite 146, 163.
Spalt Schmerz-tabletten	Azetylsalizylsäure + Parazetamol	**Wenig geeignet** bei leichten bis mäßig starken Schmerzen und Migräne. Die Kombination von ASS und Parazetamol bietet keinen zusätzlichen klinisch relevanten therapeutischen Vorteil. Die therapeutische Wirksamkeit bei Migräne ist nicht ausreichend nachgewiesen. Geeignete Schmerzmittel mit nur einem Wirkstoff sind vorzuziehen.
Thomapyrin C	Azetylsalizylsäure + Parazetamol + Vitamin C	**Wenig geeignet** bei leichten bis mäßig starken Schmerzen und Migräne. Die Kombination von ASS und Parazetamol bietet keinen zusätzlichen klinisch relevanten therapeutischen Vorteil. Vitamin C trägt zur Schmerzlinderung nichts bei. Geeignete Schmerzmittel mit nur einem Wirkstoff sind vorzuziehen.

Handelsname	Wirkstoff(e)	Bewertung
Thomapyrin INTENSIV *Thomapyrin Schmerztabletten*	Azetylsalizylsäure + Parazetamol + Koffein	**Wenig geeignet** bei leichten bis mäßig starken Schmerzen und Migräne. Die Kombination von ASS und Parazetamol bietet keinen zusätzlichen klinisch relevanten therapeutischen Vorteil. Koffein kann den Missbrauch fördern. Geeignete Schmerzmittel mit nur einem Wirkstoff sind vorzuziehen.
Tispol Ibu-DD	Ibuprofen	**Geeignet** bei Spannungskopfschmerzen. **Geeignet** bei leichten bis mäßigen Migräneanfällen. **Wenig geeignet** bei Clusterkopfschmerzen. Bei Kindern: **Geeignet** bei Spannungskopfschmerzen. **Geeignet** bei leichten bis mäßigen Migräneanfällen unter ärztlicher Aufsicht. Zur Anwendung von Ibuprofen bei Kindern → Seite 146, 163.
Titralgan	Azetylsalizylsäure + Koffein + Parazetamol	**Wenig geeignet** bei leichten bis mäßig starken Schmerzen. Nicht sinnvolle Kombination. Die Kombination von ASS und Parazetamol bietet keinen zusätzlichen klinisch relevanten therapeutischen Vorteil. Koffein kann den Missbrauch fördern. Geeignete Schmerzmittel mit nur einem Wirkstoff sind vorzuziehen.
Togal ASS	Azetylsalizylsäure	**Geeignet** bei Spannungskopfschmerzen. **Geeignet** bei leichten bis mäßigen Migräneanfällen. **Wenig geeignet** bei Clusterkopfschmerzen. Bei Kindern: **Geeignet** bei Migräneanfällen ab 12 Jahren. Zur Anwendung von ASS unter 12 Jahren → Seite 146, 156.
Togal CLASSIC	Azetylsalizylsäure + Chinin + Lithium	**Wenig geeignet** bei Schmerzen. Nicht sinnvolle Kombination. Chinin und Lithium tragen zur Schmerzlinderung nichts bei. Geeignete Schmerzmittel mit nur einem Wirkstoff sind vorzuziehen.
Urem	Ibuprofen	**Geeignet** bei Spannungskopfschmerzen. **Geeignet** bei leichten bis mäßigen Migräneanfällen. **Wenig geeignet** bei Clusterkopfschmerzen. Bei Kindern: **Geeignet** bei Spannungskopfschmerzen. **Geeignet** bei leichten bis mäßigen Migräneanfällen unter ärztlicher Aufsicht. Zur Anwendung von Ibuprofen bei Kindern → Seite 146, 163.
vivimed mit Coffein	Parazetamol + Koffein	**Wenig geeignet** bei leichten bis mäßig starken Schmerzen. Nicht sinnvolle Kombination. Koffein kann den Missbrauch fördern. Geeignete Schmerzmittel mit nur einem Wirkstoff sind vorzuziehen.

Handelsname	Wirkstoff(e)	Bewertung
vivimed N/ Migräne	Ibuprofen	**Geeignet** bei Spannungskopfschmerzen. **Geeignet** bei leichten bis mäßigen Migräneanfällen. **Wenig geeignet** bei Clusterkopfschmerzen. Bei Kindern: **Geeignet** bei Spannungskopfschmerzen. **Geeignet** bei leichten bis mäßigen Migräneanfällen unter ärztlicher Aufsicht. Zur Anwendung von Ibuprofen bei Kindern → Seite 146, 163.
Voltaren K Migräne Rp	Diclofenac-Kalium	**Geeignet** bei leichten bis mäßigen Migräneanfällen. **Wenig geeignet** bei Clusterkopfschmerzen.
Vomacur *Vomex A*	Dimenhydrinat	Bei Kindern: **Geeignet** bei Übelkeit als Begleitsymptom eines leichten bis mäßigen Migräneanfalls. Zur Anwendung bei Kindern → Seite 146.

Kieler Kopfschmerzfragebogen

Der nachfolgende Fragebogen wurde an der Kieler Schmerzklinik von Professor Göbel entwickelt. Da es verschiedene Arten von Kopfschmerzen gibt, ist es für Sie wichtig festzustellen, unter welchem Kopfschmerztyp Sie leiden. Dabei leistet Ihnen der Kieler Kopfschmerzfragebogen wertvolle Hilfe. Er dient der Unterscheidung zwischen Spannungskopfschmerz und migränebedingtem Kopfschmerz und hilft Ihrem Arzt, die richtige Entscheidung bei der Wahl der Behandlung zu treffen.

Treten bei Ihnen Kopfschmerzen auf, die man wie folgt beschreiben kann?

- Dauer ohne Behandlung: 4–72 Stunden ☐ Ja ☐ Nein
- anfallweises Auftreten, zwischen den Attacken keine Kopfschmerzen ☐ Ja ☐ Nein
- einseitiges Auftreten ☐ Ja ☐ Nein
- pochender, pulsierender, stechender oder hämmernder Schmerz ☐ Ja ☐ Nein
- Übelkeit, Erbrechen, Licht- oder Lärmempfindlichkeit können die Kopfschmerzen begleiten ☐ Ja ☐ Nein

Falls bei Ihnen solche oder ähnliche Kopfschmerzen auftreten, beantworten Sie die folgenden Fragen. Treten bei Ihnen Kopfschmerzen in dieser Form nicht auf, beantworten Sie die Fragen ab Nr. 13

1. Dauern Ihre Kopfschmerzanfälle 4 bis 72 Stunden an, wenn Sie keine Medikamente nehmen oder eine Behandlung erfolglos bleibt? ☐ Ja ☐ Nein
2. Können sich diese Kopfschmerzen auf eine Kopfhälfte beschränken? ☐ Ja ☐ Nein
3. Können diese Kopfschmerzen einen pulsierenden Charakter haben? ☐ Ja ☐ Nein
4. Können diese Kopfschmerzen Ihre übliche Tagesaktivität erheblich beeinflussen? ☐ Ja ☐ Nein
5. Können diese Kopfschmerzen beim Treppensteigen oder durch andere körperliche Aktivität verstärkt werden? ☐ Ja ☐ Nein

6. Können diese Kopfschmerzen von Übelkeit begleitet werden? ☐ Ja ☐ Nein

7. Können diese Kopfschmerzen von Erbrechen begleitet werden? ☐ Ja ☐ Nein

8. Können diese Kopfschmerzen von Lichtempfindlichkeit begleitet werden? ☐ Ja ☐ Nein

9. Werden diese Kopfschmerzen von Lärmempfindlichkeit begleitet? ☐ Ja ☐ Nein

10. Sind bei Ihnen schon mindestens fünf Kopfschmerzanfälle aufgetreten, die der Beschreibung entsprechen? ☐ Ja ☐ Nein

11. Wie lange leiden Sie schon an solchen Kopfschmerzanfällen? Geben Sie bitte die entsprechende Anzahl in Jahren an: ☐ Jahre

12. An wie vielen Tagen im Monat leiden Sie durchschnittlich an solchen Kopfschmerzanfällen? Geben Sie bitte die entsprechende Anzahl der Tage pro Monat an: ☐ Tage

13. Treten bei Ihnen Kopfschmerzen auf, die man wie folgt beschreiben kann?
    - Dauer ohne Behandlung: 30 Minuten bis 7 Tage ☐ Ja ☐ Nein
    - beidseitiges Auftreten ☐ Ja ☐ Nein
    - kann anfallsweise oder täglich auftreten ☐ Ja ☐ Nein
    - drückender, ziehender, dumpfer Schmerz ☐ Ja ☐ Nein
    - kein Erbrechen oder starke Übelkeit ☐ Ja ☐ Nein

Falls solche oder ähnliche Kopfschmerzen auftreten, beantworten Sie bitte folgende Fragen. Treten bei Ihnen solche Kopfschmerzen nicht auf, ist die Befragung hiermit abgeschlossen.

14. Dauern die Kopfschmerzen gewöhnlich 30 Minuten bis maximal 7 Tage an, wenn Sie keine Medikamente einnehmen oder eine Behandlung erfolglos bleibt? ☐ Ja ☐ Nein

15. Können diese Kopfschmerzen einen dumpfen, drückenden bis ziehenden Charakter haben? ☐ Ja ☐ Nein

16. Können Sie trotz dieser Kopfschmerzen Ihrer üblichen Tagesaktivität nachgehen? ☐ Ja ☐ Nein

17. Können diese Kopfschmerzen beidseitig auftreten? ☐ Ja ☐ Nein

18. Bleiben die Kopfschmerzen durch körperliche Aktivität (z. B. Treppensteigen) unbeeinflusst? ☐ Ja ☐ Nein

19. Können diese Kopfschmerzen von Übelkeit begleitet werden? ☐ Ja ☐ Nein

20. Können diese Kopfschmerzen von Erbrechen begleitet werden? ☐ Ja ☐ Nein

21. Können diese Kopfschmerzen von Lichtempfindlichkeit begleitet werden? ☐ Ja ☐ Nein

22. Können diese Kopfschmerzen von Lärmempfindlichkeit begleitet werden? ☐ Ja ☐ Nein

23. Sind bei Ihnen schon mindestens zehn Kopfschmerzanfälle, aufgetreten, die der angegebenen Beschreibung gleichen? ☐ Ja ☐ Nein

24. An wie vielen Tagen im Monat leiden Sie durchschnittlich an solchen Kopfschmerzanfällen? Geben Sie bitte die entsprechende Anzahl der Tage pro Monat an: ☐ Tage

25. Leiden Sie schon länger als sechs Monate an solchen Kopfschmerzen? ☐ Ja ☐ Nein

26. Seit wie vielen Jahren leiden Sie schon an solchen Kopfschmerzen? Geben Sie bitte die entsprechende Anzahl in Jahren an: ☐ Jahre

Auswertung

Migräne	*Kriterien erfüllt?*
Die Frage 1 haben Sie mit ‚Ja' beantwortet	☐
Bei den Fragen 2–5 haben Sie mindestens zwei ‚Ja'	☐
Bei den Fragen 6–9 haben Sie mindestens ein ‚Ja'	☐
Die Frage 10 haben Sie mit ‚Ja' beantwortet	☐

Episodischer Spannungskopfschmerz	*Kriterien erfüllt?*
Die Frage 14 haben Sie mit ‚Ja' beantwortet	☐
Bei den Fragen 15–18 haben Sie mindestens zwei ‚Ja'	☐
Bei den Fragen 19–20 haben Sie zwei ‚Nein'	☐
Bei den Fragen 21–22 haben Sie mindestens ein ‚Nein'	☐
Die Frage 23 haben Sie mit ‚Ja' beantwortet	☐
Bei der Frage 24 haben Sie ‚unter 15 Tagen' eingetragen	☐

Chronischer Spannungskopfschmerz	*Kriterien erfüllt?*
Bei den Fragen 15–18 haben Sie mindestens zwei ‚Ja'	☐
Die Frage 20 haben Sie mit ‚Nein' beantwortet	☐
Bei den Fragen 19, 21, 22 haben Sie mindestens zwei ‚Nein'	☐
Bei der Frage 24 haben Sie ‚unter 15 Tagen' eingetragen	☐
Die Frage 25 haben Sie mit ‚Ja' beantwortet	☐

Es müssen jeweils alle Kriterien erfüllt sein.

Konnten Sie Ihren Kopfschmerztyp ermitteln?

Falls ja, dann haben Sie einen ersten Eindruck gewonnen, wie man verschiedene Kopfschmerzformen unterscheiden kann. *Das Ergebnis stellt jedoch keine Diagnose dar,* sondern nur eine Beschreibung und Einordnung der Kopfschmerzmerkmale. Erst Ihr Arzt darf durch eine Untersuchung eine entsprechende Diagnose stellen. Aber die Unterscheidung in verschiedene Kopfschmerztypen ist sehr hilfreich und wichtig, da die unterschiedlichen Formen von Kopfschmerzen gezielt behandelt werden können.

Falls nein, zeigen Ihre Kopfschmerzen Merkmale, die sich nicht durch den Fragebogen den zwei häufigsten Kopfschmerztypen zuordnen lassen, sollten Sie Ihren Arzt um Rat fragen. In diesem Fall können andere Kopfschmerztypen infrage kommen oder es kann eine Überlagerung verschiedener Kopfschmertypen vorliegen.

Der Kieler Kopfschmerzkalender

In jedem Fall ist es hilfreich, diesen Kopfschmerzkalender zu führen. Er erleichtert zum einen dem Arzt die Diagnose und damit die Wahl der geeigneten Behandlungsform wesentlich. Zum anderen bietet er Ihnen Hilfestellung bei der Einteilung des Kopfschmerztyps und der Ursachenforschung. Wie in einem Tagebuch halten Sie genauestens fest, wann Kopfschmerzen auftreten mit Datum und Uhrzeit. Sie dokumentieren, in welchem Kopfbereich die Schmerzen sitzen, wie lange die Kopfschmerzen anhalten, welche Behandlung versucht und mit welchem Erfolg erzielt wurde, was Sie gegessen haben oder was Ihnen sonst noch wichtig erscheint im Zusammenhang mit Ihren Kopfschmerzen.

Kopfschmerzanfall	1	2	3	4	5	6	7	8	9	10
Datum										
Schmerzstärke: 1 = schwach 2 = mittel 3 = stark 4 = sehr stark										
Einseitiger Kopfschmerz										
Beidseitiger Kopfschmerz										
Pulsierend oder pochend										
Drückend; dumpf bis ziehend										
Hinderlich bei üblicher Tätigkeit										
Verstärkung bei körperlicher Aktivität										
Übelkeit										
Erbrechen										
Lichtscheu										
Lärmscheu										
Anfallsdauer										
Medikamente:										
1.										
2.										
3.										
Wirkung:										
gut										
mäßig										
schlecht										

Adressen und Literatur

Selbsthilfegruppen (eine Auswahl)

Es gibt in verschiedenen Städten Selbsthilfegruppen für Menschen, die unter Kopfschmerzen oder Migräne leiden. Bei

NAKOS – Nationale Kontakt- und Informationsstelle zur Anregung und Unterstützung von Selbsthilfegruppen
Wilmersdorfer Straße 39, 10627 Berlin
Tel. 0 30 / 31 01 89 60 (Di., Mi., Fr. 9–13 Uhr, Do. 13–17 Uhr)
Fax 0 30 / 31 01 89 70
www.nakos.de

erhalten Sie Informations- und Aufklärungsmaterial über Selbsthilfegruppen sowie Kontaktadressen von bundesweit tätigen Selbsthilfevereinigungen und von professionellen Selbsthilfekontaktstellen auf örtlicher Ebene.

Weitere Kontaktmöglichkeiten bieten unter anderen auch:

AOK-Selbsthilfeservice
Schmerzklinik Kiel
Heikendorfer Weg 9–27
24149 Kiel
Tel. 04 31 / 200 99 39
Fax 04 31 / 200 99 99

Deutsche Schmerzliga e.V.
Adenauerallee 18
61440 Oberursel
Tel. 0700 / 375 375 375
werktags von 9–12 Uhr
Fax 0700 / 375 375 38
www.schmerzliga.de

MigräneLiga e.V.
Westerwaldstraße 1
65462 Ginsheim-Gustavsburg
Tel. 0 61 44 / 22 11
Fax 0 61 44 / 3 19 08
www.migraeneliga-deutschland.de

Kopfschmerzkliniken und Therapiezentren (eine Auswahl)

Migräneklinik Königstein
Öhlmühlweg 31
61462 Königstein/Taunus
Tel. 0 61 74 / 29 04 - 0
Fax 0 61 74 / 29 04 - 100
E-Mail: Info@migraene-klinik.de
www.migraene-klinik.de

Neurologische Klinik Elzach
Am Tannwald 1
79215 Elzach
Tel. 0 76 82 / 801 - 0
Fax 0 76 82 / 801 - 855
E-Mail: rezeption@neuroklinik-elzach.de
www.neuroklinik-elzach.de

Neurologisch-verhaltensmedizinische Schmerzklinik Kiel
Heikendorfer Weg 9–27
24149 Kiel
Tel. 04 31 / 200 99 - 65
Fax 04 31 / 200 99 - 35
E-Mail: hg@schmerzklinik.de
www.schmerzklinik.de

Psychosomatische Klinik Windach
Schützenstraße 100
86949 Windach
Tel. 0 81 93 / 72 0
Fax 0 81 93 / 72 909
E-Mail: mail@klinik-windach.de
www.klinik-windach.de

Zentrum Kinderschmerztherapie
am Klinikum Heidberg Haus 10
Tangstedter Landstraße 400
22417 Hamburg
Tel. 0 40 / 52 71 86 12
Fax 0 40 / 52 71 86 13
E-Mail: delfin-kids@kinder-aerzte-im-netz.de
www.delfin-kids.de

Bezugsadressen

Das **Migränetagebuch für Kinder** (→ Seite 137) mit Illustrationen von Janosch kann auch über die deutschen Schmerzhilfe e.V. Hamburg für 6 Euro direkt bezogen werden. Kleine platzierbare Aufkleber ermuntern auch Kinder, die noch nicht gut schreiben können, das Tagebuch mit Freude regelmäßig zu führen. Die Mappe enthält auch Fragebogen, die sich an die Kinder und deren Eltern richten. Alle Antworten können dem Arzt helfen, so früh wie möglich mit einer gezielten Behandlung zu beginnen.

Deutsche Schmerzhilfe e.V. Hamburg
Sietwende 20
21720 Grünendeich
Tel. 0 41 42 / 81 04 34
Fax 0 41 42 / 81 04 35
E-Mail: geschaeftsstelle@schmerzhilfe.org
www.schmerzselbsthilfe.de

Stiftung Warentest
Ob Schimmelpilz oder Schadstoffe in Gebäuden: Die Stiftung Warentest bietet die Möglichkeit zu kostenpflichtigen Analysen. Eine Übersicht zu den Angeboten sowie zur Unkostenhöhe finden Sie unter
www.test.de/analysen oder
per Faxabruf unter 0 180 5 / 88 768 110
(12 Cent/min. aus dem Festnetz).

Weitere Informationen erhalten Sie auch über das Umwelttelefon der Stiftung Warentest: 0 30 / 26 31 - 29 00, donnerstags von 10–12 Uhr

Weitere nützliche Adressen

www.psychotherapiesuche.de
Mithilfe einer Suchmaske lässt sich ein psychologischer Psychotherapeut in Wohnortnähe finden.

www.mipas-zirkel.de
Auf dieser Homepage findet man Adressen (in Wohnortnähe) von speziell ausgebildeten Ärzten, die Migräne-Patienten-Seminare durchführen.

www.neuro-media.de
Diese Internetseite informiert über digitale Entspannungsmethoden. So kann man sich zum Beispiel mithilfe eines Compact-Disc-Kurses mit der Progressiven Muskelentspannung (Muskelrelaxation) nach Jacobson vertraut machen.

Ausgewertete Literatur

Göbel, Hartmut: Erfolgreich gegen Kopfschmerzen und Migräne, Springer-Verlag, Berlin Heidelberg New York, 4. Auflage, 2004

Göbel, Hartmut: Die Kopfschmerzen, Springer-Verlag, Berlin Heidelberg New York, 2. Auflage 2004

Stiftung Warentest Berlin mit Bopp, Annette und Herbst, Vera: Handbuch Medikamente, 6. Auflage, 2004

Stiftung Warentest Berlin mit Bopp, Annette und Herbst, Vera: Handbuch Selbstmedikation, 2002

Stichwortverzeichnis

Der *Kursivdruck* weist darauf hin, dass es sich um den Namen eines Arzneimittels handelt.

Impressum

Herausgeber und Verlag STIFTUNG WARENTEST
Lützowplatz 11–13
10785 Berlin
Tel. 0 30 / 26 31-0
Fax 0 30 / 26 31-25 25
www.stiftung-warentest.de

Vorstand Dr. jur. Werner Brinkmann

Weitere Mitglieder der Geschäftsleitung Hubertus Primus (Publikationen)
Dr.-Ing. Peter Sieber (Untersuchungen)

Verbraucherzentrale Nordrhein-Westfalen e. V.
Mintropstraße 27
40215 Düsseldorf
Tel. 0180 5/00 14 33 (12 Cent pro Minute aus dem Festnetz)
Fax 02 11/38 09-235
www.verbraucherzentrale-nrw.de

Vorstand Dr. Karl-Heinz Schaffartzik

Mitherausgeber **Verbraucherzentrale Bundesverband e. V. (vzbv)**
Markgrafenstraße 66
10969 Berlin

Verbraucherzentrale Hamburg e. V.
Kirchenallee 22
20099 Hamburg

Verbraucherzentrale Hessen e. V.
Große Friedberger Straße 13–17
60313 Frankfurt am Main

Verbraucherzentrale Niedersachsen e. V.
Herrenstraße 14
30159 Hannover

Autorin Ingrid Füller, Diplom-Sozialökonomin
Medizinjournalistin, Hamburg

Lektorat Uwe Meilahn (Leitung)
Ursula Rieth
Heike Plank
Verbraucherzentrale Nordrhein-Westfalen
Dr. Hannah Friege

Fachliche Beratung	Prof. Dr. Gerd Glaeske, Universität Bremen, Institut für Public Health und Pflegeforschung (IPP); pharmafacts, Freiburg Prof. Dr. med. Dipl.-Psych. Hartmut Göbel, Neurologisch-verhaltensmedizinische Schmerzklinik Kiel Dr. med. Raymund Pothmann, Zentrum für Kinderschmerztherapie, Klinikum Heidberg, Hamburg
Fachliche Unterstützung	Dr. rer. nat. Judith Günther, pharmafacts, Freiburg (Arzneimittelbewertungen) Bettina Weniger, Apothekerin, pharmafacts, Berlin/Freiburg (Arzneimitteltabellen)
Layout und Satz	tiff.any, Berlin
Produktion	iade GmbH, Lars Neupert, Berlin
Titel	Sylvia Heisler
Illustrationen	tiff.any S. 37, 104 (nach Göbel, Hartmut), S. 138/139 (nach Pothmann, Raymund)
Bildbeschaffung	Jörg Küster, Berlin
Fotos	Titel: gettyimages/stockbyte; Raymond Patrick/Getty Images, S. 11; Fotograf/Digital Vision, S. 15, Kathleen Finlay/zefaimages/masterfile, S. 27; Kristine Vey/jump, S. 54, 55, 143, 179; Nada Quenzel, S. 77, 94, 95; Superbild, S. 101; imagesource, S. 109; Simone Fichtl/mauritius images, S. 119; Michael Goldmann/Getty Images, S. 129; Martin Ley/mauritius images, S. 151
Quellen der zitierten Texte	Denecke, Heide und Kröner-Herwig, Birgit: Kopfschmerztherapie mit Kindern und Jugendlichen – Ein Trainigsprogramm, Copyright 2000 by Hogrefe Verlag, Göttingen. (Seite 145) Sacks, Oliver: Migräne, Deutsche Übersetzung von Jutta Schust, Copyright 1994 by Rowohlt Verlag GmbH, Reinbek bei Hamburg. (Seite 28, 29) Kieler Kopfschmerztagebuch und Kieler Kopfschmerzkalender, S. 200 ff., Copyright by Hartmut Göbel.
Verlagsherstellung	Rita Brosius, Kerstin Uhlig
Litho	tiff.any, Berlin
Druck	Rasch Druckerei und Verlag GmbH & Co. KG, Bramsche
Einzelbestellung	STIFTUNG WARENTEST Vertrieb, Postfach 81 06 60 70523 Stuttgart Tel. 0 180 5/00 24 67 (12 Cent pro Minute aus dem Festnetz) Fax 0 180 5/00 24 68 (12 Cent pro Minute aus dem Festnetz) www.stiftung-warentest.de und bei allen Verbraucherzentralen www.verbraucherzentrale.de
Redaktionsschluss	Januar 2006